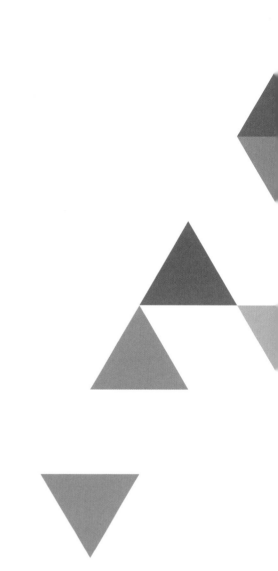

中国智能城市建设与推进战略研究丛书
Strategic Research on Construction and
Promotion of China's iCity

国家出版基金项目
NATIONAL PUBLICATION FOUNDATION

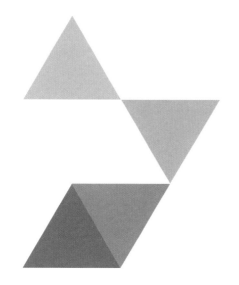

中国智能城市
医疗卫生
发展战略研究

中国智能城市建设与推进战略研究项目组 编

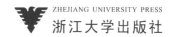

ZHEJIANG UNIVERSITY PRESS
浙江大学出版社

图书在版编目（CIP）数据

中国智能城市医疗卫生发展战略研究 / 中国智能城市建设与推进战略研究项目组编. — 杭州：浙江大学出版社，2016.5
（中国智能城市建设与推进战略研究丛书）
ISBN 978-7-308-15517-5

Ⅰ．①中… Ⅱ．①中… Ⅲ．①现代化城市—医疗卫生服务—发展战略—研究—中国 Ⅳ．①R199.2

中国版本图书馆CIP数据核字(2016)第002007号

中国智能城市医疗卫生发展战略研究
中国智能城市建设与推进战略研究项目组　编

出 品 人	鲁东明
策　　划	徐有智　许佳颖
责任编辑	张凌静　王　劲
责任校对	潘晶晶
装帧设计	俞亚彤
出版发行	浙江大学出版社
	（杭州市天目山路148号　　邮政编码　310007）
	（网址：http://www.zjupress.com）
排　　版	杭州林智广告有限公司
印　　刷	浙江印刷集团有限公司
开　　本	710mm×1000mm　1/16
印　　张	17.75
字　　数	263千
版 印 次	2016年5月第1版　2016年5月第1次印刷
书　　号	ISBN 978-7-308-15517-5
定　　价	88.00元

浙江大学出版社发行中心联系方式：0571-88925591；http://zjdxcbs.tmall.com

"中国智能城市医疗卫生发展战略研究"课题组成员

课题组组长

李兰娟	浙江大学医学院附属第一医院	院士

课题组成员

何前锋	浙江大学医学院附属第一医院	助理研究员
金　瓯	浙江数字医疗卫生技术研究院	主任
刘　怡	浙江省卫生计生委科技处	主任
周　敏	浙江大学医学院附属第一医院	主任
夏　琦	浙江大学医院院附属第一医院	副主任医师
郑　杰	浙江数字医疗卫生技术研究院	常务副院长
杨勤静	浙江数字医疗卫生技术研究院	助理研究员
杨大干	浙江大学医学院附属第一医院	副主任
余志华	浙江数字医疗卫生技术研究院	助理研究员
居　斌	浙江省卫生计生委信息中心	科员
杨仕贵	浙江大学医学院附属第一医院	研究员

序

　　"中国智能城市建设与推进战略研究丛书"，是由47位院士和180多名专家经过两年多的深入调研、研究与分析，在中国工程院重大咨询研究项目"中国智能城市建设与推进战略研究"的基础上，将研究成果汇总整理后出版的。这套系列丛书共分14册，其中综合卷1册，分卷13册，由浙江大学出版社陆续出版。综合卷主要围绕我国未来城市智能化发展中，如何开展具有中国特色的智能城市建设与推进，进行了比较系统的论述；分卷主要从城市经济、科技、文化、教育与管理，城市空间组织模式，智能交通与物流，智能电网与能源网，智能制造与设计，知识中心与信息处理，智能信息网络，智能建筑与家居，智能医疗卫生，城市安全，城市环境，智能商务与金融，智能城市时空信息基础设施，智能城市评价指标体系等方面，对智能城市建设与推进工作进行了论述。

　　作为"中国智能城市建设与推进战略研究"项目组的顾问，我参加过多次项目组的研究会议，也提出一些"管见"。总体来看，我认为在项目组组长潘云鹤院士的领导下，"中国智能城市建设与推进战略研究"取得了重大的进展，其具体成果主要有以下几个方面。

　　20世纪90年代，世界信息化时代开启，城市也逐渐从传统的二元空间向三元空间发展。这里所说的第一元空间是指物理空间（P），由城市所处物理环境和城市物质组成；第二元空间指人类社会空间（H），即人类决策与社会交往空间；第三元空间指赛博空间（C），即计算机和互联网组成的"网络信息"空间。城市智能化是世界各国城市发展的大势所趋，只是各国城市发展阶段不同、内容不同而已。目前国内外提出的"智慧城市"建设，主要集中于第三元空间的营造，而我国城市智能化应该是"三元空间"彼此协调，使规划与产业、生活与社交、社会公共服务三者彼此交融、相互促进，应该是超越现有电子政务、数字城市、网络城市和智慧城市建设的理念。

新技术革命将促进城市智能化时代的到来。关于新技术革命，当今世界有"第二经济""第三次工业革命""工业4.0""第五次产业革命"等论述。而落实到城市，新技术革命的特征是：使新一代传感器技术、互联网技术、大数据技术和工程技术知识融入城市的各系统，形成城市建设、城市经济、城市管理和公共服务的升级发展，由此迎来城市智能化发展的新时代。如果将中国的城镇化（城市化）与新技术革命有机联系在一起，不仅可以促进中国城市智能化进程的良性健康发展，还能促使更多新技术的诞生。中国无疑应积极参与这一进程，并对世界经济和科技的发展作出更巨大的贡献。

用"智能城市"（Intelligent City，iCity）来替代"智慧城市"（Smart City）的表述，是经过项目组反复推敲和考虑的。其原因是：首先，西方发达国家已完成城镇化、工业化和农业现代化，他们所指的智慧城市的主要任务局限于政府管理与服务的智能化，而且其城市管理者的行政职能与我国市长的相比要狭窄得多；其次，我国正处于工业化、信息化、城镇化和农业现代化"四化"同步发展阶段，遇到的困惑与问题在质和量上都有其独特性，所以中国城市智能化发展路径必然与欧美有所不同，仅从发达国家的角度解读智慧城市，将这一概念搬到中国，难以解决中国城市面临的诸多发展问题。因而，项目组提出了"智能城市"（iCity）的表述，希冀能更符合中国的国情。

智能城市建设与推进对我国当今经济社会发展具有深远意义。智能城市建设与推进恰好处于"四化"交汇体上，其意义主要有以下几个方面。一是可作为"四化"同步发展的基本平台，成为我国经济社会发展的重要抓手，避免"中等收入陷阱"，走出一条具有中国特色的新型城镇化（城市化）发展之路。二是把智能城市作为重要基础（点），可促进"一带一路"（线）和新型区域（面）的发展，构成"点、线、面"的合理发展布局。三是有利于推动制造业及其服务业的结构升级与变革，实现城市产业向集约型转变，使物质增速减慢，价值增速加快，附加值提高；有利于各种电子商务、大数据、云计算、物联网技术的运用与集成，实现信息与网络技术"宽带、泛在、

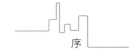

移动、融合、安全、绿色"发展，促进城市产业效率的提高，形成新的生产要素与新的业态，为创业、就业创造新条件。四是从有限信息的简单、线性决策发展到城市综合系统信息的网络化、优化决策，从而帮助政府提高城市管理服务水平，促进深化城市行政体制改革与发展。五是运用新技术使城市建筑、道路、交通、能源、资源、环境等规划得到优化及改善，提高要素使用效率；使城市历史、地貌、本土文化等得到进一步保护、传承、发展与升华；实现市民健康管理从理念走向现实等。六是可以发现和培养一批适应新技术革命趋势的城市规划师、管理专家、高层次科学家、数据科学与安全专家、工程技术专家等；吸取过去的经验与教训，重视智能城市运营、维护中的再创新（Renovation），可以集中力量培养一批基数庞大、既懂理论又懂实践的城市各种功能运营维护工程师和技术人员，从依靠人口红利，逐渐转向依靠知识与人才红利，支撑我国城市智能化健康、可持续发展。

综上所述，"中国智能城市建设与推进战略研究丛书"的内容丰富、观点鲜明，所提出的发展目标、途径、策略与建议合理且具可操作性。我认为，这套丛书是具有较高参考价值的城市管理创新与发展研究的文献，对我国新型城镇化的发展具有重要的理论意义和应用实践价值。相信社会各界读者在阅读后，会有很多新的启发与收获。希望本丛书能激发大家参与智能城市建设的热情，从而提出更多的思考与独到的见解。

我国是一个历史悠久、农业人口众多的发展中国家，正致力于经济社会又好又快又省的发展和新型城镇化建设。我深信，"中国智能城市建设与推进战略研究丛书"的出版，将对此起到积极的、具有正能量的推动作用。让我们为实现伟大的"中国梦"而共同努力奋斗！

是以为序！

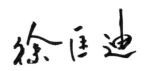

2015 年 1 月 12 日

前　言

2008 年，IBM 提出了"智慧地球"的概念，其中"Smart City"即"智慧城市"是其组成部分之一，主要指 3I，即度量（Instrumented）、联通（Interconnected）、智能（Intelligent），目标是落实到公司的"解决方案"，如智慧的交通、医疗、政府服务、监控、电网、水务等项目。

2009 年年初，美国总统奥巴马公开肯定 IBM 的"智慧地球"理念。2012 年 12 月，美国国家情报委员会（National Intelligence Council）发布的《全球趋势 2030》指出，对全球经济发展最具影响力的四类技术是信息技术、自动化和制造技术、资源技术以及健康技术，其中"智慧城市"是信息技术内容之一。《2030 年展望：美国应对未来技术革命战略》报告指出，世界正处在下一场重大技术变革的风口浪尖上，以制造技术、新能源、智慧城市为代表的"第三次工业革命"将在塑造未来政治、经济和社会发展趋势方面产生重要影响。

在实施《"i2010"战略》后，2011 年 5 月，欧盟 Net!Works 论坛出台了 *Smart Cities Applications and Requirements* 白皮书，强调低碳、环保、绿色发展。之后，欧盟表示将"Smart City"作为第八期科研架构计划（Eighth Framework Programme，FP8）重点发展内容。

2009 年 8 月，IBM 发布了《智慧地球赢在中国》计划书，为中国打造六大智慧解决方案：智慧电力、智慧医疗、智慧城市、智慧交通、智慧供应链和智慧银行。2009 年，"智慧城市"陆续在我国各层面展开，截至 2013 年 9 月，我国总计有 311 个城市在建或欲建智慧城市。

中国工程院曾在 2010 年对"智慧城市"建设开展过研究，认为当前我国城市发展已经到了一个关键的转型期，但由于国情不同，"智慧城市"建

I

设在我国还存在一定问题。为此，中国工程院于 2012 年 2 月启动了重大咨询研究项目"中国智能城市建设与推进战略研究"。自项目开展以来，很多城市领导和学者都表现出浓厚的兴趣，希望投身到智能城市建设的研究与实践中来。在各界人士的大力支持以及中国工程院"中国智能城市建设与推进战略研究"项目组院士和专家们的努力下，我们融合了三方面的研究力量：国家有关部委（如国家发改委、工信部、住房和城乡建设部等）专家，典型城市（如北京、武汉、西安、上海、宁波等）专家，中国工程院信息与电子工程学部、能源与矿业工程学部、环境与轻纺工程学部、工程管理学部以及土木、水利与建筑工程学部等学部的 47 位院士及 180 多位专家。研究项目分设了 13 个课题组，涉及城市基础建设、信息、产业、管理等方面。另外，项目还设 1 个综合组，主要任务是在 13 个课题组的研究成果基础上，综合凝练形成"中国智能城市建设与推进战略研究丛书"综合卷。

两年多来，研究团队经过深入现场考察与调研、与国内外专家学者开展论坛和交流、与国家主管部门和地方主管部门相关负责同志座谈以及团队自身研究与分析等，已形成了一些研究成果和研究综合报告。研究中，我们提出了在我国开展智能城市（Intelligent City，iCity）建设与推进会更加适合中国国情。智能城市建设将成为我国深化体制改革与发展的促进剂，成为我国经济社会发展和实现"中国梦"的有力抓手。

目 录
CONTENTS

第3章　智能医疗卫生的标准体系

第4章 智能医疗卫生的实践案例

第5章 国家策略与建议

第1章

iCity

概　述

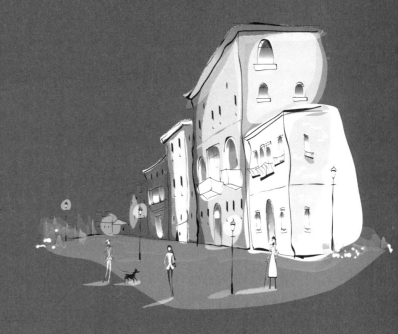

随着信息技术、生物技术和医疗卫生技术的交叉融合发展，现代城市的管理者有了更多的手段和工具来设计和管理城市的医疗卫生。城市的医疗卫生涉及公共卫生、医疗健康服务、医疗产业等多方面的问题，公共卫生由疾病预防与控制、环境卫生、机构卫生、卫生管理等多方面内容构成，医疗健康服务则由个人、家庭、社区、医疗机构等不同层次组成，而医疗产业囊括了医疗教育、医疗器械、生物制药、医疗信息、医疗旅游等众多的领域。

本章从系统设计的要素，人、物、信息、资金、气象与环境等几个方面综合考察现代城市医疗卫生的各方面内容，通过信息自下而上的超级融合达成城市在居民健康长寿、公共卫生防控、医疗卫生系统高效便捷、医疗产业协同发展等方面的智能模式。

一、智能医疗卫生的概念与特点

智能医疗卫生是以医疗卫生相关信息超级融合为基础的防治模式。

智能医疗的特点：一是信息融合，二是多方协作，三是以防为主。信息融合是现有数字医疗基础上的深度发展，是分散在医院各部门、各科室的信息以患者、医生为中心的实时集成，是信息跨医院、社区、家庭等不同组织单元的融合，也是信息跨医疗机构、社保、交通、环保、气象和金融等不同利益机构的实时融合，且充分融合生物传感、基因组测序、人体成像等个体生命的深层信息；多方协作强调医疗卫生体系和产业链的完整性，责任与利益涉及多方，医疗卫生产业链长（从药品器械生产、流通、监管、研究，到医护人员教育、培训、监管、评级，公共卫生管理，妇幼保健，卫生监督，疾病控制等），且

3

随着互联网的发展，个体对疾病防治的参与越来越显著，因此更是个体主动参与的协作；疾病诊治是对已有疾病的治疗，而智能医疗卫生更是强调预防为主，利用穿戴传感、无创检测、环境监测、群体监测等方法对正在发生的小趋势和信号进行侦测并提前干预，做到防患于未然。

二、城市智能医疗卫生规划考虑的要素

（一）城市居民健康长寿

中国正在进入快速人口老化的时期。到 2030 年，3/4 的中国人将达到 60 岁及以上。人口老龄化将增加癌症、心血管病等非传染性疾病在死亡因素中的比例，其致死的人数将约占全球总死亡人数的 70%。世界卫生组织认为，"伴随人口老化而来的慢性疾病和残疾的迅猛增加，将给中国的卫生系统带来巨大压力。人们的健康状况会越来越复杂，所带来的卫生费用也会越来越高。"与人口老龄化同时存在的是人们生活方式的巨大变化，因此也导致了糖尿病和心脑血管疾病等慢性病的迅速增加。根据世界糖尿病联盟 2010 年的报告，中国是世界上糖尿病患者最多的国家（924 万）。有研究表明，中国大城市居民中，72.2% 的心脑血管疾病患者具有 3 种以上心脑血管疾病的危险因素。

城市人群死亡率及其死因变化的分析，是能反映城市居民健康状况的重要指标，是城市制定医疗卫生策略、评价卫生工作质量及效果的科学依据，也是了解人口自然变动规律的重要内容。2008 年，前十位死亡原因为：缺血性心脏病（死亡人数 725 万，占总死亡人数的 12.8%），脑卒中（中风）和其他脑血管疾病（615 万，10.8%），下呼吸道感染（346 万，6.1%），慢性阻塞性肺疾病（328 万，5.8%），腹泻（246 万，4.3%），艾滋病毒／艾滋病（178 万，3.1%），气管癌、支气管癌、肺癌（139 万，2.4%），结核病（134 万，2.4%），糖尿病（126 万，2.2%）和道路交通事故（121 万，2.1%）。人群死亡信息的动态收集与系统分析对正确制定人口和卫生政策、合理配置医疗卫生资源、干预控制重点疾病、保护人民健康、促进经济社会可持续发展具有重要意义。

使用早死所致生命损失年（years of life lost, YLLs）指标对疾病负担现状进行研究，淄博市 2010—2011 年居民死因信息统计分析表明：①男性死亡率明显高于女性，全市男性死亡率为女性的 1.325 倍。死亡率随年龄的增长大致呈"√"形，0 ～ 岁组死亡率稍高，之后开始明显下降；至 5 ～ 岁组死亡率最低，10 岁以后的各年龄组死亡率随年龄增长而递增；20 ～ 岁组以后的增长倍数基本维持恒定。②从死因构成来看，慢性病占据主要死因位置，其次是伤害和感染性、母婴及营养缺乏疾病。男性三大类疾病的死亡率均高于女性。0 岁人群以第一大类疾病为主要死因；1 ～ 4 岁人群以慢性病为主要死因；5 ～ 14 岁组第一大类疾病的报告死亡率在所有年龄组中最低，这部分人群主要死于伤害和慢性非传染性疾病；从 15 ～ 44 岁组开始，慢性非传染性疾病死亡率明显上升，逐渐成为三大类疾病中的主要死因。③人群前 5 位死因依次为心血管疾病、恶性肿瘤、脑血管疾病、慢性呼吸道疾病和伤害，前 4 位合计占全部死因的 79.37%，是造成居民死亡的主要原因。恶性肿瘤为居民第二位死因，也是男性的第一位死因，同时也是 45 ～ 64 岁人群的首位死因。恶性肿瘤疾病谱的前 5 位分别是肺癌、胃癌、肝癌、食管癌和结直肠癌，前 5 位肿瘤合计占全部肿瘤死亡的 67.12%。伤害死亡前 5 位死因构成从高到低依次为公路交通伤害、自杀、意外中毒、其他意外伤害和意外跌落。④全市居民因各种疾病早死导致的疾病负担为 541 622 个健康生命年损失，相当于每年每 1000 人口损失 64.19 个健康生命年。男性因早死损失 326 090 个健康生命年，相当于每年每 1000 人口损失 77.2 个健康生命年；女性因早死损失 215 532 个健康生命年，相当于每年每 1000 人口损失 51.1 个健康生命年。不同性别人群疾病负担均随着年龄的增长而呈上升趋势。因此，随着经济和医疗卫生的发展，居民生活水平的提高，居民死亡模式也在发生变化。慢性非传染性疾病已成为居民的主要死亡原因，对居民健康的危害日益严重，随着老龄化程度的加重，将严重威胁居民的健康和生命，造成严重的经济负担（郭平，2013）。

上海市对嘉定区居民 1973—2005 年户籍人口、死亡资料进行统计并分析死亡模式与变动规律，结果表明户籍人口逐年增长，人口老龄化现象明显，居民死亡以慢性疾病为主，前 3 位死因分别为循环系统疾病、肿瘤和呼吸系统疾病；嘉定区居民男、女平均期望寿命 2005 年比 1973 年分别提高了 9.00 岁、8.63 岁，2005 年平均期望寿命为 80.62 岁，已达中等发达国家水平（80 岁以上）。由此可见，居民疾病死亡模式发生了一定的变化，所以应根据人口变化特点及居民的健康状况，制定及时合理的卫生政策，采取科学可行的干预措施（金亚清，2009）。

（二）公共卫生状况

人口持续增长与人口老龄化、城市规模急剧膨胀、环境日益恶化等因素正严重影响着人类健康。未来人类健康及疾病控制压力将继续增大，因为全球化使传染性疾病大暴发威胁上升，非传染性疾病（慢性病与精神疾病）难以遏制，疾病控制与公共卫生体系比较脆弱；流感大暴发、艾滋病、生物武器和生物恐怖的潜在威胁使得未来城市公共卫生安全趋势不容乐观。因此，对城市的影响包括：传染疾病的流行最可能打乱并逆转城镇化的进程，艾滋病的蔓延对城镇化的持续发展构成严峻挑战，气候变化对城市公共卫生安全的影响将更加突出（程春华，杨久华，2012）。

城市是健康威胁集中的地方，垃圾收集水平较差、污染、道路交通事故、传染病暴发以及不健康的生活方式都是直接影响环境卫生的因素。世界卫生组织认为，许多城市面临 3 种健康威胁：传染病容易在人口拥挤的地方出现；与吸烟、不健康饮食、缺乏体育锻炼和酗酒等不健康生活方式有关的各种慢性非传染病增多，比如糖尿病、癌症和心脏病等；道路交通事故、伤害、暴力和犯罪也常常加重城市卫生的负担。此外，城市的人口增长过快，导致相关卫生设施建设跟不上，比如没有下水道、没有公共卫生厕所等。另外，由于贫富差距等方面的原因，在城市卫生方面还存在不公平现象。

因此，城市的规划者需要综合考虑人口规模的控制、城市环境的改善、食品安全的保障、传染病的防控、慢性病的防治、健康教育与促进、应急事件的响应、医疗机构的布局与均等化服务、居民心理状态调节等相关的要素来提升公共卫生的水平。

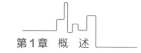

（三）医疗卫生系统的效率与公平性

医疗卫生系统资源配置主要规划城市内医疗卫生人、财、物、管理与信息等资源在结构、总量、区域上的配置，在讲求公平性的同时，实现结构、比例、方向、区域上的合理规划，达到最优化。市场机制配置资源注重经济运行效率，而政府机制配置资源会更多地考虑公平。医疗卫生行业的特殊性决定了追求效率的公平是其运行的主要标准。

公平性主要体现为卫生服务供给公平性和卫生筹资公平性。医疗卫生服务供给的公平性即卫生服务可及性的公平，反映了资源分布的公平性，根据按需分配原则，分为水平公平和垂直公平。水平公平是指有相同医疗卫生服务需求的人应该得到相同的医疗卫生服务，相同的费用支出能满足相同的服务需要；相同的服务需要能获得相同的服务供给和相同的服务可及性。垂直公平是指有不同医疗卫生服务需要的人应该获得不同的医疗卫生服务，需要水平高的人得到较多服务，但也必须考虑与城市经济实力密切相关的卫生资源实际供给能力。医疗卫生筹资的公平性有广义和狭义之分。广义的卫生筹资公平性包括了卫生资金筹集、分配、支付和使用的全过程；狭义则仅指卫生资金筹集过程的公平，其社会成员按支付能力支付卫生费用。也可分为横向公平和纵向公平：横向公平是指具有相同支付能力的人对医疗卫生服务应该有同样的支付额，缴费时同等对待；纵向公平是指具有不同支付能力的人对医疗卫生服务应该有不同的支付额，缴费时区别对待。收入水平越高的家庭和个人应该缴纳更多的卫生费用。医疗卫生资源配置的公平性意味着各类社会主体在享用卫生资源时的地位和占有比例是公平的，这是一种涉及健康公平的良好社会秩序，是卫生服务公平追求的核心价值目标，也是社会发展趋势（许丽丽，2013）。

城市医疗卫生系统的成本与效率和当地的经济发展水平、人口密度、营利性医院与非营利性医院占比、医院的运营效率、医疗设备的配比、医疗服务的方式、城市化水平与教育水平均等紧密相关。

城市医疗卫生资源科学合理配置，能最终体现医疗卫生系统的效率与公平性，否则资源浪费与过度利用并存，满足不了居民健康与长寿的需求。目前，我国大多数城市医疗资源集中在大医院，社区卫生服务机构占有量较少，医疗卫生资源配置与居民疾病分布不平衡，呈倒三角状。此外，在医院与公共预防机构之间，资源配置也是失衡的，医疗卫生资源基本上都集中在医院。居民看病就医偏向选择大医院，导致大医院人满为患，而社区医院卫生资源闲置。再者，医疗服务收费结构不合理，检查费、药费偏高，而医生技术服务收费偏低，降低了医务人员改善技术的积极性。因此，目前城市在公共卫生资源短缺的情况下，卫生资源浪费和卫生服务效率低下同时存在。而城市中的医院可以是公立医院，也可以是私立医院。Valdmanis（1992）使用人力资源配置与床位设置、医疗资产规模与配置、医疗保健收支状况与财政投入、医疗卫生服务能力与产出效率等指标来评价美国乡村医院的效率，他发现营利医院的效率比非营利医院和公立医院要高，还发现医疗服务品质与医疗服务组合都会影响医院的效率。目前，城市中公立医院集中了最优质的医疗卫生资源，这就需要科学合理的配置和引导公私立医院的配比，兼顾城市医疗的社会公益性又提高城市医疗的整体效率。而在公立医院的管理中，既需要提高医院的社会效益，又需要提高医院的经济效益，这是城市医疗服务规划的首要问题。

城市医院配置的效率可以通过医院床位数、职工数、门诊人次、住院人次、手术人数、病床使用率、每床周转次数、出院者平均住院日、每卫生技术人员年门诊人次、每卫生技术人员出院人次、每卫生技术人员年手术人次、手术患者占出院患者比例、每百名门诊患者入院数等指标来分析各医院的效率。

姜月（2011）对上海市医疗卫生资源配置效率研究发现，目前医疗卫生资源在总量满足的情况下结构失衡，过多的资源流向中心城区和大医院，郊区和基层医疗机构的资源无法满足新增人口的需要，医疗与预防、康复、保健等在资源配置上同样失衡，医疗卫生费用个人支付比例降低后出现过度使用医疗资源迹象。①中心城区效率普遍较高的原因是基于对地区外患者的吸引，而郊区效率较低的原因是资源投入不足，所以合理引导资源配置与患者

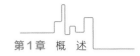

流向是关键；②财政医疗卫生费用支出对提高资源配置效率影响显著（姜月，2011）。

使用远程医疗、移动医疗等技术，并配合转诊制度的建设，能够有效地提高资源的配置效率，在医疗资源呈分布式的状态下实现紧密耦合的协作方式，是资源配置协同的重要机制。此外，通过地区的影像、检验检查中心建设，城市医院能够在资深专家人数不足、城市地域比较大的情况下提供优质的服务。

在公私立医院的配置上，要鼓励和引导社会资本进入医疗卫生领域，健全相关政策体系，破解医疗资源市场存在的行政垄断所造成的社会资本进入困难。目前，对公立医院，将其定位为非营利性机构，给予其优惠的政府补贴和免税政策；而对民营医院，则将其定位为营利性机构，不但没有政府补贴，还要照章纳税；在这样的税收政策下，公立医院处于完全垄断地位，民营医院发展艰难，难以和公立医疗机构相抗衡，无法开展公平竞争，极大地影响了社会资本进入医疗卫生领域的积极性。

统筹规划和调整区域内不同类型的医疗机构、床位、设备、人员等卫生资源。在总量上进行控制，同时通过完善功能、优化结构满足城市发展需要。需要强化基层人力资源配置，发展社区卫生服务体系和私人诊所服务；通过多种途径筹办各种性质的医院，满足多样化医疗卫生服务的需求；加快老年护理机构的建设，满足因人口老龄化趋势不断增长的护理需求；实现不同层次和类型间医疗机构资源的共享和协同医护。

（四）医疗卫生系统运行的可靠性

城市医疗卫生系统的可靠性可以从医疗质量的可控性、医疗服务实时获取的可能性、应急突发事件的响应时间等方面衡量。

医疗质量是卫生服务部门及其机构利用一定的卫生资源向居民提供医疗卫生服务以满足居民明确和隐含需要的能力的综合。医疗质量包括的主要内容有：诊断是否正确、及时、全面；治疗是否及时、有效、彻底；诊疗时间的长短；有无因医、护、技和管理措施不当给患者带来不必要（心理或生理）

的痛苦、损害、感染，发生差错事故；医疗技术使用的合理程度；患者生存质量的评估；患者的满意度（医疗服务与生活服务）。医疗质量是城市医疗系统人员素质、技术服务水平、设施环境条件、医疗费用高低、管理水平的综合体现。医疗质量的控制对提高诊疗水平、规范诊疗行为、改进医疗服务、促进合理检查和合理诊疗、降低患者就诊费用具有重要的意义。城市可以建立医疗质量管控中心来对医疗质量进行控制，建立和完善医疗质量管理与控制体系，并对各级各类医疗机构加强控制，更好地保障医疗质量和医疗安全。此外，目前质量控制主要根据对已治疗患者病案信息的反馈来控制下一个环节的医疗质量，这种控制方式强调的是"治"，不能起到预防作用，是一种被动管理和控制。通过城市医疗信息融合后，质量控制就可以做到对患者病情进行实时控制，从而依靠质量信息系统建立起一套完整的实时医疗质量控制模式，这套模式运行时可实现对影响医疗质量的因素（如医师误诊、用药不合理等）的全程控制，这套控制模式强调的是"防""治"结合，是一种主动管理（吴勇等，2013）。

可持续性是评估医疗卫生服务供给系统的重要标准。社区卫生服务能提高卫生服务的公平性和可及性，并在控制医疗费用增长、满足城乡居民健康需要和医疗保健方面发挥重要作用，但需要历经多年的建设和发展，还需要具有规模效应。不仅要使社区卫生服务中心的覆盖人口、硬件配置水平满足当地的要求，而且社区卫生技术人员的数量要充足，业务素质合格，专业结构配置合理，临床医生，护士和公卫医生的比例协调，并提供社区医护人员参加学习培训的机会，保证社区卫生队伍的稳定性。此外，需要提高居民对社区卫生服务功能的知晓率，提高居民对社区卫生服务的满意度，在医疗安全、就诊费用、服务内容和服务态度上进行管理控制。一份调查表明，目前社区卫生服务中心财务收支的发展趋势均不容乐观，总收入收益率逐年下降，而亏损所占的比例逐年增加。这与医疗技术服务收费价格过低，医疗服务始终处于严重的亏损状态，政府投入严重不足，平均收入不到社区卫生服务中心总收入的8%息息相关。安乾海（2007）在其硕士学位论文中提出在城市医疗卫生服务规划中必须进一步健全社区卫生服务的筹资与补偿机制，提高社区卫生的服务水

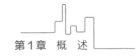

平，促进社区卫生服务的充分利用，加强社区卫生服务机构与其他医疗机构的有效运作，以保证社区卫生服务的可持续发展。此外，通过引入私营医院的方式补充完善各种服务，使得医疗服务从城市整体上保证充分竞争、公平高效。

应急突发事件的响应是对城市急救医疗服务体系的考量。过去20年间，全球发生了许多像日本东京地铁的沙林毒气攻击事件、美国"9·11"恐怖袭击事件、炭疽生物恐怖事件以及"非典"疫情，还有世界各地不断发生的重大传染病暴发或流行可能通过频繁的人员或物品流动造成他国的输入传播。公共卫生事件，特别是突发性公共卫生事件日益成为世界瞩目的焦点问题。急救医疗服务体系包含了5个环节：①公民（平民）反应；②急救医疗服务系统的快速启动；③第一目击者实施急救；④高级院前救护；⑤院内救护。其中，前3个环节的顺利启动不仅要求公民具备很强的急救意识，还对第一目击者的数量和急救能力提出了很高的要求。院前急救是指伤病员从发病到到达医院之前所采取的医学急救，是救援医疗服务系统的首要环节和重要基础，具有社会性、复杂性、时间性和条件性，其主要目的是挽救生命，减轻伤残。院前急救反映了社会对突发伤害事件的应急处理能力和公众的素质水平，在城市医疗卫生系统中占据着重要的地位。以城市社区为基础的区域性灾难医疗救援应对具有必要性、紧迫性与可行性。目前，我国城市社区行政组织管理机构、卫生服务机构与其工作人员及广大居民在灾难医疗救援准备和灾难医疗救援能力建设方面与发达国家还存在很大差距。尤其城市社区灾难医疗救援应对相关的法律法规缺乏，不能明确社区管理部门、社区内各种机构、组织及人员在社区灾难医疗救援过程中相应的职责。此外，社区灾难医疗救援卫生机构医务人员的灾难医疗救援知识和技能水平亟待提高，社区内外各种组织的协调管理有待进一步加强。应从政府与社区层面共同努力，从影响城市社区灾难医疗救援能力的主要因素，包括法律法规的制定与落实、救援组织、救援队伍、救援过程处置、救援管理及救援保障等方面加强建设，从法律法规（制度）体系、组织管理体系与资源保障体系三方面构建城市社区灾难医疗救援体系框架。从城市社区人员培训和演练及社区灾难医疗救援评估入手建立常态（非灾时）运行机制；从灾难医疗救援应急系统启动与分级响应、现场统一指挥管理及协调联动入手建立灾时紧急医疗救援应对机制，并根据社区灾难的影响程度与特点，分别采用社区流动医院模式、社区－急救分中心（站）模式、社区－消防－急救模式及区域联动模式 4 种城市社区灾难紧急医疗救援应对模式；从灾难信息统计、卫生防疫及心理干预三方面建立灾难稳定期医疗救援应对机制；从躯体健康恢复与心理健康恢复两方面建立灾难恢复期医疗救援应对机制（李文涛，2013）。

国际先进的医疗体系多数是以城市医院、社区门诊部、私人诊所三级疾病诊治和监控体系为主，建立城市公共卫生事件监控指挥中心体系并行，以保证对突发事件的紧急救援。该体系层次少、监管指挥能力强等优势是我国大多数城市目前的医疗体系所不能比的。在公共事件方面，可以组织城市、社区、企业对突发事件进行演练，以提高全社会的应急能力；在某些地区，大众急救培训率达 25%~50%，几乎每个家庭都有一人可以完成自救互救，形成公众自救互救、急救系统院前急救、医院急救三个环节相扣的城市急救链。在地震、火灾等灾害来临时能够自救互救（何忠杰，马俊勋，2006）最近，国外在应急救助上应用 eCall 系统提高了应急相应时间。恩智浦（NXP）半导体公司与其合作伙伴启动了泛欧 eCall 应急系统的现场试验，该系统会在发生交通事故时自动呼叫紧急救援机构。eCall 系统会向公共安全应答点 (police security application platform, PSAP) 发送事故发生的时间、GPS 坐标点、驾乘人员数量等关键数据。欧盟已经呼吁对所有新车强制安装 eCall 系统。根据欧盟规定，2013 年至 2015 年，所有新车应将 eCall 作为标配。这套泛欧紧急系统应有助于紧急服务人员快速、可靠地到达事故地点。由手动发出或由安全气囊打开来触发的应急呼叫以最小数据集（minimum set of data, MSD）的形式传送重要的细节，例如事故发生的时间和精确的地理位置。研究资料表明，eCall 在欧洲每年可挽救 2500 人的生命，同时可减少 15% 重伤人数。

（五）医疗卫生产业的发展

医疗卫生产业包含医疗、预防、保健、康复、教学、科研等子系统，服务类型众多，结构复杂。麦肯锡提出，从现在到2025年，有移动互联网、脑力工作自动化、物联网、云技术、高级机器人、自动/半自动驾驶汽车、下一代基因技术、能源储存、3D打印、高级材料、高级油气开发、可再生能源等十二大破坏性技术。部分破坏性的技术与传统的医疗产业相结合，将推动城市新的医疗产业变革，而其中医疗服务、医疗器械、生物制药、城市旅游经济等各医疗产业环节将出现产业结构调整和升级的机会。

基于目前的医疗服务，对医疗卫生服务进行市场细分，发展各种水平的医疗卫生服务机构，调整医疗卫生资源，大力发展社区卫生服务及私人诊所，提高卫生服务质量。发展私立医院、育儿中心、月子会所等私人高端医疗服务，作为现阶段不平衡医疗服务的补充，并在高端医疗保险上开拓，形成城市新型的高端医疗服务产业。

医疗物联网产业，尤其是以穿戴式技术为特征的产业拥有广阔发展的前景。体积小、低成本、低功耗、集成标准化无线连接的可穿戴设备，将越来越多地涉足个人的生活和运动，也将对此产生深远的影响。可穿戴式无线设备可对个人的生活和运动情况进行跟踪并提供数据分享，如对日常跑步数据进行跟踪，判定老年人是否因跌倒受到了伤害，报告糖尿病患者的血糖水平，以及监测医院患者的心跳速率。可穿戴式无线设备在以消费为导向的运动、健身和保健市场，在家庭监控以及医疗服务应用市场也将日益普及。到2017年，可穿戴式无线设备市场销售量将由2011年的2077万台增长到1.695亿台，复合年均增长率达到41%。城市可以出台有利于医疗器械发展的相关政策，布局产业的发展。

围绕医院相关的医疗延伸服务产业，有医院的信息化（包括电子病历、电子处方、电子化流程、电子查房等）、医疗信息的互联网化（包括各类寻医问药的网站、APP应用）、药剂医疗设备的物联网化（药品/血液/器械等射频识别技术（RFID）标签管理等）、远程健康监护、远程医疗服务等。①医院的信息化：大医院基本都需要进行信息化改造。随着新设备的不断引入，信息化程度也越来越高。②医疗信息的互联网化：无数患者的需求与互联网结合催生了无数中间商对医院、医生、挂号、用药等信息的搜集，可以消解信息障碍。建立在线医生对话问诊等应用，可以更方便为市民的就诊服务。③药剂医疗设备的物联网化：药品制剂、各类医疗器械、血液的管理从过去的条码管理慢慢过渡到可写、可读的 RFID 标签管理。RFID 标签管理可应用于血液的识别、定位、监控管理，环境温度的监测等。智能医疗需要对现有医疗模式进行变革，涉及医院、社区医院、药店、医疗器械商、系统集成商、医疗健康公司、互联网公司、电信运营商等环节。

在围绕个人的移动医疗健康服务产业方面，自从 2011 年下半年以来，美国的移动医疗健康市场蓬勃发展，Zocdoc 估值超过 10 亿美元，Healthtap 以及 Doximity 融资都在千万以上，无论是创业企业还是资本市场都给予了高度的关注。个人的移动医疗健康服务具体又可分为监测记录、评估诊断、治疗、康复这几个环节。在以下几个领域，城市应重点发展规划：①健康监测。通过将监测设备和智能手机相结合，对用户的生命体征进行监测，并记录数据。现在已经出现直接内置相关传感器的智能手机，用户可直接使用其进行生命体征监测。继拍照、导航、视频等应用之后，对健康功能的集成，或许将成为智能手机差异化竞争的重要点。②健康记录。记录每个人从出生到死亡所有生命体征的变化，以及自身所从事过的与健康相关的一切行为和事件。具体内容包括每个人的生活习惯、以往病史、诊治情况、家族病史、现病史、体检结果及疾病的发生、发展、治疗和转归的过程等。健康记录可以与医院内的电子病历整合，形成统一的电子健康档案。③健康资讯及健康知识教育。在互联网时代，医疗健康资讯网站成为健康教育与促进的重要资源。在移动互联网时代，健康资讯和教育应该更加突出个性化，针对用户个人的健康特征，推出适合用户个人的健康资讯。④医生学术资讯。对于医生来说，及时获取学术资讯非常重要，智能手机在此领域具有优势。如丁香园、杏树林等企业，正在从事该领域的研发、应用开拓。⑤诊断。在移动互联网时代，基于智能手机的诊断既包括医生远程，也包括用户的自我诊断。自我诊断的基础在于拥有庞大的疾病数据库的诊断系统，目前不少企业都在尝试建立这样的自我诊断和学习系统。⑥健康咨询。可以满足用户对于一些生活普通健康问题的咨询。智能手机带来的便利性，将推动健康咨询这种轻量级应用的普及。⑦辅助治疗。智能手机无法直接替代医生对患者进行治疗，但可以辅助治疗，如丁香园的用药助手，分为医生版和用户版，对医生和患者双方都起到了良好的辅助作用。⑧虚拟社区。医疗健康领域的社区主要分为三种：医医社区、医患社区和患者社区。美国 PatientsLikeMe 将同病的患者聚集在一起分享各自的治疗经历。⑨家庭医生。家庭医生在欧美已经兴起了几十年，这一模式的核心在于用户享受所有医疗健康服务的基础是签约一位家庭医生。⑩预约挂号。预约挂号几乎是所有用户的需求，也是很多医疗健康领域创业企业的重点方向。

三、城市智能医疗卫生的设计思路

（一）人 流

人流设计的主要内容为城市人口的分布、流动与医疗卫生相关要素的布局安排。

人是城市中的核心要素，从服务的角度来讲，有被服务者和服务者两个角色。医疗卫生服务者均衡地分布在城市的各个被服务者的所在区，按照人口密度配给，能够最大化地提升服务效率，提高服务的可及性。按照人居住及活动的聚集地进行配置，设立社区医疗服务区、企业医疗服务区，鼓励创建分散的私人诊所，以医护人员所在地为服务点提供以个人为主体的志愿者联网应急服务，从定点服务、分布式服务的角度优化医疗服务资源的布局和服务提供者的结构。

在人们长时间固定活动的点，如家庭或小区，配备远程生命体征监控设备，购置康复保健应用器械，可以更多地节省患者在院的医护时间、往返医疗机构的花费。因此，在做城市的建筑规划设计时，可以在条件合适的小区考虑将医院的服务与居家的医护结合起来，形成完备的远程医疗服务体系，更多地将人留在家里，而不是到定点的医院寻求帮助，从而避免人口大量流动所导致的传染病的蔓延，以及聚集导致的交叉感染等问题。

城市中人的流动和聚集是影响健康生活的重要因素，在土地规划上需要考虑居住、工作及商娱活动等人的流动对人们健康的影响，创造有利于健康的居住环境，可以提高居民的健身运动量。土地的使用安排影响着人们的出行方式和工具的选择，而出行方式的选择则在一定程度上影响着人们的健康生活方式。英国医疗协会认为，多步行1小时能够使生命延长1小时。城市的交通规划应营造良好的步行环境，包括修建安全宽敞的人行道、自行车道，提供公共自行车租赁服务等健康的出行方式。公共休憩场所的建设为居民提供锻炼和交流的机会，对于增进居民的身体健康和心理健康都有积极意义。

（二）物　流

城市医疗卫生相关的物流涉及从医院便民的药品配送、网上购药到药品、食品的追溯，临床检验样本的检验，血液的采集和使用，医疗垃圾的处理等多方面的内容，无不依赖于城市安全可靠的冷链物流及溯源追踪体系。

2011年，我国互联网的普及率达到38.3%，网络购物、网上支付、网上银行、旅行预订在内的网络用户规模达1.94亿人。《医药商报》报道："在美国1700亿元的市场上，网上药店有1000多家，市场份额达到23%。在欧洲90%的药店都有网上服务。瑞士1/5的药品是通过网上药店售出的，占药品销量的16%。"这是人们购物和获取医疗服务方式的改变。2012年6月，对我国网上购物的436人进行的问卷调查显示，有网上购药经历的占11%，而89%无网上购药经历的人中有61%的人今后想尝试网上购药。由此可以看出，网上购药人群将逐年扩增。随着老龄化进程的加快，"上网的人不买药，买药的人不上网"的现象将逐步消失，网上药店将呈爆发式增长。网上药店一般需借助第三方物流，而第三方物流需要在配送过程中保证药品的质量。因此，城市顺畅的药品物流体系的建设，为自助医疗、远程医疗、居家养老等产业的发展奠定了良好的基础。

从医院服务角度来看，等药取药环节如果能够借助城市物流体系，将大大节约患者在医院的等待时间。如看中医非常麻烦，到医院来一趟，等抓药要半天，代煎还得隔天再跑一趟，很不方便。由此，规划汤剂、中草药饮片的快递物流体系，作为医院服务的延伸，可以减少在医院等待的人数，便于营造良好

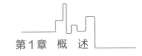

的就医环境。

药品的追踪是保证药品供应质量与安全的重要手段。药品是一种特殊商品，药品生产必须保证其质量的可靠性。制药企业一旦出现质量问题，将给患者带来不可弥补的损失。因此，构建药品供应链的可追踪物流系统，从药材的栽培、生产加工、成品流通，到最终抵达消费者的物流过程中的履历信息的追踪记录，是安全用药的保障。

临床实验室检验是现代医学的诊断基础，而临床标本物流体系以及第三方独立检验的建设是发展远程医疗、居家医疗保健的基础。标本在整个生命周期过程中主要包括检验申请、标本采集、标本运送、实验室签收、标本在实验室内分发检测、标本保存、标本销毁等流程。通过现代药物、标本等冷链物流体系的前瞻性建设，为分散但协同的医疗体系的建设奠定基础。

血站日常工作将献血者、血站、医院、用血者集合到一起形成完整的血液供应链。在血液采集、生产加工、检验、储存、发放、运输等各个环节包含了大量的物流信息，需要将条码技术、射频技术、网络技术、全球卫星定位系统等信息处理技术引入血站血液管理中，综合解决血液物流过程中大量信息的读取、识别、传输和共享问题，使血站的工作能够更加顺畅、更加高质高效。

医疗废弃物在医疗、预防、保健以及其他相关活动中产生，具有直接或间接感染性、毒性以及其他危害性的废物，包括感染性、病理性、损伤性、药物性、化学性废物等。为了更好地管理医疗废物，加强医疗废物的安全管理，防止疾病传播，保障人体健康，需要将医疗废物管理纳入法制轨道。医疗废物管理不仅是医院管理问题，而且是一个重要的公共卫生问题。目前，对于医疗废弃物，采用最多的处理方法就是统一桶装密封后运达指定地点进行高温焚烧，但是缺乏对医疗废弃物在医院的状态、运送过程等处理过程中的控制管理和监控。废弃物处理全过程需要实时监管，RFID技术的发展，为医疗废弃物处理各环节中对象状态和信息的实时采集、控管提供技术基础和保障。医疗废弃物管理实现对每个医疗垃圾包的实时监控和定位，通过条码实现医疗垃圾包的标识，通过关联绑定垃圾包条码和垃圾箱上的RFID标签，定位垃圾箱的运送，就可以实时定位到每个垃圾包及垃圾包中的医疗垃圾，实现对医疗垃圾的全过程管理，从而大大提高医疗安全性。

（三）信息流

城市医疗卫生信息的无缝集成超级融合是智能城市运维的核心。以居民、医生、科研人员和决策人员的应用为核心，梳理并实时整合人口变化、公众健康、医疗记录、科研数据、卫生决策、医疗保障、公共卫生应急事件等多方面的信息源。医疗卫生信息的开放存取将为医学科研、教学、产业、医疗服务和决策提供基于可靠数据的医药卫生信息服务，提高和强化信息支持和保障能力，发挥科技创新、卫生政策制定、疾病控制与预防等方面的支撑作用。

以居民的健康记录为核心，将医院、社区卫生服务中心、公共卫生机构、卫生行政管理部门等信息系统互联互通，将分散在不同架构下的居民健康记录和诊疗记录汇集到一起，形成全面而完整的身份标识与健康记录，以提供给居民、医护人员和卫生行政管理人员使用。以生命周期为主线，涵盖个人全面健康信息的记录。从婴儿出生、计划免疫，到历次体检、门诊、住院以及所接受的健康教育等，记录一个人生命周期中的重大健康事件，形成一个完整的、动态的个人终生健康记录。以健康记录为核心，开发支持共享与业务协同的卫生信息系统，将分散在不同机构的健康数据整合为一个逻辑完整的信息整体，使居民、医疗服务人员在任何时间、任何地点都能及时获取必要的信息，以支持高质量的医疗服务。该卫生信息系统能使公共卫生工作者全面掌控人群健康信息，做好疾病预防、控制和健康促进工作；可为临床医生、科研工作者提供数据支持，以便进行相关的医学研究；还可以使居民掌握和获取自己完整的健康资料，参与健康管理，享受持续、跨地区、跨机构的医疗卫生服务。卫生管理者能动态掌握卫生服务资源和可利用的信息，实现科学管理和决策，从而达到有效地控制医疗费用不合理增长、减少医疗差错、提高医疗与服务质量的目的。药监部门可以获得药品使用的有关数据，实施对不良药物事件的监测，同时可提供用药分析等服务；社会保险部门可以实时掌握健康数据，了解医疗整体面貌，辅助推动医保／新农合的开展，并完成审核监督、定点医疗机构布点、医保政策制定或更新等辅助管理；从

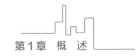

民政部门可获取女性人群的婚姻信息，从而提供孕产妇保健预备管理等服务，同时可通过对残疾人群信息的获取，提供残疾康复管理服务；从公安部门可获取出生人口信息、户口迁入人口信息，以触发新增人群（出生、户口迁入）的健康记录建档工作，同时可从公安系统获取户口迁出的人口信息，为跨区域流动人口卫生管理提供支持性数据服务；从计生部门可获取育龄妇女信息，将育龄妇女作为孕产妇保健预备管理对象，同时计生部门也可以从健康记录中获取孕产妇保健专项档案信息。可为社区卫生服务中心提供健康记录信息共享及区域卫生业务协同；为居民提供预防、保健、健康教育、计划生育、医疗、康复六位一体的服务支持；为卫生行政部门提供应急、预警、健康管理与服务等；为疾控中心提供实时监控的前端感知服务；为卫生监督机构提供依据标准、建档等服务；为社会公众／患者提供全生命周期健康记录，使之能共享优质医疗服务及可及的公共卫生服务等；为卫生管理机构提供监督管理、医疗资源规划与配置、决策支持与应急指挥等服务（冯鑫等，2013）。

城市医疗卫生信息流如图1.1所示。

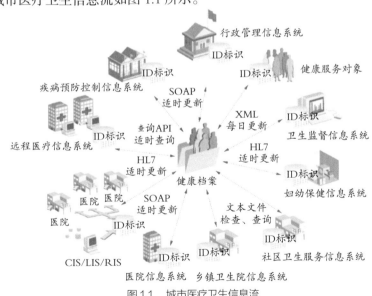

图1.1 城市医疗卫生信息流

患者在寻求医疗服务时，信息是不对称的，不了解医生的水平和专长。通过建立城市医生资源库和评价体系，可以帮助居民更好地了解医生。医学知识库提供循证医学的知识，使医生与健康专业从业人员可以快速安全地搜寻正确的医疗信息，通过循证医学及临床医疗资讯，协助医师们进行诊疗上的判断和决策。而器官移植信息共享可以将捐献器官信息录入人体器官分配与共享系统，依据等待患者的病情严重程度、等待时间、地理位置等客观条件，将捐献器官分配给最合理、最适宜的移植者。同病患者网络社区的建立为患者之间的互助、寻求最佳的疗效、开发新药提供帮助。而区域医疗影像中心在一个相对逻辑集中或物理集中的城市环境中构建一个存储和处理区域内患者或健康人群的医学影像信息的库，通过影像专家的协同，为城市内主要的临床医疗机构、卫生行政主管部门和社会公众的库提供共享服务。以城市医疗卫生信息为基础建设医疗卫生监管，则是医疗卫生监管的一种全新模式，对提高监管工作效率，保证监管客观、公正，增加监管透明度，实现医疗卫生实时科学监管有着重要意义。

（四）金融流

医疗卫生的金融涉及政府投入、筹资、保障、支付体系、支付方式以及支付内容等的设计。需要顶层设计，统筹安排，配合先进技术的应用，进行最佳城市实践。

城市医疗投入占财政预算的比例需要合理安排。以 2010 年广州、深圳、香港三个城市的收支情况为例，广州、深圳、香港三个城市的 GDP 分别为10604.48 亿元、9510.91 亿元和 17841 亿港元；三个城市的医疗预算开支分别为 21.5 亿元、43.41 亿元和 540 亿港元，三个城市教育加医疗预算开支占税收的比例分别为 1.33%、5.48% 和 44.92%。由此可见，在财政对教育医疗的投入状况方面，与香港相比，内地严重不足，即便是得到最多资金投入的大医院，相对而言，政府投入仍然非常不足。

投入的各级医疗的比例结构也需要合理设计。目前，大的公立医院获得了更多的资源，而基层投入得少，这种投入机制造成城市资源分布不公。自2009 年以来，医疗体制改革明确的目标是基本医疗保障制度全面覆盖城乡居民，基本药物制度初步建立，城乡基层医疗卫生服务体系进一步健全，基本公共卫生服务得到普及，公立医院改革试点取得突破，明显提高基本医疗卫生服务的可及性，有效地减轻居民就医费用的负担，切实缓解"看病难，看病贵"的问题。然而，几年的时间已经过去，上述目标仍然只是一种愿景，新问题却层出不穷。医疗服务体系的现状可以归纳为以下几点：一是基层医疗体系（包括一级、二级医疗服务机构）能力不足，不能担负起初级卫生服务的功能。二是全科医师队伍"守门"难。大多数患者无序流向大医院，尤其是高级别的医院，大医院不得不承担了大量常见病、多发病的诊疗任务。此举导致医疗卫生资源的极大浪费。三是各级医院片面追求经济效益的最大化，从而形成了各自独立、相互竞争的格局，造成医疗行为扭曲，淡化了公立医院的公益性，损害了医疗服务体系的运行效率。因此，既有的三级医疗服务体系的框架已经名存实亡，丧失了其所应具有的功能组合。个中问题的症结，一方面是投入机制方面的问题，如果不建立公平的投入机制，必然会出现目前这样的状况。一、二级医疗机构服务能力不足，从基本建设、服务到技术提供、人员水平都存在不足，使其不能承担起"守门员"的责任。另一方面是浪费，大量优秀资源集中在大医院，形成大量的浪费。医疗保障支付体系的设计直接影响了患者的就医行为。患者如果不需要按医疗保障指定的医疗程序转诊到指定医院就医，就可以自由选择医院就医，由于对需方控制乏力，患者在享受更好医疗服务的需要驱使之下，病无大小轻重都涌向医疗条件好的三级医院。因此，通过医疗保障支付体系的建设，采用分级比例保障支付的方式，可以部分优化医疗资源的使用。

医疗服务支付的实现方式也制约了医疗资源的利用效率。如诊间付费的设计，把患者统一的支付分散到专科门诊中，缩短了患者就医时排队的次数。如果能支持网上医保支付，通过建立支持远程医疗的在线或者移动医保支付，消除了很多不必要的到医疗机构面对面的诊治，尤其对于常见病和多次复诊最为适用，为远程医疗的发展铺平道路。

医疗保险是由投保人、医疗保险管理机构和医疗服务提供方三方共同参与的基本医疗保障制度，牵涉到雇主、雇员、医疗机构、医疗保险机构和政府五方的责、权、利关系。医保支付内容的设计部分决定了患者对就医场所及治疗方案的选择。如部分药物在社区医疗机构不能支付购买，使得患者选择到城市大医院就医，从而导致社区医疗没能发挥网底的筛选和保障作用。另一方面，目前医疗保障的设计是对于疾病诊治后的负担补偿机制，而不是对疾病预防、体检、亚健康诊疗的支付，使得基因疾病检测、病前的预防保健项目未能获取支付，因此影响了医疗卫生系统战略前移的实现。对于医疗服务价格、检验检查价格与药品价格之间的结构比例的调控，也使得医疗行为与方案发生扭曲，直接影响了医保支付的效用。

（五）气象与环境

气象条件能影响人们的行为与心理，影响人的工作效率和反应时间，从而与工伤、交通事故的发生有直接或者间接的关系；天气变化可以使人类致病，诱发某种疾病或使某种疾病恶化或加重；病毒、细菌等疾病的传播都与气象条件有关。在考虑城市气象与环境对医疗卫生的影响中，主要是结合当地的自然大气和人工环境的具体情况适时提醒居民进行何种适合的活动来增强体质、预防疾病，合理开展生产活动，提高工作效率，并根据当地条件利用环境变化来综合设计建筑、公共活动场所。另外，可将不同的自然环境巧妙地利用起来，用于养生治病，因此，城市可进行旅游医疗的设计，可根据不同的自然气候区建立疗养院等，这样还可以形成良性的医疗卫生服务产业。

环境问题对人类的生存和健康所造成的威胁和危害规模最大，影响最深远。环境污染物可以是化学性、物理性和生物性的，对机体造成的危害多种多样，危害效应可以发生在人类的任何器官，如空气污染导致肺癌高发、新生儿致畸、心血管疾病多发等，因此需要综合考察和控制环境的影响因素，从而科学地设计城市（张书余，2010）。

建立城市医疗气象预报，对温度、湿度、环境污染状况、花粉、紫外线强度、舒适度等影响疾病的重要因素进行监测与播报，建立城市疾病与气象环境关联模型，动态实时提醒人们着装、出行、饮食的变化，通过绿化带的布局、工业园区的排污方式的改变等人工调节环境小气候来预防疾病的发生，这是智能城市建设的重要内容。

第2章

i City 城市智能医疗的技术支撑
体系

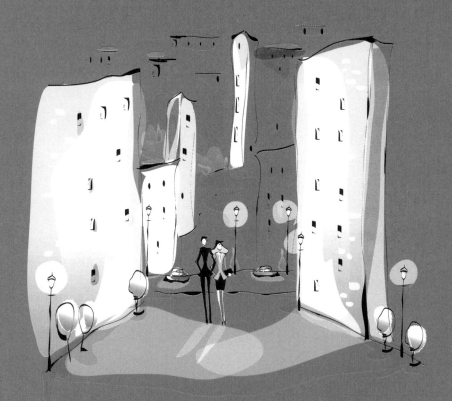

智能城市以医疗卫生信息的超级融合为基础，依托云计算技术，在强化城市医疗卫生信息化建设上，以提高医疗服务效率、提升医疗服务质量、促进医疗卫生科学管理决策、提升公共卫生应急能力为目标。这就要求以居民健康记录为核心，整合城市医疗产业链，完善包括公众、卫生决策、医院、软硬件开发、社区卫生机构、医疗保障机构、公共卫生应急领域等多方面的医疗卫生信息融合服务。智慧城市由公众、企业、政府、公共设施与环境等主体构成，医疗卫生建设需要系统的设计这几大主体的需求和服务，提供安全、有效、方便、价廉的医疗卫生服务。居民、患者作为城市卫生服务的接受者，需要解决"看病难，看病贵，看病不及时，看病不放心"等问题；医院、社区、妇幼保健院等作为卫生服务的提供者，由于医疗资源的不均等，产生了"大医院人满为患，小医院资源闲置"的问题，医疗服务水平和可及性亟待提高。同时，医疗系统组成要素各自独立，信息无法共享，业务无法有效协同；卫生局、疾控中心、其他政府部门作为区域卫生服务的管理者，无法实施有效的监管与干预，尤其对突发公共卫生事件的应对能力需要提升。医疗卫生业务质量和效率的监管力度不足，卫生决策和应急指挥能力存在诸多不适应的状况。

近年来，智能传感技术、物联网、基因检测技术、电子健康档案、移动通信技术、云计算技术及大数据技术等新技术的快速发展，为医疗卫生领域提供了更为先进的新技术支撑。城市规划通过智慧的综合应用技术辅以相应的政策管理，有望建立起新型的智能城市医疗卫生服务体系。

一、生物传感

生物传感技术就是利用生物传感器来获取和量化自然界中

信号的一种手段。生物传感器技术的核心是生物传感器（一种可将待检生物浓度、生物量转换为电信号并输出的仪器）。生物传感器是一门生物活性材料（酶、蛋白质、DNA、抗体、抗原、生物膜等）与物理化学换能器有机结合的交叉学科，是一种发展生物技术必不可少的先进的检测方法与监控方法，也是物质分子水平的快速、微量分析方法。[13]各种生物传感器有以下共同的结构：一种或数种相关生物活性材料（生物敏感膜）和能把生物活性表达的信号转换为电信号的物理或化学换能器（传感器）。将两者组合在一起，用现代微电子和自动化仪表技术进行生物信号的再加工，就能构成各种可以使用的生物传感器分析装置、仪器和系统。

生物传感器的工作原理如图 2.1 所示，其组成包括两部分：生物敏感膜和换能器。被分析物扩散进入固定化生物敏感层，经分子识别，发生生物学反应，产生一次信息，继而被相应的物理换能器、化学换能器转变成可定量和可处理的电信号，再经过二次仪表（检测放大器）放大输出，从而测得待定物的浓度（张先恩，2006）。

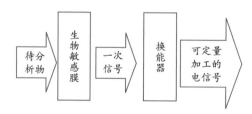

图 2.1　生物传感器工作原理

（一）技术特点

生物传感器与其他传感器的最大区别在于生物传感器的信号检测器中含有敏感的生命物质。这些敏感物质有酶、微生物、动植物组织、细胞器、抗原和抗体等（刘向阳，2008）。生物传感器是一门由生物、化学、物理、医学、电子技术等多种学科互相渗透成长起来的高新技术，具有选择性好、灵敏度高、分析速度快、成本低、可在复杂的体系中进行在线连续监测的特点，特别是它的高度自动化、微型化与集成化（张玲娜等，2013）。

（二）应用案例

1. 肿瘤监测

英国纽卡斯尔大学的科学家研发了可用于检测肿瘤蛋白以及耐药性 MASA 细菌的微型生物传感器。该系统的检测装置是一个回旋装置，类似导航系统和气袋的原理。振荡晶片的大小类似于一颗尘埃，可使医生诊断和监测常见类型的肿瘤，从而获得最佳治疗方案。该装置可以鉴定肿瘤标志物蛋白以及其他肿瘤细胞产生的丰度不同的生物分子。该小组的下一步目标是把检测系统做成一个手持式系统，以更加快速方便地检测组织样品。欧洲共同体（简称欧共体）已经拨款 1200 万欧元给该小组，以使该技术进一步完善。

苏格兰 Intermediary Technology Institutes 计划投资 1.2 亿英镑发展"生物传感器平台 (Biosensor Platform)"。该技术作为将诊断和治疗疾病结合在一起的新兴疗法，能够在诊断的同时，提出适合不同患者的治疗方案，可以降低医学临床疾病诊断的费用与复杂性，同时具备提供疾病发展和药品疗效成果的能力。目前，该技术已被用于治疗某些乳癌，只需在事前做些特殊的测试，即可根据结果决定适合的疗程。这个技术更被医学界视为未来疾病疗程的主流。

2. 血糖分析仪

美国 Cygnus 公司正在开发的手表式血糖监测仪是一种连续的自动血糖监测装置。在对其校准之后，该装置进行无疼痛监测，并显示大量的血糖数据，可帮助糖尿病患者更好地控制其忽高忽低的血糖值。该装置像一块戴在腕部的手表，使用低电流无痛地将血糖抽取到自耗式经皮透渗贴片（自动传感器）。该自动传感器内置一个生物传感器，安放在手表式血糖监测仪的背面，紧贴在皮肤上。收集到的血糖在自动传感器内引发电化学反应，产生电子。

二、物联网

物联网指的是将各种信息传感设备，如射频识别装置、红外感应器、全球定位系统、激光扫描器等各种装置与互联网结合起来形成的一个巨大网络。物联网将所有的物品都与网络连接在一起。系统可以自动实时地对物体进行识别、定位、追踪、监控，并触发相应事件（姬晓波，2012）。

物联网的关键技术在于射频识别、传感器网络技术以及智能技术。射频识别是一种非接触式的自动识别技术，它通过射频信号自动识别目标对象并获取相关数据，识别过程无须人工干预，可工作于各种恶劣环境。RFID 技术可识别高速运动物体并可同时识别多个标签，操作快捷方便。RFID 技术在医疗行业的应用已经逐渐成熟起来，其范围也越来越广泛，包括患者流动管理，患者安全管理，药品管理，血液管理，门禁安全管理，固定资产追踪，实时定位系统、供应链、工作人员识别等，起到了节省劳动力、提高医护人员的工作效率、防范因操作失误引发的医疗事故、节省医疗成本以及提高医疗安全等作用。与互联网、通讯等技术相结合，可实现全球范围内物品跟踪与信息共享（陈敏亚等，2011）。传感器网络技术就是利用网络技术将传感器整合到一个网络当中。无线传感器网络是集分布式信息采集、信息传输和信息处理技术于一体的网络信息系统。物联网正是通过遍布在各个角落和物体上的形形色色的传感器以及由它们组成的无线传感器网络，来最终感知整个物质世界的。传感器智能技术是为了有效地达到某种预期的目的，利用知识所采用的各种方法和手段。通过在物体中植入智能系统，可以使物体具备一定的智能性，能够主动或被动地实现与用户的沟通。

（一）技术特点

物联网在技术上有如下特点：

1. 连通性

连通性是物联网的本质特征之一。国际电信联盟认为，物联网的"连通性"有 3 个维度，即时间的连通性、任意地点的连通性和任意物体的连通性（王保云，2009）。

2．智能性

物联网使物质世界得以极大程度的数字化、网络化，各种物体以传感方式和智能化方式关联起来。物联网具有智能化感知性，可以感知所处的环境，最大限度地支持人们利用各种环境资源做出正确的判断（Amardeo & Sarma，2009）。

3．嵌入性

各式各样的物件以及由物联网提供的网络服务将被无缝地嵌入人们日常工作与生活中。

（二）应用案例

1．特殊患者管理（杨国斌和马锡坤，2010）

特殊患者群体包括精神病患者、残疾患者、突发病患者、儿童患者，这类群体自我管理能力较差，需要更加完善、细致的照顾。给患者佩戴电子标签，可在后端定位服务器上查到患者在医院的实时位置信息，以确定患者处于安全环境中。当患者遇见紧急情况，可立即按所戴标签上的告警按钮，后端定位服务器即刻出现告警提示，管理人员马上做出反应，实现准确定位，安排援救。

2．远程医疗监控（侯成功等，2011）

基于物联网的移动医疗监护系统，是由蓝牙传感器、智能移动平台和无线通信网络构成的移动医疗监护系统，实现患者在家庭环境下测量生理信息，并向医院数据中心传输，在为患者和医生提供极大方便的同时，也提高了医院资源的有效利用，并降低了医疗成本。整个系统的系统框架图如图 2.2 所示。

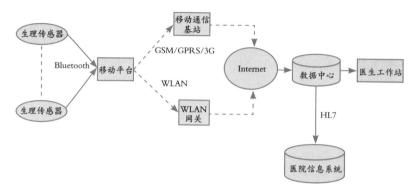

图 2.2　远程移动医疗监护系统

三、基因测序

基因测序，就是利用基因检测技术检测基因的碱基对排列顺序。DNA碱基序列蕴藏着全部遗传信息，测定和分析 DNA 的碱基序列对了解遗传的本质，即了解每个基因的编码方式，无疑是十分重要的。DNA 的序列分析是分子诊断学的金标准，各种遗传疾病、病毒或细菌的感染与变异，在基因水平上的个性化用药，最终都依赖于基因测序结果。DNA 测序方法在近年来的飞速发展让我们提前完成了人类基因组计划（human genome project, HGP），对基因结构分析和功能研究作出了巨大的贡献。

（一）测序技术

第一代 DNA 测序技术：传统的化学降解法、双脱氧链终止法以及在它们的基础上发展起来的各种 DNA 测序技术统称为第一代 DNA 测序技术。第一代测序技术在分子生物学研究中发挥过重要作用，如人类基因组计划主要以第一代 DNA 测序技术为基础。在化学降解法中，一个末端被放射性标记的 DNA 片段在 5 组互相独立的化学反应中分别被部分降解，其中每一组反应特异地针对某种碱基，因此生成 5 组放射性标记的分子，每组混合物中均含有长短不一的 DNA 分子，其长度取决于该组反应所针对的碱基在原

DNA 片段上的位置。最后，各组混合物通过聚丙烯酰胺凝胶电泳进行分离，再通过放射自显影来检测末端标记的分子（侯成功等，2011）。双脱氧链终止法又称为 Sanger 法（Maxamx Gilber, 1980），该方法的原理是：当核酸模板在 DNA 聚合酶、引物、4 种单脱氧核苷三磷酸（dNTP，其中的一种用放射性 ^{32}P 标记）存在条件下复制时，在四管反应系统中分别按比例引入 4 种双脱氧核苷三磷酸（ddNTP），因为双脱氧核苷酸没有 3′—OH，所以只要双脱氧核苷酸掺入链的末端，该链就停止延长；若链端掺入单脱氧核苷酸，链就可以继续延长。如此，每个反应体系中便合成以各自的双脱氧核苷酸碱基为 3′ 端的一系列长度不等的核酸片段。反应终止后，分 4 个泳道进行凝胶电泳，分离长短不一的核酸片段，长度相邻的片段相差一个碱基。经过放射自显影后，根据片段 3′ 端的双脱氧核苷酸，便可依次阅读合成片段的碱基排列顺序。荧光自动测序技术基于 Sanger 原理，用荧光标记代替同位素标记，并用成像系统自动检测，从而大大地提高了 DNA 测序的速度和准确性。

第二代 DNA 测序技术：随着人类基因组计划的完成，人们进入了后基因组时代，即功能基因组时代，传统的测序方法已经不能满足深度测序和重复测序等大规模基因组测序的需求，这促使了新一代 DNA 测序技术的诞生。新一代 DNA 测序技术也称为第二代 DNA 测序技术，主要包括 Roche 454 公司的 GS FLX 测序平台、Illumina 公司的 Solexa Genome Analyzer 测序平台和 ABI 公司的 SOL2 iD 测序平台（Sanger et al., 1977）。第二代 DNA 测序技术最显著的特征是高通量，一次能对几十万到几百万条 DNA 分子进行序列测序，使得对一个物种的转录组测序或基因组深度测序变得方便易行（Shendure, 2008）。新一代 DNA 测序技术将片段化的基因组 DNA 两侧连上接头，随后用不同的方法产生几百万个空间固定的 PCR 克隆阵列（每个克隆由单个文库片段的多个拷贝组成），然后进行引物杂交和酶延伸反应。由于所有的克隆都在同一平面上，所以这些反应能够大规模平行地进行，每个延伸反应所掺入的荧光标记的成像检测也能同时进行，从而获得测序数据。DNA 序列延伸和成像检测不断重复，最后经过计算机分析就可以获得完整的 DNA 序列信息（于亮，2009）。

（二）技术应用

1. 个性化用药分析

华法林是常用的稀释血液的药物，在美国每年有 2000 万的处方量。该药帮助人工瓣膜置换后的患者或房颤的患者，以及患有深静脉炎或血栓形成（多种其他血栓性疾病引起）的患者避免脑卒中。一项关于华法林的作用的 GWAS 研究显示，三个主要的基因对药物的效用起重要作用。一个是 *VKORC1* 基因，编码使维生素 K 在血凝块形成中起作用的一种酶（华法林阻止该酶的作用）；其他两个是细胞色素基因，*CYP2C9* 和 *CYP4F2*，参与活化药物在肝脏中的代谢。华法林对患者的效用也千差万别。有些患者每天只需要 1mg，而其他的却需要 20mg。事先的基因分型可以帮助避免不经意的剂量过低或血凝块形成的可能性，同样也避免药物过量引起的出血可能。

2. 个性化疾病预警

基因测序也有助于我们主动地去预防疾病，这对于个性化的医疗有着重要的意义。目前，一些美国的消费级的基因研究公司，如 deCode Genetics（基因解码公司）和 23andMe 基因技术公司，对公众开展商业化的全基因组扫描，随后 Navigenics（基因导航）公司也加入进来。deCode Genetics 和 23andMe 公司收费 995 美元，Navigenics 公司收费 2500 美元。用户可以通过基因测序，了解自己未来患病的概率。当用户获知某项疾病的发病率很高，或者某项生活习惯会对自己造成极不利的影响时，用户可以通过调整自己的生活习惯来尽可能地降低疾病发生的概率，在一定程度上，达到了预防疾病的效果。

四、电子健康档案

传统纸质健康档案只能存放在固定的区域，查阅和使用都十分不便，容易形成"死档"，信息的交流受时间和空间的限制，难以共享。随着计算机技术在卫生领域的应用，健康档案由纸质向电子化的发展已成必然趋势。电子健康档案（electronic health records, EHR）是以电子化方式存贮和管理的有关个人整个生命周期的健康状态和医疗保健行为的信息记录，包括从出生开始的体检结果、计划免疫记录、既往病史、各种检验检查、治疗记录、药物过敏史、行为危险因素和参与健康教育活动的记录等。国际标准组织（International Standard Organization, ISO）2003 年 2 月对电子健康档案的定义如下：电子健康档案是数字化的个人健康信息的集合，能被多个经授权的医疗服务用户安全存贮、传输和使用，它包含过去、现在和未来的医疗信息，并能支持连续、高效率、高品质的医疗活动。电子健康档案经过从以图像为基础的病历计算机存储发展到以数字化为特征的电子病历，在 21 世纪进入了以共享为基础的电子健康档案阶段。

电子健康档案对于个人来说具有下载个人健康记录、查看医生的服务质量记录（患者治愈率、行医时间等）、选择/预约求诊医生、网络远程就诊、身体检查、锻炼日程、饮食安排提醒、病症/药物查询等功能，对卫生机构来说，其具有辅助治疗、医疗事故预警、提高医疗质量、实现持续医疗、提高医护人员工作效率、加强/辅助患者与院方沟通、健康状况监察、疾病预防、提供医疗研究的实践依据、提供医疗纠纷证据等功能。因此，电子健康档案的实现无论对于国家、医疗机构还是个人来说，都有很大的意义，它具有传统纸质档案无法比拟的优势，具体表现在以下几个方面：

1）提高档案信息的完整性和准确性。国外已有许多研究显示电子健康档案的应用能帮助医疗工作者提高档案信息录入的完整性，而且电子健康档案能录入更详细的信息。同时，研究发现由患者自己录入的电子健康档案能提供更详细的健康信息，不仅能提高健康档案的信息质量，还能提高健康信息的准确性。

2）提高档案信息的时效性。以电子健康档案为平台，医护工作者通过利用电子健康档案，及时更新，及时分析，动态管理，可快速掌握社区居民中健康问题的发生、发展规律和变化情况，有针对性地开展健康促进工作，为居民提供综合性、连续性、协调性的医疗保健服务，提高社区居民的健康水平及生活质量。电子健康档案的这一优势有利于控制传染病，因为传染病的控制依赖于传染病报告的及时性和敏感性，因此在电子健康档案中建立传染病信息中心，甚至建立传染病专项电子健康档案，对于传染病的控制具有重大意义。

3）实现资源共享。电子健康档案系统完全建立后，人们的健康信息将更简单、更快捷、更安全地被计算机管理。电子健康档案可以使经过电子授权的人员在任何地点、任何时间获取有关信息，一方录入，多方使用，提供了更系统的管理方式和查看方式，实现了医疗机构、患者／个人、卫生管理部门之间的信息共享，有利于开展高质量的医疗服务。我国当前医疗存在着重复检查、重复服务、重复收费和由于信息不畅造成的误诊、误治等问题。EHR 资源共享后可以更好地管理健康信息，减轻患者负担，提高患者满意度。目前许多有关 HER 接受度的研究发现，患者对 EHR 的接受度远高于临床医生。资源共享是医疗卫生信息化的基础，是电子健康档案的一个重要优势。

4）提高医疗服务质量及医疗效率。对卫生机构来说，电子健康档案具有辅助治疗、医疗事故预警、提高医疗质量、实现持续医疗、提高医护人员工作效率、提供医疗研究的实践依据、提供医疗纠纷证据等功能；而对于个人来说，具有下载个人健康记录。查看医生服务质量，记录患者治愈率，查询医生行医时间、网络远程就诊、身体检查、病症药物等功能。

五、维 基

维基是一种"允许互联网上多个不同的用户，以浏览器作为客户端，直接编辑网页内容"的机制。这种分布在客户端、自发协作的编辑行为，没有集中控制，是一种面向社区、大众参与的对等生产，非常适合于聚集互联网用户的群体智慧来建立大规模、随时间演化的语料库或知识库。维基百科是维基机制最为知名的应用之一，创建于 2001 年，定位为人人都可以编辑和分享的网络百科全书，由非盈利的维基百科基金会维护，数据完全开放。目前，维基百科网站浏览量全球排名第 5，显示了巨大的影响力。

维基大规模协作正在改变民众利用与产生知识的方式，通过协同创新进行了价值的创造。自由、免费、内容开放的医学维基影响了医疗卫生的方方面面，有助于减少医患之间的信息鸿沟，加强医护人员之间的协作，并对医疗知识进行有序累计。这种模式使得医疗卫生服务向互联网医疗开启大门，每个人（尤其是医疗卫生工作者）共同创新，共享以前分散而杂乱的医学信息资源，利用大规模协作的力量，在全球范围内进行协作，推动行业的变革。开放、对等、分享与全球运作是维基的重要特点。

维基医学不仅仅使得任何个人都能作出贡献，更重要的是利用因特网的"开放"和"协作"两大基本特点，将之前不平凡的行为——在医疗产业、学术界、政府机构和公众之间形成协作、互动和联网变成一件平凡的事。

六、云计算

公共服务云以其按需付费、随时随地获取服务、快速弹性的资源管理等优势，正在潜移默化地影响着医疗卫生领域，也为医疗信息化带来了更多的应用契机。因此，公共服务云与医疗信息化的结合，将开启医疗信息化的新时代。

云计算系统主要是将信息永久地存储在云中的服务器上，在使用信息时只是在客户端进行缓存，客户端可以是桌面机、笔记本、手持设备等。云计算架构大体上可分为三个层面：基础设施层、平台层和应用层（见图 2.3）。

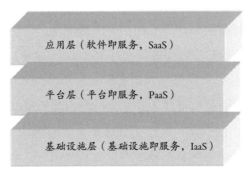

图 2.3　云计算构架

其中，基础设施层的主要特征是资源的虚拟化和自动化部署，以 IT 资源为中心，包括计算、存储和网络资源，通过虚拟化技术对物理硬件设备进行抽象，作为一种服务向用户提供。平台层在基础设施之上，可以认为是整个云计算系统的核心层，以平台软件和中间件为中心，主要包括具有通用性和可复用性的软件资源集合，实质上是将互联网的资源服务化为可编程接口。平台层主要为应用程序开发者设计，开发者不用担心应用运行时所需要的资源，平台层提供应用程序运行及维护所需的一切平台资源；而应用层是面向用户提供简单的软件应用服务以及用户交互接口等。云应用的种类繁多，可分为三类：第一类是满足个人用户的日常生活办公所需的应用，第二类是面向企业和机构用户的可定制解决方案，第三类是由独立软件开发商或开发团队为了满足特定需求而提供的创新性应用。云计算具有如下特点：

1）支持虚拟化。云计算系统可以被看作一个虚拟资源池。通过在一个服务器上部署多个虚拟机和应用，提高资源的利用率；当一个服务器过载时，支持负载的迁移。

2）提供服务质量保证（quality of service, QoS）。云计算系统能够向用户提供满足 QoS 要求的服务，能够根据用户的需求对系统作出调整，如用户需要的硬件配置、网络带宽、存储容量等。

3）高可靠性、可用性和可扩放性。云计算系统必须保证向用户提供可靠的服务，保证用户能够随时随地地访问所需要的服务，并且在用户的系统规模发生变化时，云计算系统能够根据用户的需求自由伸缩。

4）自治性。云计算系统是一个自治系统，系统的管理对用户来讲是透明的，不同的管理任务是自动完成的，系统的硬件、软件、存储能够自动进行配置，从而实现对用户按需提供。

传统的医疗信息化建设模式，需要建设机房、购买服务器、数据库等，还需要专业的技术人员进行运维工作，无论对行政管理部门还是医疗机构来说，这都是一笔不小的开支。医疗公共服务云能够通过 IaaS、PaaS、SaaS 以按需服务的方式提供可靠的基础软硬件、丰富的网络资源、低成本的构建和管理能力，屏蔽复杂的技术细节，加速行业信息化建设，有效地解决信息化开展过程中面临的一次性投资大、专业技术人才缺乏等诸多问题。因此，通过医疗公共服务云，构建敏捷的 IT 架构，提供实用易用的、可配置可选择

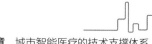

的云服务，使得行政管理部门和医疗机构将更多的注意力从 IT 转移开，集中在核心业务及创新传统的医疗信息化建设上来。传统的医疗信息建设是各自为政，医疗机构之间独立开展业务，相互封闭，信息分散，连续性和协调性差，信息不能共享和交换，形成大量"信息烟囱"和"信息孤岛"。利用医疗公共服务云，建立共享云平台，整合分散在多个部门、多个空间的各种信息资源并加以科学地组织与管理，既能消除信息孤岛、解决信息过多重复存储带来的资源浪费和数据不一致问题，又使得信息资源在更大范围中得到使用，发挥更多效用。同时，通过提供海量的数据存储能力和强大的数据处理能力，医疗公共服务云能够为科技和业务创新提供坚实基础，提高科技和业务创新能力，加快科技和业务创新速度。通过医疗公共服务云提供的在线软件服务和硬件租借服务，降低了现阶段医院在支付软件许可上的费用以及对用户端的硬件需求，减少了在硬件设施的成本投入及对硬件设施（如服务器、交换机等）升级、扩容、日常维护方面的开支。同时，医疗公共服务云对 IT 资源的集中和整合使用可以减小设备规模，及时关闭空闲资源，有效地降低能源消耗，提高电能利用率。和传统数据中心相比，能够节省约 70% 的电能消耗，节能效果显著。这种节能减排对环境保护有巨大贡献，而且能够减少电能消耗、增加硬件使用期限，有效降低业务运营成本。不过，医疗卫生信息云的建设瓶颈体现在网络质量和速度上。云计算服务是基于公网的，所有的应用数据需基于远程网络传输；数据传输量激增，对带宽就提出了很高的要求，尤其在处理大数据量的过程中，对处理单元和存储单元的链接速度要求更高。此外，数据长途传输也会引起人们对延迟的担忧，再加上互联网的稳定性问题，可以说，网络传输速度和质量可能会成为医疗公共服务云推广应用过程中面临的瓶颈之一。典型的公共医疗云服务的应用有如下几种：

1）远程医疗诊断。远程医疗诊断是医疗发展的需求，对于网络和存储系统有着很强的要求，还注重音频和视频信息在网上的实时传输。但是这个系统一旦正式进入运作，必须保证 24 小时不间断地正常开展，否则就无法保证远程诊断能够实现。基于云平台的远程医疗诊断，只要被赋予一定的权限，不管在何地，都可登录系统、咨询医生，把自己的病历和PACS[①]影像通过网络传送给医生，之后医生根据患者情况给出治疗方案，对于疾病治疗有着重要意义。

2）医疗图像处理。医疗图像处理是现代医学诊断和检查的重要手段，二、三维图像的使用，使得医生可以直观地得到患者身体内的各种信息，帮助诊断。医学图像数据量比较大，而且其处理需要专门的工具、专业的人才，将耗费大量资源，如果在云计算平台上运作就可以减少很多麻烦，并能保证速度和质量。

3）海量病历存储。在云计算中，云后端有着大量的存储空间，患者海量病历可存储在后端中央服务器，不仅可解决个别医院因为设备不足导致的患者病历丢失的问题，而且病历可以全球存取，资源可由一个医院分享。

七、大数据

随着大数据在医疗与生命科学研究过程中的广泛应用和不断扩展，其数量之大和种类之多令人难以置信。比如，一个CT图像含有大约150MB的数据，而一个基因组序列文件的大小约为750MB，一个标准的病理图则大得多，接近5GB。如果将这些数据量乘以人口数量和平均寿命，仅一个社区医院或一个中等规模制药企业就可以生成和累积高达数个TB甚至数个PB级的结构化和非结构化数据。医疗信息数据以几何倍数增长，医院信息存储将越来越受到重视，医疗信息中心的关注点也将由传统"计算"领域转移到"存储"领域上来。医疗大数据能够带来的收益要远远超出它们的管理成本，如开放新的具有医疗价值的信息源、提高诊断准确性和速度、预测疾病和健康形态，以及取得生命科学创新的不同见解。美国管理咨询公司麦肯锡全球研究院预测，如果美国的医疗行业能够有效利用不断增长的大数据来提高效率和质量，那么每年可创造超过3000亿美元的额外价值。而且，在欧洲的发达国家中，仅在提高运行效率一项上，政府行政管理部门就可以利用大数据节

---

① PACS 是 Picture Archiving and Communication System 的缩写，意为影像归档和通信系统。

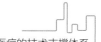

省 1000 亿欧元以上的费用。对于大多数成功的医疗机构来说，有效利用大数据，使从数据中获取价值的成本低于数据能产生的效益已经成为提高生产力、改进护理水平、增强竞争力、加快增长和创新的关键策略。如何有效地将大数据存储成本降至最低，是内容驱动的医疗和生命科学企业面临的根本性挑战，因为除了数据数量和形态的迅速增加，医疗数据还需要越来越长的保留期。患者的病历可能需要保存 70 或 80 年，甚至更长。许多情况下，病历还必须以原始格式永久保存，以满足法规遵从的要求。同样，研究机构有选择性的选择价值足以保留和维护数十年的数据，以期为新研究提供依据。

医疗行业要实现最高数据经济效益，关键是能够对包括结构性数据和非结构性数据在内的所有医疗大数据进行集成，实现集中管理和更好的资源配置。整合医院不同部门或不同生命科学系统的大数据，实现最充分的信息搜索和共享，医疗大数据的存贮需拥有强大的容量、性能和吞吐量，在处理、移动和访问多个大型数据集和大量数据时能够保持运行的一致性。此外，降低存贮成本并满足临床业务需要，大数据必须支持临床创新的数据互操作性，需要能够智能分层，根据访问频率、临床价值和实际存贮成本自动完成数据分布。动态分层有助于进一步提高容量利用和资源配置水平，从而全面优化存贮资源的成本效率。

在医疗服务业的五大领域（临床、支付、研发、新的商业模式、公众健康），大数据的分析和应用都将发挥巨大的作用，提高医疗效率和效果。

在临床方面，有以下几个主要场景的大数据应用。据麦肯锡估计，如果这些应用被充分采用，光是美国，国家医疗健康开支一年就将减少 165 亿美元。

1）比较效果研究。通过全面分析患者特征数据和疗效数据，比较多种干预措施的有效性，可以找到针对特定患者的最佳治疗途径，基于疗效的研究包括比较效果研究（comparative effectiveness research, CER）。研究表明，对同一患者来说，医疗服务提供方不同，医疗护理方法和效果不同，成本上也存在着很大的差异。精准分析包括患者体征数据、费用数据和疗效数据在内的大型数据集，可以帮助医生确定临床上最有效和最具有成本效益的治疗方法。医疗护理系统实现 CER，将有可能减少过度治疗（比如避免那些副作用比疗效明显的治疗方式），避免治疗不足。从长远来看，不管是过度治疗还是治疗不足，都将给患者身体带来负面影响，产生更高的医疗费用。世界各地的很多医疗机构［如英国的国家卫生与临床优化研究所（NICE）、德国的质量和效率医疗保健研究所（IQWIG）、加拿大普通药品检查机构等］已经开始了 CER 项目，并取得了初步成功。2009 年，美国通过的《2009 美国复苏与再投资法案》，就是向这个方向迈出的第一步。在这一法案下，设立的比较效果研究联邦协调委员会协调整个联邦政府的比较效果研究，并对 4 亿美元投入资金进行分配。这一投入想要获得成功，还有大量的潜在问题需要解决，比如，临床数据和保险数据的一致性问题，当前在缺少电子健康档案标准和互操作性的前提下，大范围仓促地部署电子健康档案可能导致不同数据集难以整合。再如，患者隐私问题，想要在保护患者隐私的前提下，提供足够详细的数据以保证分析结果的有效性不是一件容易的事情。还有一些体制问题，比如目前美国法律禁止医疗保险机构和医疗补助服务中心（Centers for Medicare and Medicaid Services），即医疗服务支付方，使用成本 / 效益比例来制定报销决策。因此，即便他们通过大数据分析找到更好的方法，也很难得到落实。

2）临床决策支持系统。临床决策支持系统可以提高工作效率和诊疗质量。目前的临床决策支持系统分析医生输入的条目，比较其与医学指引的不同之处，从而提醒医生防止潜在的错误，如药物不良反应。通过部署这些系统，医疗服务提供方可以降低医疗事故率和索赔数，尤其是那些因为临床错误引起的医疗事故。在美国 Metropolitan 儿科重症病房的研究中，两个月内，临床决策支持系统就削减了 40% 的药品不良反应事件。大数据分析技术将使临床决策支持系统更智能，这得益于对非结构化数据的分析能力的日益加强。比如，可以使用图像分析和识别技术，识别医疗影像 (X 线、CT、MRI) 数据，或者挖掘医疗文献数据，建立医疗专家数据库（就像 IBM Watson 做的），从而给医生提出诊疗建议。此外，临床决策支持系统还可以使医疗流程中大部分的工作流向护理人员和助理医生，使医生从耗时过长的简单咨询工作中解脱出来，从而提高治疗效率。百度医疗大脑打造的"疾病预测"以及皮肤病

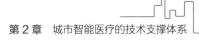

诊断 APP"康知皮肤医生",接受用户上传的皮肤症状图片后,通过百度医疗大脑的图像识别技术、机器学习等对上传的图片进行分析处理,可以帮助患者发现和鉴别皮肤病,以便进行更准确的预防和及时治疗。百度医疗大脑的支撑,有助于皮肤医生实现快速识别和判断患者所患的皮肤病种。

3)医疗数据透明度。提高医疗过程数据的透明度,可以使医疗从业者、医疗机构的绩效更透明,间接地促进医疗服务质量的提高。根据医疗服务提供方设置的操作和绩效数据集,可以进行数据分析并创建可视化的流程图和仪表盘,促进信息透明。流程图的目标是识别和分析临床变异和医疗废物的来源,然后优化流程。仅仅发布成本、质量和绩效数据,即使没有与之相应的物质上的奖励,往往也可以促进绩效的提高,促使医疗服务机构提供更好的服务,从而更有竞争力。数据分析可以带来业务流程的精简,通过精益生产降低成本,找到符合需求的、工作更高效的员工,从而提高护理质量并给患者带来更好的体验,也给医疗服务机构带来额外的业绩增长潜力。美国医疗保险和医疗补助服务中心正在测试仪表盘,将其作为建设主动、透明、开放、协作型政府的一部分。本着同样的精神,美国疾病控制和预防中心已经公开发布医疗数据,包括业务数据。公开发布医疗质量和绩效数据还可以帮助患者做出更明智的健康护理决定,这也将帮助医疗服务提供方提高总体绩效,从而更具竞争力。

4)远程患者监控。从对慢性患者的远程监控系统收集数据,并将分析结果反馈给监控设备(查看患者是否正在遵从医嘱),从而确定今后的用药和治疗方案。2010 年,美国有 1.5 亿慢性病患者,如糖尿病、充血性心脏衰竭、高血压患者,他们的医疗费用占到了医疗卫生系统医疗成本的 80%。远程患者监护系统对治疗慢性病患者是非常有用的。远程患者监护系统包括家用心脏监测设备、血糖仪,甚至还包括芯片药片。芯片药片被患者摄入后,实时传送数据到电子病历数据库。例如,远程监控可以提醒医生对充血性心脏衰竭患者采取及时治疗措施,防止紧急状况发生,因为充血性心脏衰竭的标志之一是由于保水产生的体重增加现象,这可以通过远程监控实现预防。更多的好处是,通过对远程监控系统产生的数据的分析,可以缩短患者的住院时间，减少急诊量，实现提高家庭护理比例和门诊医生预约量的目标。

5）对患者档案的高级分析。在患者档案方面应用高级分析可以确定哪些人是某类疾病的易感人群。举例说，应用高级分析可以帮助识别哪些患者有患糖尿病的高风险，使他们尽早接受预防性保健方案。这些方法也可以帮助患者从已经存在的疾病管理方案中找到最好的治疗方案。

对医疗支付来说，通过大数据分析可以更好地对医疗服务进行定价。这将有潜力为美国创造每年500亿美元的价值，其中一半来源于国家医疗开支的缩减。如：

1）医疗索赔欺诈自动识别系统。基于机器学习的技术，自动识别系统可以检测欺诈行为。业内人士评估，每年有2%~4%的医疗索赔是欺诈性的或不合理的，因此检测索赔欺诈具有巨大的经济意义。通过一个全面的、一致的索赔数据库和相应的算法，可以检测索赔的准确性，查出欺诈行为。这种欺诈检测可以是追溯性的，也可以是实时的。在实时检测中，自动化系统可以在支付发生前就识别出欺诈，避免重大的损失。

2）基于卫生经济学和疗效研究的定价计划。在药品定价方面，制药公司可以参与分担治疗风险，比如基于治疗效果制定定价策略。这对医疗支付方的好处显而易见，有利于控制医疗保健成本的支出。对患者来说，好处更加直接。他们能够以合理的价格获得创新的药物，而且这些药物已经经过基于疗效的研究。而对医药产品公司来说，更好的定价策略也是好处多多。他们可以获得更高的市场准入可能性，也可以通过创新的定价方案，更有针对性进行疗效药品的推出，获得更高的收入。在欧洲，现在有一些基于卫生经济学和疗效的药品定价试点项目。一些医疗支付方正在利用数据分析衡量医疗服务提供方的服务，并依据服务水平进行定价。医疗服务支付方可以基于医疗效果进行支付，他们可以与医疗服务提供方进行谈判，看医疗服务提供方提供的服务是否达到特定的基准。

在研发方面，医疗产品公司可以利用大数据提高研发效率。这可以为美国创造每年超过1000亿美元的价值。具体的有：

1）预测建模。医药公司在新药物的研发阶段，可以通过数据建模和分

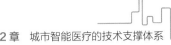

析，确定最有效率的投入产出比，从而配备最佳资源组合。模型基于药物临床试验阶段之前的数据集及早期临床阶段的数据集，尽可能及时地预测临床结果。评价因素包括产品的安全性、有效性、潜在的副作用和整体的试验结果。通过预测建模可以降低医药产品公司的研发成本，在通过数据建模和分析预测药物临床结果后，可以暂缓研究次优的药物，或者停止在次优药物上行昂贵的临床试验。

除了研发成本，医药公司还可以更快地得到回报。通过数据建模和分析，医药公司可以将药物更快地推向市场，生产更有针对性的药物、有更高潜在市场回报和治疗成功率的药物。原来一般新药从研发到推向市场的时间大约为 13 年，使用预测模型可以帮助医药企业提早 3～5 年将新药推向市场。

2）提高临床试验设计的统计工具和算法。使用统计工具和算法，可以提高临床试验设计水平，并在临床试验阶段更容易地招募到患者。通过挖掘患者数据，评估招募患者是否符合试验条件，从而加快临床试验进程，提出更有效的临床试验设计建议，并能找出最合适的临床试验基地。比如，那些拥有大量潜在符合条件的临床试验患者的试验基地可能是更理想的，或者在试验患者群体的规模和特征二者之间找到平衡。

3）临床试验数据的分析。分析临床试验数据和患者记录可以确定药品更多的适应证，并发现副作用。在对临床试验数据和患者记录进行分析后，可以对药物进行重新定位，或者实现针对其他适应证的营销。实时或者近乎实时地收集不良反应报告，可以促进药物警戒（药物警戒是上市药品的安全保障体系，对药物不良反应进行监测、评价和预防）。或者在一些情况下，临床试验暗示出了一些情况但没有足够的统计数据去证明，现在基于临床试验大数据的分析可以给出证据。这些分析项目是非常重要的，从中可以看到，最近几年药品撤市数量屡创新高，药品撤市可能给医药公司带来毁灭性的打击。2004 年，从市场上撤下的止痛药 Vioxx，给默克公司造成 70 亿美元的损失，短短几天内就造成股东价值 33% 的损失。

4）个性化治疗。另一种在研发领域有前途的大数据创新，是通过对大型数据集（例如基因组数据）的分析发展个性化治疗。这一应用考察遗传变异与对特定疾病的易感性和对特殊药物的反应的关系，然后在药物研发和用药过程中考虑个人的遗传变异因素。个性化医学可以改善医疗保健效果，比如在患者出现疾病症状前，就提供早期的检测和诊断。很多情况下，对不同患者用同样的诊疗方案但是疗效却不一样，部分原因是遗传变异。针对不同的患者采取不同的诊疗方案，或者根据患者的实际情况调整药物剂量，可以减少副作用。个性化医疗目前还处在初期阶段。据麦肯锡估计，在某些案例中，通过减少处方药量可以减少 30%~70% 的医疗成本。比如，早期发现和治疗可以显著降低肺癌给卫生系统造成的负担，因为早期的手术费用是后期治疗费用的一半。

5）疾病模式的分析。通过分析疾病的模式和趋势，可以帮助医疗产品企业制定战略性的研发投资决策，帮助其优化研发重点，优化配备资源。

大数据分析可以给医疗服务行业带来新的商业模式。如：

1）汇总患者的临床记录和医疗保险数据集。汇总患者的临床记录和医疗保险数据集，并进行高级分析，将提高医疗支付方、医疗服务提供方和医药企业的决策能力。比如，对医药企业来说，他们不仅可以生产出具有更佳疗效的药品，而且能保证药品适销对路。临床记录和医疗保险数据集的市场刚刚开始发展，扩张的速度将取决于医疗保健行业完成 EMR 和循证医学发展的速度。

2）网络平台和社区。另一个潜在的大数据启动的商业模型是网络平台和大数据，这些平台已经产生了大量有价值的数据。比如，PatientsLikeMe.com 网站，患者可以在这个网站上分享治疗经验；Sermo.com 网站，医生可以在这个网站上分享医疗见解；Participatorymedicine.org 网站，这家非营利性组织运营的网站鼓励患者积极进行治疗。这些平台可以成为宝贵的数据来源。例如，Sermo.com 向医药公司收费，允许他们访问会员信息和网上互动信息。

大数据的使用可以改善公众健康监控。公共卫生部门可以通过覆盖全国的患者电子病历数据库，快速检测传染病，进行全面的疫情监测，并通过集成疾病监测和响应程序，快速响应。这将带来很多好处，包括医疗索赔支出减少、传染病感染率降低，卫生部门可以更快地检测出新的传染病和疫情。通过提供准确、及时的公众健康咨询，将会大幅地提高公众健康风险意识，同时也将降低传染病感染风险。

八、安全与隐私保护

随着医疗机构由纸质办公系统向数字化病历系统的转变，医疗信息窃取而引发的诈骗案日益增多。一项对 1000 名近期就医患者的电子病历与 IT 安全调查的结果显示：49% 受访者认为电子病历系统的建立对于个人医疗信息的保护存在不良影响；86% 受访者认为医疗机构有义务保护患者的财务信息；94% 受访者认为个人识别信息及与患者家属相关的任何信息需要严格保护。目前，国内电子病历等医疗资料及器械在安全隐私保护等方面缺少可操作的标准，在政策法规中尚未制定出健全的体制。各机构都以安全与隐私为名，各自独占信息资源，却未真正去解决由于共享带来的安全和隐私问题。

然而，医疗保健信息系统的广泛应用不可避免地要在不同的系统之间进行数据的共享和交换，系统的安全与隐私的保护也成为能否进行可信赖的共享和交换的前提。医疗信息的安全与隐私保护既需要在技术上进行强化，也需要在政策法规上予以重视，而后者对于信息技术高度发展的今天来说，尤为重要。美国前总统克林顿签署的《健康保险携带和责任法案》（Health Insurance Portability and Accountability Act，HIPAA）就专门为安全与隐私的保护及信息的共享制定了策略，为美国电子病历的广泛使用奠定了基础。该法案分为两个部分，第一部分是换工作或者失业的时候为职员提供健康保险；第二部分是以简化行政管理为目标，以降低日益增长的医疗费用开支的信息管理法案。该法案规定了适用于电子健康信息的传输与记录的标准，并规定对医疗保健提供者、医疗保险提供者以及个人身份进行唯一标识。在 HIPAA 法案的相关标准中，有关医疗信息安全和隐私的条例是重要的组成部分。在美国所有涉及医疗保健的机构中，包括医院、保险部门、保健服务商、医疗信息转换机构（数据格式处理和结构化服务的公司）、医疗信息系统供应商、医科大学，甚至只有一个内科医生的诊室等，对任何形式的个人健康信息的存储、维护和传输都必须遵循 HIPAA 的条例规定。HIPAA 的安全与隐私保护条例是技术中立的、可升级的。系统安全可在系统的建立、实现、监控、测试和管理过程中不断提高，并且每个环节都可采用多种工具。该条例是一种开放的标准，每个机构可以选择适合自身的技术和解决方案。机构必须保存按照 HIPAA 标准要求的相关文档，并接受对这些资料和相关过程的定期复查。HIPAA 安全条例将安全标准分为三类，以保护信息系统的保密性、一致性和可用性，包括：管理上的防护（administrative safeguards），建立和落实安全的管理策略；物理设施上的防护（physical safeguards），描述如何保护计算机系统实体以及相关的环境和设备要求，免受自然灾害或人为破坏；技术上的防护（technical safeguards），描述技术方面对数据访问的保护和监控。隐私条例规定了涉及个人健康信息的内容可被组织机构所使用的信息标准，并规定了个人可以了解和控制他们的信息是如何被使用和披露的。美国医疗保健和人类服务部的人权办公室负责实施和执行隐私条例，并对破坏条例的行为进行处罚。隐私法的主要目标是既保证私人健康信息能够用于提升个体的医疗安全和质量，同时保护群体的公共健康信息，并避免泄露。隐私条例在个人健康信息方面，允许个体在寻求医治时，在信息被恰当地使用和避免不必要的泄露之间寻求平衡。由于医疗市场的多样性，设计的条例具有充分的自由度，且覆盖全面，能囊括各种用户的使用需求。

受保护信息包括所有能够用于识别个体身份的健康信息，这些信息不管以何种媒介存储，比如不管是电子的、纸质的、口头的，只要责任人持有或者传播就是受隐私条例保护的。隐私条例将这样的信息称为"敏感个人健康信息（protected health information, PHI）"。识别个体身份的健康信息包括个人的基本数据，如过去、现在和未来的身体或精神健康状况，针对个体提供的医疗措施，过去、现在和未来的医疗支付。识别个人的或者通过合理的推断可以辨识出个体身份信息的，或者通用的身份识别信息，如姓名、地址、出生日期、社会保障号等；个人隐私条例不适用于雇主、教育等机构在本机构范围内维护的个体健康记录。对于不可识别身份的个人健康信息是可以被应用或者披露的，这些健康信息不能通过直接的身份信息或者间接的推断识别出身份信息。为了个人健康信息不被身份识别，通过以下两种方式可以做到：①只给出统计信息的群体健康信息（需要由合格的统计者来做）；②移除个人身份信息，并移除相关的亲戚、家庭成员或者雇主的信息，确保不能通过任何剩余的信息来推断个人身份信息。

关于安全与隐私的条例，我国还欠缺明文的法律规范，这是制约城市医疗卫生信息共享和交换的瓶颈之一。今后有必要加快我国在该领域的工作进度，保障医疗卫生信息的开放与共享。

第3章

iCity　　智能医疗卫生的标准体系

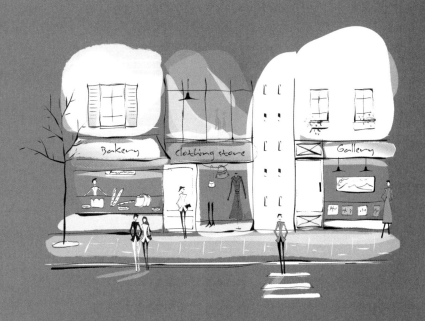

一、国际智能医疗卫生标准及相关组织

十多年来，信息技术在医院、诊所、医生办公室、区域卫生信息中心、公共卫生管理机构等地方获得了广泛的应用，被应用于个体和群体医疗保健数据的通信、临床工作流自动化和诊断治疗决策支持。基于在其他工业领域里提升生产率的成功，被寄望能用来应对几乎全世界所有国家医疗服务体系所面临的患者安全、医疗质量和费用的挑战。为了实现这种潜能，不同医疗系统之间必须能穿越系统界限进行信息交换，并把交换获得的信息融合进本系统的运作。这种系统互操作性已经在很多国家的电子健康档案计划中被确认为一个需要解决的关键问题。迄今为止，大多数医疗卫生信息系统都是为现有的医疗服务系统按专业划分的组织结构而设计。运作于这样的结构中，系统产生了许多"信息孤岛"。每个系统仅管理着患者在整个医疗周期中的一部分信息。结果患者信息被分割在这些"信息孤岛"中，而访问系统外部的患者信息即使有可能，也是非常困难的。由于缺乏系统集成，医生常常在不完整的患者信息下进行诊断和治疗。这已经造成重复的检验检查、低于标准的治疗，甚至医疗事故。为了安全有效的医疗，覆盖整个医疗服务周期中各个活动的信息的连续性以及安全可靠的患者病史数据检索是至关重要的。不同的临床记录通常由不同医院或不同部门产生和管理，实现这些系统之间的互操作性是建立完整的患者健康数据的关键。现有相互分离的按专业设计的医院组织结构应当改造成集成医疗单位，以提升患者价值。基于标准的应用集成能为医院提供重组业务线的能力，并保障在任何地点和任何时间都能实现安全连续的患者信息检索。标准提供了不同厂商的系统相互交换数据并在临床工作流中交互合作的基础。与两个合作

伙伴之间专门定义的私有借口不同，基于共识的工业标准常常建立在更广泛的用例基础上，并经过大量专家的审阅。而且一个标准不仅规定接口息、服务、应用编程接口等，还定义明确的或隐含的标准接口所支持的应用场景的模型。这些标准模型表达了一种运行业务流程的共同模式，有助于医疗机构在采纳标准的同时重新设计修改现有的业务流程。因此，基于标准的方法为医院集成方案设计提供坚实基础，使它能适应内部和外部运作条件和要求的变化。使用标准化的消息、数据、服务和过程定义，一个系统无须了解另一个系统的实现细节就能与它交换临床数据或使用它提供的服务。本书对国内外标准的组织和所制定的标准进行梳理，旨在能够全貌地反映当今世界智能医疗卫生标准的概况，以利于标准的研究和应用。

（一）世界卫生组织制定的标准

世界卫生组织（World Health Organization, WHO）是联合国系统内的一个政府间组织。其前身可以追溯到 1907 年成立于巴黎的国际公共卫生局和 1920 年成立于日内瓦的国际联盟卫生组织。二战后，经联合国经济和社会理事会决定，64 个国家代表于 1946 年 7 月在纽约举行了一次国际卫生会议，签署了《世界卫生组织组织法》。1948 年 4 月 7 日，该法得到 26 个联合国会员国批准后生效，世界卫生组织宣告成立，每年的 4 月 7 日也就成为了全球性的"世界卫生日"。同年 6 月 24 日，世界卫生组织在日内瓦召开的第一届世界卫生大会上正式成立，总部设在瑞士日内瓦。

WHO 的宗旨是"使全世界人民获得尽可能高水平的健康"，并将健康定义为"身体、精神及社会生活中的完美状态"。WHO 章程规定了该组织的两个主要法定功能：指导与协调国际卫生工作的权威性机构，鼓励会员国之间的卫生技术合作。比如，负责对全球卫生事务提供领导，拟定卫生研究项目，制定规范和标准，阐明以证据为基础的政策方案，向各国提供技术支持，以及监测和评估卫生趋势。并通过三个主要机构来完成任务：世界卫生大会、执行委员会与秘书处。截至 2015 年，WHO 共有 194 个成员。

目前，WHO 主要研究、制定了《国际疾病分类》（International Classification

of Disease, ICD），《国际功能、残疾和健康分类》（International Classification of Functioning, Disability and Health, ICF），《国际健康干预分类》（International Classification of Health Interventions, ICHI）等智能医疗卫生标准。

1.《国际疾病分类》（ICD）概况及 ICD-10 的内容介绍

（1）ICD 概况

疾病分类可以解释为按照既定标准将疾病单位纳入类目的一种系统，该系统按照建立的标准来拟定疾病条目，分类的轴心根据编制统计表的用途而定，并且疾病的统计分类要求必须在易于管理的类目数目内包含全部的疾病情况。总体上来讲，ICD 是根据疾病的某些特性，按照规则将疾病分门别类并用编码的方法来表示的系统。

ICD 在 1893 年出版第 1 版，1975 年出版 ICD-9 及其后的修订版 ICD-9-CM，1994 年出版 ICD-10。实际上，ICD 的第十次修订工作始于 1983 年，世界卫生组织多次定期召开疾病分类合作中心主任会议及专家委员会会议，商讨、制定第十次修订本的内容，并通过世界卫生组织各成员国和地区办事处大量征求意见和建议。经过近十年的努力，四易其稿，终于在 1992—1994 年完成并出版了《国际疾病分类第十次修订本》（ICD-10）的三卷书。目前全世界通用的就是 ICD-10 版本，WHO 仍保留了 ICD 的简称，并将其通称为 ICD-10。

我国自 1981 年成立世界卫生组织疾病分类合作中心以来，即开始了推广应用《国际疾病分类第九次修订本》（ICD-9）的工作，并于 1987 年起正式使用 ICD-9 进行疾病和死亡原因的统计分类。1993 年 5 月国家技术监督局发布了等效采用 ICD-9 编制的"疾病分类与代码"国家标准，这标志着我国应用国际疾病分类的工作已经走上了法制化的轨道。2002 年 1 月 1 日起，我国卫生部要求全国统一使用 ICD-10。

ICD 分类原理：依据疾病的四个主要特征，即病因、部位、病理和临床表现（包括症状、体征、分期、分型、性别、年龄、急慢性、发病时间等）。

ICD 分类编码方法：类目、亚目、细目，如细目 S82.01 表示髌骨开放性骨折。

疾病和有关健康问题的国际统计分类最早是由 1893 年贝蒂荣（原译名伯蒂隆）分类或国际死因列表的一系列分类发展而来。ICD 自产生到现在已有 110 多年的历史，在 WHO 和各国成员的关注和支持下得以不断的补充和完善，并成为国际公认的智能医疗卫生标准分类。ICD 最初被用于疾病率和死亡率的统计，第六版之后逐步拓展用于医院临床诊断与手术操作的分类、检索、统计方面的应用。在此基础上衍生出多个其他版本和标准。ICD 的目的是允许对不同国家或地区以及在不同的时间收集到的死亡率和疾病数据进行系统的记录、分析、解释和比较。ICD 被用于把疾病诊断和其他健康问题的词句转换成字母数字编码，从而易于对数据进行存贮、检索和分析。在 WHO 的组织下，ICD 每隔 10 年进行一次修订工作。

（2）ICD-10 的内容介绍

ICD-10 共分三卷，开始适应流行病学与保健评估方面的需求，包括疾病名称记录近一万条；主要有 ICD-10 代码、附加码、疾病名称、疾病统计编码及拼音码；以 Microsoft Excel 格式编辑，可挂接或转换成其他形式数据库。例如：

A39.401 脑膜炎球菌性败血症 NMYQJXBXZ

A40.301 肺炎球菌性败血症 FYQJXBXZ

第一卷：类目表。包括第十次国际修订会议报告、三位数和四位数水平上的分类内容、肿瘤形态学的分类、死亡和疾病的特殊类目标、定义以及命名条例。

第二卷：指导手册。把过去包括第一卷中的有关证明书和分类的注释以及较早的修订本中没有的大量新的教学材料、有关第一卷的使用及类目标的指导和 ICD 应用的计划放在一起。本卷还包括过去在第一卷的前言中出现过的历史资料。

第三卷：字母顺序索引。有索引本身的内容以及使用本索引的前言和扩充性说明书。其内容是根据英文字母的顺序而排列（文中译文根据汉语拼音的顺序排列），使用者可以根据名称查询对应的 ICD 编码。

ICD-10 编码分为以下三位数的核心类目，其中包括四位数的亚目。

- 某些传染病和寄生虫病（A00-B99）

- 肿瘤（C00-D48）

- 血液及造血器官疾病和某些涉及免疫机制的疾病（D50-D89）

- 内分泌、营养和代谢疾病（E00-E90）

- 精神和行为障碍（F00-F99）

- 神经系统疾病（G00-G99）

- 眼和附器疾病（H00-H59）

- 耳和乳突疾病（H60-H95）

- 循环系统疾病（I00-I99）

- 呼吸系统疾病 (J00-J99)

- 消化系统疾病（K00-K93）

- 皮肤和皮下组织疾病（L00-L99）

- 肌肉骨骼系统和结缔组织疾病（M00-M99）

- 泌尿生殖系统疾病（N00-N99）

- 妊娠、分娩和产褥期（O00-O99）

- 起源于围生期的某些疾病（P00-P96）

- 症状、体征和临床与实验室异常所见，不可类于他处者（R00-R99）

- 先天性畸形、变形和染色体异常（Q00-Q99）

- 损伤、中毒和外因的某些其他后果（S00-T98）

- 疾病和死亡的外因（V01-Y98）

- 影响健康状态和与保健机构接触的因素（Z00-Z99）

- 特殊用途编码（U00-U99）注：SARS 为 U04.901，SARS 疑似为 U04.902

ICD 能够用于对记载在多种类型的健康和生命记录上的疾病和其他健康问题进行分类。最初应用时，它被用于对记录在死亡登记上的死亡原因进行分类。之后，它的范围扩展到疾病诊断。尽管 ICD 只被用于具有正规诊断的疾病和损伤的分类，但并不是每一个与保健机构接触的问题或理由都能按这种方式归类。因此，ICD 提供了各种各样的体征、症状、异常所见、申诉和社会情况，以代替在有关健康记录上的诊断。

虽然 ICD 适用于多种不同的应用，但它不是总能为某些专科提供足够详细的内容，而只有一个疾病和有关健康分类的分类家族才能满足公共卫生的不同需要。1987 年，分类家族的概念提出。分类家族中各种成员的内容和相互关系如图 3.1 所示。

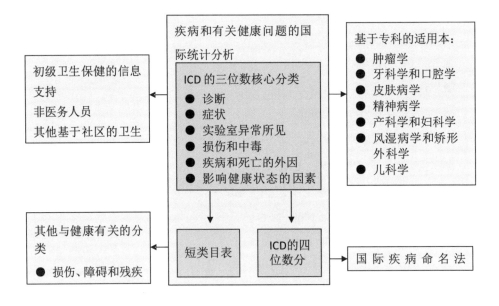

图 3.1　疾病和有关健康分类的家族

2. 国际功能、残疾和健康分类（ICF）

WHO 从 1996 开始制定了新的残疾分类体系——《国际功能、残疾和健康分类》。在 2001 年 5 月召开的第 54 届世界卫生大会上，各成员国通过了将《国际损伤、残疾和障碍分类》（第 2 版）改名为《国际功能、残疾和健康分类》的决议，并鼓励各成员国考虑其具体情况在研究、监测和报告中应用 ICF。目前，ICF 已正式由 WHO 颁布，在世界各地运用。

ICF 的基本特点如下：

该分类标准是由专家和残疾人士共同制定的，反映了功能与残疾性的基本特征。具体表现在以下 7 个方面：

1）广泛性。本分类系统可以应用于所有处于不同健康状态的人，而不同于以往将残疾人作为一个特殊群体加以分离的分类法。

2）平等性。为促进残疾人充分参与社会生活，不同健康状态（身体和心理）的个体均无活动或者参与的限制。

3）准确定义。在四个分类维度中，各个具体的类别均有操作性定义，并且给出了各类的基本属性、分界、测量方法以及具体的实例。

4）类目使用中性词语，许多类别以及项目均使用中性词来说明每个维度的积极与消极方面，避免使用过去常用的对残疾人带有贬义的消极词汇。

5）结构与功能分离。将身体结构与功能缺损分开处理，以反映身体的所有缺损状态。

6）用活动替代残疾。活动是一个中性词，用活动取代残疾反映了目前残疾人对自己状态的新认识。该分类还使用严重程度指标，对限制活动的情况进行描述。

7）用参与代替残障。该分类系统用参与（participation）代替残障（handicaps），并列举了一系列环境因素以确定参与社会生活的程度。

ICF 的应用领域如下：

1）统计工具：用于数据采集和编码（人口研究，残疾人管理系统等）。

2）研究工具：测量健康状态的结果、生活质量或环境因素。

3）临床工具：用于评定，如职业评定、康复效果评定。

4）制定社会政策工具：用于制订社会保障计划、保险赔偿系统及制定与实施政策。

5）教育工具：用于课程设计，确定认知和社会行动需要。

3.《国际健康干预分类》（ICHI）

这种分类的目的是提供给 WHO 的成员国、医疗服务提供者和组织者、研究人员对来自不同地域的卫生干预措施的数据进行统计和演变分析的共享工具。它以不同程度的结构化提供给不同层次的卫生系统使用，并使用共同接受的术语，从而方便不同国家之间的医疗保健服务进行比较。

1）ICHI 的历史：在 1971 年，首次提出了对健康干预的分类需求。最初是只限于外科手术的分类，于 1978 年首次出版第一套面向医疗过程的国际分类——《国际医疗操作分类》(International Classification of Procedures in Medicine, ICPM)。到了 1989 年，这个工作几乎停滞，原因是没有经过充分的调研和研究，无法应对该领域迅速的变化。

然而，不少国家为了自身的利益而继续开展工作，但是由于缺少足够的工具，却不能将产生的分类国际化。今天，需要一个国际分类的需求在更大范围内已经重新出现。所设想的卫生干预措施国际分类需要涵盖内科、外科和其他与健康有关的保健服务，以适应治疗和预防为目的的干预措施的广泛应用。

2）ICHI 的现状：近年来，世卫组织网络合作中心的国际分类家族已经开放了一个简短的分类，以利于卫生干预措施分类的国际应用。这个版本是在澳大利亚的《国际疾病分类第十次修订版》(ICD-10-AM) 基础上发展而来的，主要在一些还没有干预措施分类的国家中使用。

对初版 ICHI 进行修正以满足现今公认标准的一致性要求。特别是这种需要适用于多个应用领域的分类要求，要以多轴的分类来满足多维的知识分类需要。此外，科学和技术的快速发展意味着这个分类体系需要频繁地更新，因此，必须制定充分灵活以反映变化的技术解决方案。世界卫生组织网络合作中心的国际分类家族发展委员会正在积极制订计划，并努力争取获得广泛的支持。

（二）国际标准化组织医学信息标准化技术委员会发布的标准（ISO/TC 215）

国际标准化组织医学信息标准化技术委员会（ISO/TC 215）于 1998 年 8 月在美国奥兰多成立，秘书处设在美国国家标准化学会（American National Standards Institute，ANSI）。目前有 29 个积极成员国（P 成员国，有表决权），20 个观察成员国（O 成员国，没有表决权），中国是 ISO/TC 215 的积极成员国，ISO/TC 215 已发布 93 项国际标准。

ISO/TC 215 的工作范围包括开展关于健康、健康信息和通信技术领域的标准化工作，实现不同系统之间的相互兼容和互操作，确保数据可用于统计，减少重复建设，推动健康信息的数字化、网络化及全球共享。

ISO/TC 215 由以下几个工作小组（working group，WG）组成：

1）数据结构（WG1），秘书国由加拿大（加拿大标准委员会，SCC）承担；

2）数据传输（WG2），秘书国由美国（美国国家标准化学会，ANSI）承担；

3）语义内容（WG3），秘书国由美国（美国国家标准化学会，ANSI）承担；

4）安全（WG4），秘书国由加拿大（SCC）承担；

5）健康卡（WG5），秘书国由德国（德国标准化学会，DIN）承担；

6）电子药房与医药电子商务（WG6），秘书国由荷兰（荷兰电工委员会标准，NEN）承担；

7）设备（WG7）；

8）电子健康记录的业务需求（WG8），秘书国由澳大利亚（澳大利亚标准协会，SA）承担；

9）SDOs 协调联合工作组（WG9），秘书国由美国（美国国家标准化学会，ANSI）承担。

同时，ISO/TC 215 与 DICOM（Digital Imaging and Communications in Medicine，DICOM）及 WHO 等组织之间也有着密切的联系与合作。

目前，ISO/TC 215 发布的智能医疗卫生标准具体见表 3.1。

表 3.1 ISO/TC 215 制定的智能医疗卫生标准

序号	标准号	标准名称	标准内容
1	ISO 10159:2011	Health informatics - Messages and communication - Web access reference manifest 健康信息学 消息与通信——网页访问引用资源的显示格式	ISO 10159:2011 specifies the format of a manifest of web access reference pointers, information object identifiers, information object filenames and associated information required by a target IT system. This enables local web access to the referenced information objects when a package containing the referencing document, the manifest and the objects (stored in files) is sent from a source clinical domain to a target clinical domain in which the server references are different from those in the source clinical domain
2	ISO/HL7 10781:2009	Electronic health record-system functional model, Release 1.1 电子健康档案 系统功能模型 第1.1版	ISO 10781:2009 describes the content and means of functioning of the electronic health record system of the HL7 EHR Work Group
3	ISO/IEEE 11073-10101:2004	Health informatics - Point-of-care medical device communication - Part 10101: Nomenclature 健康信息医护点通信医疗设备 第10101部分：命名与术语	ISO 11073-10101:2004 covers nomenclature architecture for point-of-care (POC) medical device communication (MDC). It defines the overall architecture of the organization and relationships among nomenclature components and provides specifications of semantics and syntaxes. ISO 11073-10101:2004 is intended for use within the context of IEEE Std 1073,1 which sets out the relationship between this and other documents in the POC MDC series.

续 表

序号	标准号	标准名称	标准内容
4	ISO/IEEE 11073-10201:2004	Health informatics - Point-of-care medical device communication - Part 10201: Domain information model 健康信息学 医护点医用设备通信 第10201部分：区域信息模型	ISO 11073-10201:2004 addresses the definition and structuring of information that is communicated or referred to in communication between application entities. ISO 11073-10201:2004 provides a common representation of all application entities present in the application processes within the various devices independent of the syntax. The definition of association control and lower layer communication is outside the scope of this International Standard
5	ISO/IEEE 11073-10404:2010	Health informatics - Personal health device communication - Part 10404: Device specialization - Pulse oximeter 健康信息学 个人保健设备通信 第10404部分：设备规范脉搏血氧计	ISO/IEEE 11073-10404:2010 establishes a normative definition of communication between personal telehealth pulse oximeter devices and computer engines (e.g., cell phones, personal computers, personal health appliances, set top boxes) in a manner that enables plug-and-play (PnP) interoperability. It leverages appropriate portions of existing standards including ISO/IEEE 11073 terminology, information models, application profile standards and transport standards. It specifies the use of specific term codes, formats and behaviours in telehealth environments restricting optionality in base frameworks in favour of interoperability. ISO/IEEE 11073-10404:2010 defines a common core of communication functionality for personal telehealth pulse oximeters and addresses a need for an openly defined, independent standard for controlling information exchange to and from personal health devices and computer engines

序 号	标准号	标准名称	标准内容
6	ISO/IEEE 11073-10407:2010	Health informatics - Personal health device communication - Part 10407: Device specialization - Blood pressure monitor 健康信息学 个人保健设备通信 第10407部分：设备规范 血压监护器	ISO/IEEE 11073-10407:2010 establishes a normative definition of communication between personal telehealth blood pressure monitor devices and computer engines (e.g., cell phones, personal computers, personal health appliances, and set top boxes) in a manner that enables plug-and-play interoperability. It leverages appropriate portions of existing standards including ISO/IEEE 11073 terminology, information models, application profile standards, and transport standards. It specifies the use of specific term codes, formats, and behaviours in telehealth environments restricting optionality in base frameworks in favour of interoperability. This International Standard defines a common core of communication functionality for personal telehealth blood pressure monitors. ISO/IEEE 11073-10407:2010 addresses a need for an openly defined, independent standard for controlling information exchange to and from personal health devices and computer engines
7	ISO/IEEE 11073-10408:2010	Health informatics - Personal health device communication - Part 10408: Device specialization - Thermometer 健康信息学 个人保健设备通信 第10408部分：设备规范 体温计	ISO/IEEE 11073-10408:2010 establishes a normative definition of communication between personal telehealth thermometer devices and computer engines (e.g., cell phones, personal computers, personal health appliances, and set top boxes) in a manner that enables plug-and-play interoperability. It leverages appropriate portions of existing standards, including ISO/IEEE 11073 terminology, information models, application profile standards, and transport standards. It specifies the use of specific term codes, formats, and behaviours in telehealth environments restricting optionality in base frameworks in favour of interoperability. This International Standard defines a common core of communication functionality for personal telehealth thermometers. ISO/IEEE 11073-10408:2010 addresses a need for an openly defined, independent standard for controlling information exchange to and from personal health devices and computer engines

续　表

序号	标准号	标准名称	标准内容
8	ISO/IEEE 11073-10415:2010	Health informatics - Personal health device communication - Part 10415: Device specialization - Weighing scale 健康信息学 个人保健设备通信 第10415部分：设备规范 体重计	ISO/IEEE 11073-10415:2010 establishes a normative definition of communication between personal telehealth weighing scale devices and computer engines (e.g., cell phones, personal computers, personal health appliances, and set top boxes) in a manner that enables plug-and-play interoperability. It leverages appropriate portions of existing standards, including ISO/IEEE 11073 terminology, information models, application profile standards, and transport standards. It specifies the use of specific term codes, formats, and behaviours in telehealth environments restricting optionality in base frameworks in favour of interoperability. This International Standard defines a common core of communication functionality for personal telehealth weighing scales. ISO/IEEE 11073-10415:2010 addresses a need for an openly defined, independent standard for controlling information exchange to and from personal health devices and computer engines
9	ISO/IEEE 11073-10417:2010	Health informatics - Personal health device communication - Part 10417: Device specialization - Glucose meter 健康信息学 个人保健设备通信 第10417部分：设备规范 血糖计	ISO/IEEE 11073-10417:2010 establishes a normative definition of communication between personal telehealth glucose meter devices and computer engines (e.g. cell phones, personal computers, personal health appliances, and set top boxes) in a manner that enables plug-and-play interoperability. It leverages appropriate portions of existing standards, including ISO/IEEE 11073 terminology, information models, application profile standards, and transport standards. It specifies the use of specific term codes, formats, and behaviours in telehealth environments restricting optionality in base frameworks in favour of interoperability. This International Standard defines a common core of communication functionality for personal telehealth glucose meters. ISO/IEEE 11073-10417:2010 addresses a need for an openly defined, independent standard for controlling information exchange to and from personal health devices and computer engines

续　表

序号	标准号	标准名称	标准内容
10	ISO/IEEE 11073-10471:2010	Health informatics - Personal health device communication - Part 10471: Device specialization - Independant living activity hub 健康信息学 个人保健设备通信 第10471部分：设备规范 数字生活集集线设备	ISO/IEEE 11073-10471:2010 establishes a normative definition of the communication between independent living activity hubs and managers (e.g., cell phones, personal computers, personal health appliances and set top boxes) in a manner that enables plug-and-play (PnP) interoperability. It leverages appropriate portions of existing standards including ISO/IEEE 11073 terminology and information models. It specifies the use of specific term codes, formats, and behaviors in telehealth environments restricting ambiguity in base frameworks in favour of interoperability. ISO/IEEE 11073-10471:2010 defines a common core of communication functionality for independent living activity hubs. In this context, independent living activity hubs are defined as devices that communicate with simple situation monitors (binary sensors), normalize information received from the simple environmental monitors, and provide this normalized information to one or more managers. This information can be examined (for example) to determine when a person's activities/behaviour have/has deviated significantly from what is normal for them such that relevant parties can be notified. Independent living activity hubs will normalize information from the following simple situation monitors (binary sensors) for the initial release of the proposed standard: fall sensor, motion sensor, door sensor, bed/chair occupancy sensor, light switch sensor, smoke sensor, (ambient) temperature threshold sensor, personal emergency response system (PERS), and enuresis sensor (bed-wetting). ISO/IEEE 11073-10471:2010 addresses a need for an openly defined, independent standard for controlling information exchange to and from personal health devices and managers

续　表

序号	标准号	标准名称	标准内容
11	ISO/IEEE 11073-20101:2004	Health informatics - Point-of-care medical device communication - Part 20101: Application profiles - Base standard 健康信息学 医护点医用设备通信 第20101部分：应用协议 基本标准	ISO/IEEE 11073-20101:2004 provides the upper layer [i.e. the International Organization for Standardization's (ISO's) open systems interconnection (OSI) application, presentation layer, and session layer] services and protocols for information exchange under the ISO/IEEE 11073 standards for medical device communications (MDC). ISO/IEEE 11073-20101:2004 is the base standard of the ISO/IEEE 11073-20000 medical device application profiles (MDAP), as harmonized through the Committee for European Normalization (CEN) and ISO
12	ISO/IEEE 11073-20601:2010	Health informatics - Personal health device communication - Part 20601: Application profile - Optimized exchange protocol 健康信息学 个人保健设备通信 第20601部分：应用规范 最优化交换协议	ISO/IEEE 11703-20601:2010 defines a common framework for making an abstract model of personal health data available in transport-independent transfer syntax required to establish logical connections between systems and to provide presentation capabilities and services needed to perform communication tasks. The protocol is optimized to personal health usage requirements and leverages commonly used methods and tools wherever possible. ISO/IEEE 11703-20601:2010 addresses a need for an openly defined, independent standard for converting the information profile into an interoperable transmission format so the information can be exchanged to and from personal telehealth devices and computer engines (e.g., cell phones, personal computers, personal health appliances and set top boxes)
13	ISO/IEEE 11073-30200:2004	Health informatics - Point-of-care medical device communication - Part 30200: Transport profile - Cable connected 健康信息学 医护点医用设备通信 第30200部分：传输规范 电缆连接	ISO/IEEE 11073-30200:2004 describes an IrDA-based, cable-connected local area network (LAN) for the interconnection of computers and medical devices and is suitable for new device designs, but is particularly targeted to modifications of legacy devices. The term legacy devices refers to equipment that is already in use in clinical facilities; in active production at the facilities of medical device manufacturers; beyond the initial stages of engineering development

续 表

序号	标准号	标准名称	标准内容
14	ISO/IEEE 11073-30300:2004	Health informatics - Point-of-care medical device communication - Part 30300: Transport profile - Infrared wireless 健康信息学 医护点医用设备通信第30300部分：传输规范 无线红外	ISO/IEEE 11073-30300:2004 defines an IrDA-based transport profile for medical device communication that uses short-range infrared, as a companion standard to ISO/IEEE 11073-30200, which specifies a cable-connected physical layer. ISO/IEEE 11073-30300:2004 also supports use cases consistent with industry practice for handheld personal digital assistants (PDAs) and network APs that support IrDA-infrared communication
15	ISO 11073-90101:2008	Health informatics - Point-of-care medical device communication - Part 90101: Analytical instruments - Point-of-care test 健康信息学 医护点医疗设备通信第90101部分：分析仪医护点试验	ISO 11073-90101:2008 establishes a set of specifications to allow seamless multivendor interoperability and communication between point-of-care devices, data concentrators, and clinical information systems. CLSI document POCT1 provides the framework for engineers to design devices, workstations and interfaces that allow multiple types and brands of point-of-care devices to communicate bidirectionally with access points, data concentrators and laboratory information systems from a variety of vendors. As an interface standard, ISO 11073-90101:2008 specifies the common communication interfaces and protocols between systems and devices. It facilitates the transfer of data to support the creation of point-of-care applications, services and institutional policies. This International Standard does not directly address specific point-of-care application and service level functions, such as device lockout and operator list management. It specifies protocol, not policy. The interfaces specified support the communication required for engineers to build such application-level functionality. Specifying, building and providing the applications to support these services are left to customers, device and information system vendors

续　表

序号	标准号	标准名称	标准内容
16	ISO 11073-91064:2009	Health informatics - Standard communication protocol - Part 91064: Computer-assisted electrocardiography 健康信息学 标准通信协议 第91064部分：计算机辅助心电图仪	ISO 11073-91064:2009 specifies the common conventions required for the cart-to-host as well as cart-to-cart interchange of specific patient data (demographic, recording, ...), ECG signal data, ECG measurement and ECG interpretation results. ISO 11073-91064:2009 specifies the content and structure of the information that is to be interchanged between digital ECG carts and computer ECG management systems, as well as other computer systems where ECG data can be stored.
17	ISO/TS 11073-92001:2007	Health informatics - Medical waveform format - Part 92001: Encoding rules 健康信息学 医用波形格式 第92001部分：编码规则	ISO/TS 11073-92001:2007 specifies how medical waveforms, such as electrocardiogram, electroencephalogram, spirometry waveform etc., are described for interoperability among healthcare information systems. ISO/TS 11073-92001:2007 may be used with other relevant protocols such as HL7, DICOM, ISO/IEEE 11073, and database management systems for each purpose. This is a general specification, so specifications for particular waveform types and for harmonization with DICOM, SCP-ECG, X73 etc. are not given. ISO/TS 11073-92001:2007 does not include lower layer protocols for message exchange. For example, a critical real-time application like a patient monitoring system is out of scope and this is an implementation issue

续 表

序号	标准号	标准名称	标准内容
18	ISO/TR 11487:2008	Health informatics - Clinical stakeholder participation in the work of ISO TC 215 健康信息学 临床利益相关者参与ISO TC 215的工作	ISO/TR 11487:2008 is structured around four review areas: stakeholder groups concerned with the work of TC 215; potential benefits/outcomes of clinical stakeholder participation; current nature of stakeholder participation; recommendations for improving clinical stakeholder participation. The review is limited to clinical stakeholder groups. Stakeholders from industry, consumer groups and other non-clinical groups are outside the scope of this Technical Report as are the specific issues related to participation of clinical stakeholders in developing countries. The content of ISO/TR 11487:2008 is based on informal consultation among delegates attending TC 215 meetings and e-mail communication with interested individuals. Opportunities to comment on the draft report were provided prior to and during the 2007 Montreal plenary meeting in accordance with the TC Resolution at 2006 Jeju plenary. The purposes of ISO/TR 11487:2008 are: to clarify and confirm TC 215 support for clinical stakeholder participation; to make recommendations to the TC and to national member organizations on approaches to improving clinical stakeholder participation based on examples of existing effective participation models
19	ISO/TR 11633-1:2009	Health informatics - Information security management for remote maintenance of medical devices and medical information systems - Part 1: Requirements and risk analysis 健康信息学 医疗器械和医疗信息系统远程维护的信息安全管理 第1部分：需求和风险分析	ISO/TR 11633-1:2009 focuses on remote maintenance services (RMS) for information systems in health care facilities as provided by vendors of medical devices or health information systems (RMS providers) and shows an example of carrying out a risk analysis in order to protect both sides' information assets (primarily the information system itself and personal health data) in a safe and efficient (i.e. economical) manner. ISO/TR 11633-1:2009 consists of: a catalogue of use cases for RMS; a catalogue of information assets in healthcare facilities (HCF) and RMS providers; an example of the risk analysis based on use cases

续　表

序号	标准号	标准名称	标准内容
20	ISO/TR 11633-2:2009	Health informatics - Information security management for remote maintenance of medical devices and medical information systems - Part 2: Implementation of an information security management system (ISMS) 健康信息学 医疗器械和医疗信息系统远程维护的信息安全管理 第2部分：信息安全管理系统的实现	ISO/TR 11633-2:2009 provides an example of selected and applied "controls" for RMS security based on the definition in the ISMS, on the basis of the risk analysis result mentioned in ISO/TR 11633-1. ISO/TR 11633-2:2009 excludes the handling of the communication problems and the use of encryption method. ISO/TR 11633-2:2009 consists of: a catalogue of types of security environment in health care facilities and RMS providers; an example of combinations of threats and vulnerabilities identified under the environment in the "use cases"; an example of the evaluation and effectiveness based on the "controls" defined in the ISMS.
21	ISO/TR 11636:2009	Health Informatics - Dynamic on-demand virtual private network for health information infrastructure 健康信息学 满足健康信息基础结构的虚拟专用网的动态即时反应	ISO/TR 11636:2009 explains the network requirements in the healthcare field, the network security of an open network for the healthcare field, and the minimum guidelines for security management of health information exchange, including personal data, between external institutions. These requirements will assist in understanding the operation of security and evaluation of security issues in the healthcare field, and the usefulness of a managed VPN, like a dynamic on-demand VPN. ISO/TR 11636:2009 introduces examples of security measures taken in a dynamic on-demand VPN for exchange of medical information; it is not intended to specify the dynamic on-demand VPN itself. These examples provide network solutions to potential risks in such a user environment

续　表

序　号	标准号	标准名称	标准内容
22	ISO 12052:2006	Health informatics - Digital imaging and communication in medicine (DICOM) including workflow and data management 健康信息学 包括工作流程和数据管理的医用数字成像和通信（DICOM）	Within the field of health informatics this ISO 12052:2006 addresses the exchange of digital images, and information related to the production and management of those images, between both medical imaging equipment and systems concerned with the management and communication of that information. ISO 12052:2006 is intended to facilitate interoperability of medical imaging equipment and information systems by specifying: a set of protocols to be followed by systems claiming conformance to this International Standard. the syntax and semantics of commands and associated information data models that ensure effective communication between implementations of this International Standard; information that shall be supplied with an implementation for which conformance to this International Standard is claimed
23	ISO/TR 12309:2009	Health informatics - Guidelines for terminology development organizations 健康信息学 术语发展机构指南	ISO/TR 12309:2009 specifies principles and processes that should be exhibited by developers of healthcare terminologies in support of international healthcare terminology standardization. The primary target group for ISO/TR 12309:2009 is those establishing or reviewing organizations, and those evaluating the services or products maintained by such organizations, in the context of international healthcare terminology standardization. It complements standards such as ISO 17115 and ISO 17117 (which address the content of terminologies) by specifying good governance requirements for the lifecycle of those terminologies

续　表

序　号	标准号	标准名称	标准内容
24	ISO/TR 12773-1:2009	Business requirements for health summary records - Part 1: Requirements 保健概要记录的业务要求 第1部分：要求	ISO/TR 12773-1:2009 is based on a comprehensive review of a series of initiatives and implementations worldwide that for the purposes of this Technical Report are collectively called health summary records (HSRs). Project sponsors and/or authorities were contacted as needed to gather additional information and clarify questions or issues arising out of the review. ISO/TR 12773-1:2009 defines and describes HSRs in general as well as specific instances of HSRs and their most common used cases. It summarises the business requirements driving HSR development and the content that is common across HSRs, as well as issues associated with them. Finally, it recommends some future ISO/TC 215 activities to support international standardization of HSRs. It is important to note that ISO/TR 12773-1:2009 focuses primarily on requirements that are specific (unique) to HSRs. It does not attempt to articulate, other than at a high level, requirements that are generally applicable to all health records
25	ISO/TR 12773-2:2009	Business requirements for health summary records - Part 2: Environmental scan 保健概要记录的业务要求 第2部分：环境扫描	ISO/TR 12773-2:2009 reviews a series of initiatives and implementations worldwide that for purposes of this Technical Report are collectively called health summary records (HSRs). It provides an environmental scan and descriptive information on HSR initiatives internationally, including "lessons learned". The environmental scan was completed by performing web searches and obtaining publicly available documentation on key projects. Project sponsors and/or authorities were contacted as needed to gather additional information and clarify questions and issues arising out of the review

续　表

序号	标准号	标准名称	标准内容
26	ISO 12967-1:2009	Health informatics - Service architecture - Part 1: Enterprise viewpoint 健康信息学 服务体系结构 第1部分：企业观点	ISO 12967-1:2009 provides guidance for the description, planning and development of new systems, as well as for the integration of existing information systems, both within one enterprise and across different healthcare organizations, through an architecture integrating the common data and business logic into a specific architectural layer (i.e. the middleware), distinct from individual applications and accessible throughout the whole information system through services
27	ISO 12967-2:2009	Health informatics - Service architecture - Part 2: Information viewpoint 健康信息学 服务体系结构 第2部分：信息观点	ISO 12967-2:2009 specifies the fundamental characteristics of the information model to be implemented by a specific architectural layer (i.e. the middleware) of the information system to provide a comprehensive and integrated storage of the common enterprise data and to support the fundamental business processes of the healthcare organization, as defined in ISO 12967-1. The information model is specified without any explicit or implicit assumption on the physical technologies, tools or solutions to be adopted for its physical implementation in the various target scenarios. The specification is nevertheless formal, complete and non-ambiguous enough to allow implementers to derive an efficient design of the system in the specific technological environment that will be selected for the physical implementation. This specification does not aim at representing a fixed, complete, specification of all possible data that can be necessary for any requirement of any healthcare enterprise. It specifies only a set of characteristics, in terms of overall organization and individual information objects, identified as fundamental and common to all healthcare organizations, and that is satisfied by the information model implemented by the middleware.

续　表

序号	标准号	标准名称	标准内容
28	ISO 12967-3:2009	Health informatics - Service architecture - Part 3: Computational viewpoint 健康信息学　服务体系结构　第3部分：计算观点	ISO 12967-3:2009 specifies the fundamental characteristics of the computational model to be implemented by a specific architectural layer of the information system (i.e. the middleware) to provide a comprehensive and integrated interface to the common enterprise information and to support the fundamental business processes of the healthcare organization, as defined in ISO 12967-1. The computational model is specified without any explicit or implicit assumption about the physical technologies, tools or solutions to be adopted for its physical implementation in the various target scenarios. The specification is nevertheless formal, complete and non-ambiguous enough to allow implementers to derive an efficient design of the system in the specific technological environment which will be selected for the physical implementation.
29	ISO 13606-1:2008	Health informatics - Electronic health record communication - Part 1: Reference model 健康信息学　电子健康档案通信第一部分：参考模型	ISO 13606-1:2008 specifies the communication of part or all of the electronic health record (EHR) of a single identified subject of care between EHR systems, or between EHR systems and a centralized EHR data repository. It may also be used for EHR communication between an EHR system or repository and clinical applications or middleware components (such as decision support components) that need to access or provide EHR data, or as the representation of EHR data within a distributed (federated) record system. ISO 13606-1:2008 will predominantly be used to support the direct care given to identifiable individuals, or to support population monitoring systems such as disease registries and public health surveillance. Use of health records for other purposes such as teaching, clinical audit, administration and reporting, service management, research and epidemiology, which often require anonymization or aggregation of individual records, are not the focus of ISO 13606-1:2008 but such secondary uses might also find this document useful

续 表

序 号	标准号	标准名称	标准内容
30	ISO 13606-2:2008	Health informatics - Electronic health record communication - Part 2: Archetype interchange specification 健康信息学 电子健康档案通信 第2部分：原型交换规范	ISO 13606-2:2008 specifies the information architecture required for interoperable communications between systems and services that need or provide EHR data. ISO 13606-2:2008 is not intended to specify the internal architecture or database design of such systems. The subject of the record or record extract to be communicated is an individual person, and the scope of the communication is predominantly with respect to that person's care. Uses of healthcare records for other purposes such as administration, management, research and epidemiology, which require aggregations of individual people's records, are not the focus of ISO 13606-2:2008 but such secondary uses could also find this document useful. ISO 13606-2:2008 defines an archetype model to be used to represent archetypes when communicated between repositories, and between archetype services. It defines an optional serialized representation, which may be used as an exchange format for communicating individual archetypes. Such communication might, for example, be between archetype libraries or between an archetype service and an EHR persistence or validation service

续　表

序号	标准号	标准名称	标准内容
31	ISO 13606-3:2009	Health informatics - Electronic health record communication - Part 3: Reference archetypes and term lists 健康信息学　电子健康档案通信　第3部分：参考原型和术语表	ISO 13606-3:2009 is for the communication of part or all of the electronic health record (EHR) of a single identified subject of care between EHR systems, or between EHR systems and a centralized EHR data repository. It may also be used for EHR communication between an EHR system or repository and clinical applications or middleware components (such as decision support components) that need to access or provide EHR data, or as the representation of EHR data within a distributed (federated) record system. ISO 13606-3:2009 defines term lists that each specify the set of values that particular attributes of the Reference Model defined in ISO 13606-1 may take. It also defines informative Reference Archetypes that correspond to ENTRY-level compound data structures within the Reference Models of openEHR and HL7 Version 3, to enable those instances to be represented within a consistent structure when communicated using ISO 13606-3:2009
32	ISO/TS 13606-4:2009	Health informatics - Electronic health record communication - Part 4: Security 健康信息学　电子健康档案通信　第4部分：安全	ISO/TS 13606-4:2009 describes a methodology for specifying the privileges necessary to access EHR data. This methodology forms part of the overall EHR communications architecture defined in ISO 13606-1. ISO/TS 13606-4:2009 seeks to address those requirements uniquely pertaining to EHR communications and to represent and communicate EHR-specific information that will inform an access decision. It also refers to general security requirements that apply to EHR communications and points at technical solutions and standards that specify details on services meeting these security needs

续 表

序号	标准号	标准名称	标准内容
33	ISO 13606-5:2010	Health informatics - Electronic health record communication - Part 5: Interface specification 健康信息学 电子健康档案通信 第5部分：接口规范	ISO 13606-5:2010 specifies the information architecture required for interoperable communications between systems and services that need or provide EHR data. The subject of the record or record extract to be communicated is an individual person, and the scope of the communication is predominantly with respect to that person's care. ISO 13606-5:2010 defines a set of interfaces to request and provide: an EHR_EXTRACT for a given subject of care as defined in ISO 13606-1; one or more ARCHETYPE(s) as defined in ISO 13606-2; an EHR_AUDIT_LOG_EXTRACT for a given subject of care as defined in ISO/TS 13606-4. ISO 13606-5:2010 defines the set of interactions for requesting each of these artefacts, and for providing the data to the requesting party or declining the request. An interface to query an EHR or populations of EHRs, for example, for clinical audit or research, are beyond its scope, although provision is made for certain selection criteria to be specified when requesting an EHR_EXTRACT which might also serve for population queries. ISO 13606-5:2010 defines the Computational Viewpoint for each interface, without specifying or restricting particular engineering approaches to implementing these as messages or as service interfaces. ISO 13606-5:2010 effectively defines the payload to be communicated at each interface. It does not specify the particular information that different transport protocols will additionally require, nor the security or authentication procedures that might be agreed between the communicating parties or required by different jurisdictions.

续　表

序　号	标准号	标准名称	标准内容
34	ISO/TS 14265:2011	Health Informatics - Classification of purposes for processing personal health information 健康信息学 处理个人健康信息目的的分类	ISO/TS 14265:2011 defines a set of high-level categories of purposes for which personal health information can be processed. This is in order to provide a framework for classifying the various specific purposes that can be defined and used by individual policy domains (e.g. healthcare organizations, regional health authorities, jurisdictions, countries) as an aid to the consistent management of information in the delivery of health care services and for the communication of information in the delivery of health care services and for the communication of electronic health records across organizational and jurisdictional boundaries. The scope of application of ISO/TS 14265:2011 is limited to Personal Health Information as defined in ISO 27799, information about an identifiable person that relates to the physical or mental health of the individual, or to provision of health services to the individual
35	ISO/TR 16056-1:2004	Health informatics - Interoperability of telehealth systems and networks - Part 1: Introduction and definitions 健康信息学 远程保健系统和网络的交互性 第1部分：使用与定义	ISO/TR 16056-1:2004 gives a brief introduction to interoperability of telehealth systems and networks, along with definitions of telehealth and related terms. An informative annex describing the Telehealth Technical Reference Architecture has also been included to describe more clearly the various components of a telehealth system and the elements that need to be addressed in formulating a set of requirements for these various components. The scope of the document does not include conformity and interoperability tests or functional specifications for telehealth systems and networks.

续　表

序号	标准号	标准名称	标准内容
36	ISO/TR 16056-2:2004	Health informatics - Interoperability of telehealth systems and networks - Part 2: Real-time systems 健康信息学 远程保健系统和网络的交互性 第2部分：实时系统	ISO/TR 16056-2:2004 builds on the introduction to telehealth described in Part 1: Introduction and definitions, and focuses on the technical standards related to real-time applications (including video, audio, and data conferencing) and interoperability aspects of telehealth systems and networks. Specifically, this document addresses four main areas: Standards for real-time telehealth systems: The document describes the technical standards related to real-time telehealth applications, including audio, video, and data conferencing capabilities. It also identifies gaps, overlaps and inconsistencies in the standards, and provides some guidance about how they need to evolve. Interoperability issues in telehealth applications: The document examines interoperability aspects of real-time multimedia conferencing standards and telehealth products, and identifies areas of concern from the interoperability perspective that need to be resolved. Requirements for interoperable telehealth systems and networks: The document defines interoperability requirements at different levels of interaction between telehealth systems and provides some guidelines on how interoperability can be achieved. Framework for interoperable architectures: The document identifies interoperable building blocks for telehealth solutions and interactions between these building blocks, and explores the possibility of standardization of these building blocks. The scope of the document does not include conformity and interoperability tests or functional specifications for telehealth systems and networks.

续　表

序号	标准号	标准名称	标准内容
37	ISO/TS 16058:2004	Health informatics - Interoperability of telelearning systems 健康信息学 远程教学系统的交互性	ISO/TS 16058:2004 addresses the technical and system components of the telehealth reference architecture for telelearning systems. It does so by defining technical requirements to be satisfied for a compliant telelearning system. A compliant system will help to ensure that the telelearning technologies deployed for healthcare telelearning are capable of appropriately supporting and delivering distance learning as well as interoperating with disparate telelearning systems that are also compliant with this specification. The specification deals with both the telelearning instructor and learner systems, and addresses the interfaces of these systems with telecommunications networks. The specification also focuses on the use of real-time interactive communication in telelearning sessions. Most of the telelearning lecture and study material is delivered and distributed to all the learners prior to a telelearning session. This material is usually delivered in non-real time using the store-and-forward communications mode such as FTP download, email, fax or postal/courier services. The use of store-and-forward communications to deliver learning material is not addressed in the specification. It is recognized that a telecommunications network is integral to and critical in the delivery of telelearning services. In order for the telelearning systems to interoperate, the network needs to provide certain services. However, the network service requirement is diverse and complex and it is beyond the scope of this specification. Network-related issues in the context of telehealth are discussed in ISO/TR 16056-2, Health informatics - Interoperability of telehealth systems and networks - Part 2: Real-time systems.

续　表

序号	标准号	标准名称	标准内容
38	ISO 17090-1:2008	Health informatics - Public key infrastructure - Part 1: Overview of digital certificate services 健康信息学 公共密钥的基础结构 第1部分：数字证书业务综述	ISO 17090-1:2008 defines the basic concepts underlying use of digital certificates in healthcare and provides a scheme of interoperability requirements to establish a digital certificate-enabled secure communication of health information. It also identifies the major stakeholders who are communicating health-related information, as well as the main security services required for health communication where digital certificates may be required. ISO 17090-1:2008 gives a brief introduction to public key cryptography and the basic components needed to deploy digital certificates in healthcare. It further introduces different types of digital certificate - identity certificates and associated attribute certificates for relying parties, self-signed certification authority (CA) certificates, and CA hierarchies and bridging structures
39	ISO 17090-2:2008	Health informatics - Public key infrastructure - Part 2: Certificate profile 健康信息学 公共密钥的基础结构 第2部分：证书协议	ISO 17090-2:2008 specifies the certificate profiles required to interchange healthcare information within a single organization, between different organizations and across jurisdictional boundaries. It details the use made of digital certificates in the health industry and focuses, in particular, on specific healthcare issues relating to certificate profiles
40	ISO 17090-3:2008	Health informatics - Public key infrastructure - Part 3: Policy management of certification authority 健康信息学 公共密钥的基础结构 第3部分：出证机构的政策管理	ISO 17090-3:2008 gives guidelines for certificate management issues involved in deploying digital certificates in healthcare. It specifies a structure and minimum requirements for certificate policies, as well as a structure for associated certification practice statements. ISO 17090-3:2008 also identifies the principles needed in a healthcare security policy for cross-border communication and defines the minimum levels of security required, concentrating on aspects unique to healthcare

续　表

序　号	标准号	标准名称	标准内容
41	ISO 17115:2007	Health informatics - Vocabulary for terminological systems 健康信息学 用于术语系统的词汇	ISO 17115:2007 defines a set of basic concepts required to describe formal concept representation systems, especially for health sciences, and describes representation of concepts and characteristics, for use especially in formal computer-based concept representation systems. A main motivation is to make it possible to precisely describe content models described in other International Standards. ISO 17115:2007 does not include enumeration of axiomatic concepts and semantic links, or detailed content of health terminology systems (classifications, nomenclatures or reference terminology of health concepts)
42	ISO/TS 17117:2002	Health informatics - Controlled health terminology - Structure and high-level indicators 健康信息学 受控健康术语 结构和高级指示器	This Technical Specification explicitly refers only to terminologies that are primarily designed to be used for clinical concept representation or to the aspect of a terminology designed to be used for clinical concept representation. This Technical Specification will also provide terminology developers and authors with the quality guidelines needed to construct useful and maintainable controlled health terminologies. These tenets do not attempt to specify all the richness which can be incorporated into a health terminology. However, this Technical Specification does specify the minimal requirements, which, if not adhered to, will assure that the terminology will have only limited generalizability and will be very difficult, if not impossible, to maintain. Terminologies which do not currently meet these criteria, can be in compliance with this Technical Specification by putting in place mechanisms to move toward these goals. Principles for implementation are specified in Annex B. This Technical Specification will provide terminology developers with a sturdy starting point for the development of controlled health terminologies. This foundation serves as the basis from which terminology developers will build robust, large-scale, reliable and maintainable terminologies

续 表

序 号	标准号	标准名称	标准内容
43	ISO/TR 17119:2005	Health informatics - Health informatics profiling framework 健康信息学 健康信息框架	ISO/TR 17119:2005 provides a common description framework for health informatics standards artefacts. The aim of the health informatics profiling framework (HIPF) is to provide a consistent method for describing and classifying artefacts within the domain of health informatics standards. The HIPF establishes common concepts and a vocabulary for describing the complex domain of various informatics standards initiatives and their supporting artefacts. The use of the HIPF should promote the reuse of health informatics knowledge and improve the identification of opportunities for informatics standards alignment, collaboration and coordination
44	ISO 17432:2004	Health informatics - Messages and communication - Web access to DICOM persistent objects 健康信息学 提示和传输 数字医学图像传输协议(DICOM)持续性对象入网	ISO 17432:2005 specifies a web-based service for accessing and presenting DICOM (Digital Imaging and Communications in Medicine) persistent objects (e.g. images, medical imaging reports). This is intended for distribution of results and images to healthcare professionals. It provides a simple mechanism for accessing a DICOM persistent object from HTML pages or XML documents, through HTTP/HTTPs protocol, using DICOM UIDs (Unique Identifiers). Data may be retrieved either in a presentation-ready form as specified by the requester (e.g. JPEG or GIF) or in a native DICOM format. ISO 17432:2005 does not support facilities for web searching of DICOM images. It relates only to DICOM persistent objects (not to other DICOM objects or to non-DICOM objects). Access control beyond the security mechanisms generally available to web applications is outside the scope of this International Standard

续　表

序号	标准号	标准名称	标准内容
45	ISO 18104:2003	Health informatics - Integration of a reference terminology model for nursing 健康信息学护理参考术语模型的集成	The purpose of ISO 18104:2003 is to establish a nursing reference terminology model consistent with the goals and objectives of other specific health terminology models in order to provide a more unified reference health model. This International Standard includes the development of reference terminology models for nursing diagnoses and nursing actions and relevant terminology and definitions for its implementation. The potential uses for this reference terminology model are to support the intentional definition of nursing diagnosis and nursing action concepts reflective of a broad range of roles and practice settings, facilitate the representation of nursing diagnosis and nursing action concepts and their relationships in a manner suitable for computer processing, provide a framework for the generation of compositional expressions from atomic concepts within a reference terminology, facilitate the construction of nursing terminologies in a regular form which will make mapping among them easier, facilitate the mapping among nursing diagnosis and nursing action concepts from various terminologies including those developed as interface terminologies and statistical classifications, enable the systematic evaluation of terminologies and associated terminology models for purposes of harmonization, and provide a language to describe the structure of nursing diagnosis and nursing action concepts in order to enable appropriate integration with other reference terminology models and with information models

续 表

序 号	标准号	标准名称	标准内容
46	ISO 18232:2006	Health Informatics - Messages and communication - Format of length limited globally unique string identifiers 健康信息学 信息和通信 限长全球统一字符串标识符格式	ISO 18232:2006 specifies the encoding and length for globally unique identifiers for data objects used in healthcare exchanged as alphanumeric strings. Data objects used in medicine include reports and results of diagnostic procedures which are stored and exchanged in electronic form, and objects such as templates. Applications must be able to find the location and the identification of such objects. Object identifiers are often numeric in form. This International Standard provides a means of exchanging globally unique identifiers expressed as character strings. It is not concerned with the specification of the location from which a data object may be retrieved. A healthcare service for a patient is delivered in identifiable parts which may be termed healthcare service items. A healthcare service item can be performed for a patient by a healthcare professional, or a healthcare professional may request a healthcare service item to be performed by another healthcare professional or by a healthcare service department such as a medical imaging service department. Healthcare service item results arise from numerical measurement or assessment by a healthcare professional. Individual numerical results may be included within report text, perhaps in a table. Sets of numerical results may be presented visually e.g. waveform (graph) or image (picture). Results that consist of a large number of measured values such as a waveform or digital image are known as data objects. To allow safe use in medicine, all data objects must be identified by a globally unique identifier (GUI), such as an ISO OID or binary MS GUI. The GUI allocated to a data object is attached to the data object (e.g. by including it within a computer file header section). The reference to a data object includes the GUI of the data object as well as the path to the data object. The application that retrieves the data object can verify that the correct data have been retrieved by matching the GUI in the reference to the GUI attached to the data object. See Annex A for relevant scenarios. It may be noted that:

续　表

序号	标准号	标准名称	标准内容
			a) the issue of the location of a data object is separate from the issue of its identity; indeed several identical copies of the object may exist; b) a globally unique data object identifier is intended for machine use and may be quite large; c) a short, user-friendly, locally unique identifier is often required in addition to the globally unique identifier for human use. (This is outside the scope of this International Standard.) Globally unique identifiers are already specified in various standards and the intention of this International Standard is to provide a specification for a common format for the exchange of commonly used globally unique identifiers expressed as alphanumeric strings. A logical data format for globally unique identifiers constructed from a sequence of integers is defined by ISO/IEC 8824-1. Identifiers based on ISO/IEC 8824-1 are widely used in medical imaging. One hundred and twenty - eight bit universal unique identifiers (UUIDs) are widely used in the MS Windows environment. This International Standard specifies the format of alphanumeric string fields for the exchange of globally unique string identifiers (GUSI)
47	ISO/TR 18307:2001	Health informatics - Interoperability and compatibility in messaging and communication standards - Key characteristics 健康信息学 信息和通信标准的内部可操作性和兼容性 主题特性	This Technical Report describes a set of key characteristics to achieve interope - rability and compatibility in trusted health information interchange between communicant application systems. The key characteristics describe inter- application interoperability needs of the healthcare community, in particular the subject of care, the healthcare professional/caregiver, the healthcare provider organization, its business units and the integrated delivery network. The key characteristics offer criteria for standards developers and implementers of standards for messaging and communications in the healthcare domain and provide a guide for software developers and vendors, healthcare providers and end users

序号	标准号	标准名称	标准内容
48	ISO/TS 18308:2011	Health informatics - Requirements for an electronic health record architecture 健康信息学 电子健康档案体系结构的要求	ISO 18308:2011 defines the set of requirements for the architecture of a system that processes, manages and communicates electronic health record (EHR) information: an EHR architecture. The requirements are formulated to ensure that these EHRs are faithful to the needs of healthcare delivery, are clinically valid and reliable, are ethically sound, meet prevailing legal requirements, support good clinical practice and facilitate data analysis for a multitude of purposes. ISO 18308:2011 does not specify the full set of requirements that need to be met by an EHR system for direct patient care or for other use cases, but the requirements defined by ISO 18308:2011 do contribute to the governance of EHR information within such systems
49	ISO 18812:2003	Health informatics - Clinical analyzer interfaces to laboratory information systems - Use profiles 健康信息学 临床化验设备与实验室信息系统的接口 使用说明	ISO 18812:2003 specifies general messages for electronic information exchange between analytical instruments (AIs) and laboratory information systems (LISs) within a clinical laboratory. It is applicable to the specialties of clinical chemistry/ biochemistry, hematology, toxicology, microbiology, virology and immunology. It is not applicable to the blood transfusion and blood bank specialty. ISO 18812:2003 covers the specification of messages used by communicating parties and the syntax in which they are communicated. It does not cover the transport mechanisms used for the message interchange. ISO 18812:2003 is applicable only to character-based message information. It is not applicable to the communication of graphical or image information

续 表

序号	标准号	标准名称	标准内容
50	ISO 20301:2006	Health informatics - Health cards - General characteristics 健康信息学 保健卡 一般特性	ISO 20301:2006 is designed to confirm the identities of both the healthcare application provider and the healthcard holder in order that information may be exchanged by using cards issued for healthcare service. ISO 20301:2006 focuses on the machine-readable cards of ID-1 type defined in ISO/IEC 7810 that are issued for healthcare services provided in a service area that crosses the national borders of two or more countries/areas. ISO 20301:2006 applies to healthcare data cards where the issuer and the application provider are the same party. ISO 20301:2006 applies directly or refers to existing ISO standards for the physical characteristics and recording techniques. Security issues should follow the requirements of each healthcare data card system. In addition, this International Standard regulates the visual information written on the healthcare data card
51	ISO 20302:2006	Health informatics - Health cards - Numbering system and registration procedure for issuer identifiers 健康信息学 保健卡 发行者标识符用编号系统和登记程序	ISO 20302:2006 is designed to confirm, via a numbering system and registration procedure, the identities of both the healthcare application provider and the health card holder in order that information may be exchanged by using cards issued for healthcare service. ISO 20302:2006 focuses on the machine-readable cards of ID-1 type defined in ISO/IEC 7810 that are issued for healthcare services provided in a service area that crosses the national borders of two or more countries/areas. ISO 20302:2006 applies to healthcare data cards where the issuer and the application provider are the same party. ISO 20302:2006 applies directly, or refers, to existing ISO standards for physical characteristics and recording techniques. Security issues follow the requirements of each healthcare data card system. In addition, this International Standard regulates the visual information written on the healthcare data card

续　表

序号	标准号	标准名称	标准内容
52	ISO/TR 20514:2005	Health informatics - Electronic health record - Definition, scope and context 健康信息学 电子健康档案 定义、范围和文脉	ISO/TR 20514:2005 describes a pragmatic classification of electronic health records, provides simple definitions for the main categories of EHR and provides supporting descriptions of the characteristics of electronic health records and record systems
53	ISO/TR 21089:2004	Health informatics - Trusted end-to-end information flows 健康信息学 委托全程信息流	ISO/TR 21089:2004 offers a guide to trusted end-to-end information flow for health(care) records and to the key trace points and audit events in the electronic entity/act record lifecycle (from point of record origination to each ultimate point of record access/use). It also offers recommendations regarding the trace/audit detail relevant to each. It offers recommendations of best practice for healthcare providers, health record stewards, software developers and vendors, end users and other stakeholders, including patients

续 表

序 号	标准号	标准名称	标准内容
54	ISO 21090:2011	Health informatics - Harmonized data types for information interchange 健康信息学 信息交换用协调数据型	ISO 21090:2011 - provides a set of datatype definitions for representing and exchanging basic concepts that are commonly encountered in healthcare environments in support of information exchange in the healthcare environment; - specifies a collection of healthcare-related datatypes suitable for use in a number of health-related information environments; - declares the semantics of these datatypes using the terminology, notations and datatypes defined in ISO/IEC 11404, thus extending the set of datatypes defined in that standard; - provides UML definitions of the same datatypes using the terminology, notation and types defined in Unified Modelling Language (UML) version 2.0; - specifies an XML (Extensible Mark-up Language) based representation of the datatypes. The requirements which underpin the scope reflect a mix of requirements gathered primarily from HL7 Version 3 and ISO/IEC 11404, and also from CEN/TS 14796, ISO 13606 (all parts) and past ISO work on healthcare datatypes. ISO 21090:2011 can offer a practical and useful contribution to the internal design of health information systems, but is primarily intended to be used when defining external interfaces or messages to support communication between them

续 表

序号	标准号	标准名称	标准内容
55	ISO/TS 21091:2005	Health informatics - Directory services for security, communications and identification of professionals and patients 健康信息学 安全目录服务、通信和专业人员与病员的识别	ISO/TS 21091:2005 defines minimal specifications for directory services for health care using the X.500 framework. This Technical Specification provides the common directory information and services needed to support the secure exchange of health care information over public networks. ISO/TS 21091:2005 addresses the health directory from a community perspective in anticipation of supporting inter-enterprise, inter-jurisdiction and international health care communications. ISO/TS 21091:2005 also supports directory services aiming to support identification of health professionals and organizations and the patients/consumers. The latter services include aspects sometimes referred to as master patient indices. The health care directory will only support standard LDAP Client searches. Specific implementation guidance, search criteria and support are out of scope of this document
56	ISO/TS 21298:2008	Health informatics - Functional and structural roles 健康信息学 功能和结构作用	ISO/TS 21298:2008 defines a model for expressing functional and structural roles and populates it with a basic set of roles for international use in health applications. Roles are generally assigned to entities that are actors. This will focus on roles of persons (e.g. the roles of health professionals) and their roles in the context of the provision of care (e.g. subject of care). Roles addressed in ISO/TS 21298:2008 are not restricted to privilege management purposes, though privilege management and access control is one of the applications of this Technical Specification. ISO/TS 21298:2008 does not address specifications related to permissions. This Technical Specification treats the role and the permission as separate constructs. Further details regarding the relationship with permissions, policy and access control are provided in ISO/TS 22600-1

续　表

序号	标准号	标准名称	标准内容
57	ISO/TS 21547:2010	Health informatics - Security requirements for archiving of electronic health records - Principles 健康信息学 电子健康档案存档的安全要求 原则	The purpose of ISO/TS 21547:2010 is to define the basic principles needed to securely preserve health records in any format for the long term. It concentrates on previously documented healthcare specific archiving problems. It also gives a brief introduction to the general archiving principles. Unlike the traditional approach to standardization work, where the perspective is that of modelling, code sets and messages, this Technical Specification looks at archiving from the angle of document management and related privacy protection. In ISO/TS 21547:2010 archiving is understood to be a wider process than just the permanent preservation of selected records. ISO/TS 21547:2010 defines architecture and technology-independent security requirements for long-term preservation of EHRs having fixed content. ISO/TS 21547:2010 and a complementary Technical Report, ISO 21548, concentrate on the security requirements (integrity, confidentiality, availability and accountability) necessary for ensuring adequate protection of health information in long-term digital preservation. This Technical Specification will also address privacy protection requirements for both the EHR and eArchiving systems used in the healthcare environment. ISO/TS 21547:2010 defines functional security requirements for long-term archiving of EHRs, but the practical archiving models and technology required are outside the concept of this Technical Specification
58	ISO/TR 21548:2010	Health informatics - Security requirements for archiving of electronic health records - Guidelines 健康信息学 电子健康档案存档的安全要求 指南	ISO/TR 21548:2010 is an implementation guide for ISO/TS 21547. ISO/TR 21548:2010 will provide a methodology that will facilitate the implementation of ISO/TS 21547 in all organizations that have the responsibility to securely archive electronic health records for the long term. ISO/TR 21548:2010 gives an overview of processes and factors to consider in organizations wishing to fulfil requirements set by ISO/TS 21547.

序号	标准号	标准名称	标准内容
59	ISO 21549-1:2004	Health informatics - Patient healthcard data - Part 1: General structure 健康信息学 患者保健卡数据 第1部分：一般结构	ISO 21549-1:2004 is Part 1 of a multi-part standard that defines data structures held on patient healthcards compliant with the physical dimensions of ID-1 cards as defined by ISO/IEC 7810. This part of ISO 21549 does not apply to multiapplication cards. It defines a general structure for the different types of data defined in the other parts of the standard using UML notation
60	ISO 21549-2:2004	Health informatics - Patient healthcard data - Part 2: Common objects 健康信息学 患者保健卡数据 第2部分：公共目标	ISO 21549-2:2004 establishes a common framework for the content and the structure of common objects used to construct or referenced by other data-object data held on patient healthcare data cards. It is applicable to situations in which such data are recorded on or transported by patient healthcards whose physical dimensions are compliant with those of ID-1 cards as defined by ISO/IEC 7810. It specifies the basic structure of the data, but does not specify or mandate particular data-sets for storage on devices
61	ISO 21549-3:2004	Health informatics - Patient healthcard data - Part 3: Limited clinical data 健康信息学 患者保健卡数据 第3部分：有限临床数据	ISO 21549-3:2004 describes and defines the limited clinical data objects used in or referenced by patient-held health data cards using UML, plain text and abstract syntax notation (ASN.1). It is applicable to situations in which such data are recorded on or transported by patient healthcards whose physical dimensions are compliant with those of ID-1 cards as defined by ISO/IEC 7810. It specifies the basic structure of the data contained within the data object limited clinical data, but does not specify or mandate particular data-sets for storage on devices. In particular, the data contained within the data objects in limited clinical data are intended to aid the delivery of emergency care, but are by themselves neither intended, nor suitable, for the provision of all the information required

续　表

序号	标准号	标准名称	标准内容
62	ISO 21549-4:2006	Health informatics - Patient healthcard data - Part 4: Extended clinical data 健康信息学 患者保健卡数据 第4部分：扩展临床数据	ISO 21549-4:2006 is applicable to situations in which such data are recorded on or transported by patient healthcare data cards compliant with the physical dimensions of ID-1 cards defined by ISO/IEC 7810. ISO 21549-4:2006 specifies the basic structure of the data contained within the data object extended clinical data, but does not specify or mandate particular data-sets for storage on devices
63	ISO 21549-5:2008	Health informatics - Patient healthcard data - Part 5: Identification data 健康信息学 患者保健卡数据 第5部分：识别数据	ISO 21549-5:2008 establishes a common framework for the content and the structure of identification data held on healthcare data cards. It specifies the basic structure of the data, but does not specify particular data-sets for storage on devices. The detailed functions and mechanisms of the following services are not within the scope of ISO 21549-5:2008 (although its structures can accommodate suitable data objects elsewhere specified): security functions and related services that are likely to be specified by users for data cards depending on their specific application, e.g., confidentiality protection, data integrity protection and authentication of persons and devices related to these functions; access control services that may depend on active use of some data card classes such as microprocessor cards; the initialization and issuing process (which begins the operating lifetime of an individual data card, and by which the data card is prepared for the data to be subsequently communicated to it according to ISO 21549-5:2008

续　表

序　号	标准号	标准名称	标准内容
64	ISO 21549-6:2008	Health informatics - Patient healthcard data - Part 6: Administrative data 健康信息学 患者保健卡数据 第6部分：管理数据	ISO 21549-6:2008 is applicable to situations in which administrative data are recorded on or transported by patient healthcards compliant with the physical dimensions of ID-1 cards defined by ISO/IEC 7810. ISO 21549-6:2008 specifies the basic structure of the data contained within the data object administrative data, but does not specify or mandate particular data sets for storage on devices. The detailed functions and mechanisms of the following services are not within the scope of this ISO 21549-6:2008, although its structures can accommodate suitable data objects elsewhere specified: the encoding of free text data; security functions and related services that are likely to be specified by users for data cards depending on their specific application, e.g. confidentiality protection, data integrity protection, and authentication of persons and devices related to these functions; access control services that may depend on active use of some data card classes such as microprocessor cards; the initialization and issuing process, which begins the operating lifetime of an individual data card, and by which the data card is prepared for the data to be subsequently communicated to it according to this part of ISO 21549

续　表

序号	标准号	标准名称	标准内容
65	ISO 21549-7:2007	Health informatics - Patient healthcard data - Part 7: Medication data 健康信息学 患者保健卡数据 第7部分：药物治疗数据	ISO 21549-7:2007 describes and defines the medication data objects used within or referenced by patient held health data cards using UML, plain text and Abstract Syntax Notation (ASN.1). ISO 21549-7:2007 is applicable to situations in which such data are recorded on or transported by patient healthcards compliant with the physical dimensions of ID-1 cards defined by ISO/IEC 7810. ISO 21549-7:2007 specifies the basic structure of the data contained within the medication data object, but does not specify or mandate particular data-sets for storage on devices. The purpose of ISO 21549-7:2007 is for cards to provide information to other health professionals and to the patient or its non-professional care giver. It may also be used to carry a new prescription from the prescriber to the dispenser/ pharmacy in the design of its sets
66	ISO 21549-8:2010	Health informatics - Patient healthcard data - Part 8: Links 健康信息学 患者保健卡数据 第8部分：链接	ISO 21549-8:2010 defines a way to facilitate access to distributed patient records and/or administrative information using healthcards. It defines the structure and elements of "links" typically stored in healthcards and representing references to individual patients' records as well as to subcomponents of them. Access control mechanisms, data protection mechanisms, access methods and other security services are outside the scope of ISO 21549-8:2010

续　表

序号	标准号	标准名称	标准内容
67	ISO/TS 21667:2004	Health informatics - Health indicators conceptual framework 健康信息学 保健指示器的概念框架	ISO/TS 21667:2010 establishes a common health indicators conceptual framework, and is intended to foster a common vocabulary and conceptual definitions for the resultant framework. The framework defines the appropriate dimensions and sub-dimensions required to describe the health of the population and performance of a health care system, is sufficiently broad (high-level) to accommodate a variety of health care systems, and is comprehensive, encapsulating all of the factors related to health outcomes and health system performance and utilization, as well as regional and national variations. ISO/TS 21667:2010 does not identify or describe individual indicators or specific data elements for the health indicators conceptual framework; nor does it address needs analysis, demand analysis or the range of activities that need to be supported for health system management. The definition of benchmarks and/or approaches used in the definition of benchmarks is outside the scope of ISO/TS 21667:2010
68	ISO/TR 21730:2007	Health informatics - Use of mobile wireless communication and computing technology in healthcare facilities - Recommendations for electromagnetic compatibility (management of unintentional electromagnetic interference) with medical devices 健康信息学 无线移动通信和计算技术在卫生保健设备中的使用 医疗设备电磁兼容性（无意电磁干扰的管理）建议	ISO/TR 21730:2007 provides guidance for the deployment, use and management of mobile wireless communication and computing equipment in healthcare facilities in a way that promotes effective electromagnetic compatibility (EMC) among the wireless technology and active medical devices through mitigation of potential hazards due to electromagnetic interference (EMI). The recommendations given recognize the different resources, needs, concerns and environments of healthcare organizations around the world, and provide detailed management guidelines for healthcare organizations that desire full deployment of mobile wireless communication and computing technology throughout their facilities. In addition, suggestions are included for selective restrictions in cases where healthcare organizations have decided that comprehensive management procedures are not feasible, practical or desirable at the present time. The recommendations herein distinguish between wireless technology controlled by the facility and used by doctors and staff for healthcare-specific communication and health informatics transport versus non-controlled (personal) mobile wireless equipment randomly brought into the facility by visitors, patients or the healthcare organization workforce

续　表

序号	标准号	标准名称	标准内容
69	ISO/HL7 21731:2006	Health informatics - HL7 version 3 - Reference information model- Release 1 健康信息学 HL7 版本3 参考信息模型 版本1	ISO/HL7 21731:2006 deals with a static model of health and health care information as viewed within the scope of HL7 standards development activities. The RIM provides a static view of the information needs of HL7 V3 standards. It includes class and state-machine diagrams and is accompanied by using case models, interaction models, data type models, terminology models, and other types of models to provide a complete view of the requirements and design of HL7 standards. The classes, attributes, state-machines, and relationships in the RIM are used to derive domain-specific information models that are then transformed through a series of constraining refinement processes to eventually yield a static model of the information content of an HL7 standard. The HL7 V3 standard development process defines the rules governing the derivation of domain information models from the RIM and the refinement of those models into HL7 standard specifications. The rules require that all information structures in derived models be traceable back to the RIM and that their semantic and related business rules not conflict with those specified in the RIM. The RIM therefore is the ultimate source for all information content in HL7 V3 standards. The RIM is used by HL7 international affiliates to extend HL7 V3 standards to meet local needs. Through a process known as localization, V3 standard specifications are extended using the RIM as the source for new information content. This new information is derived from the RIM and refined in the same manner used to create the original specification

续 表

序号	标准号	标准名称	标准内容
70	ISO/TS 22220:2009	Health informatics - Identification of subjects of health care 健康信息学 医疗保健主题的识别	ISO/TS 22220:2011 indicates the data elements and structure suited to accurate and procedurally appropriate and sensitive identification of individuals in health care in a face-to-face setting supported by computer technology, or through interactions between computer systems. It provides guidelines for improving the positive identification of subjects of care within and between health care organizations. ISO/TS 22220:2011 defines demographic and other identifying data elements suited to capturing subject of care identification in health care settings, and the wide variety of manual and computer enhanced procedures used for this process. It provides guidance on the application of these procedures in the manual and the computer environment and makes recommendations about the nature and form of health care identifiers, the management organization to oversee subject of care identification and computer support to be provided for the identification process
71	ISO/TR 22221:2006	Health informatics - Good principles and practices for a clinical data warehouse 健康信息学 用于临床数据库的好原则和规程	The focus of ISO/TR 22221:2006 is clinical databases or other computational services, hereafter referred to as a clinical data warehouse (CDW), which maintain or access clinical data for secondary use purposes. The goal is to define principles and practices in the creation, use, maintenance and protection of a CDW, including meeting ethical and data protection requirements and recommendations for policies for information governance and security. A distinction is made between a CDW and an operational data repository part of a health information system: the latter may have some functionalities for secondary use of data, including furnishing statistics for regular reporting, but without the overall analytical capacity of a CDW. ISO/TR 22221:2006 complements and references standards for electronic health records (EHR), such as ISO/TS 18308, and contemporary security standards in development. ISO/TR 22221:2006 addresses the secondary use of EHR and other health-related and organizational data from analytical and population perspectives, including quality assurance, epidemiology and data mining. Such data, in physical or logical format, have increasing use for health services, public health and technology evaluation, knowledge discovery and education

续　表

序 号	标准号	标准名称	标准内容
			ISO/TR 22221:2006 describes the principles and practices for a CDW, in particular its creation and use, security considerations, and methodological and technological aspects that are relevant to the effectiveness of a clinical data warehouse. Security issues are extended with respect to the EHR in a population-based application, affecting the care recipient, the caregiver, the responsible organizations and third parties who have defined access. ISO/TR 22221:2006 is not intended to be prescriptive either from a methodological or a technological perspective, but rather to provide a coherent, inclusive description of principles and practices that could facilitate the formulation of CDW policies and governance practices locally or nationally
72	ISO/TS 22224:2009	Health informatics - Electronic reporting of adverse drug reactions 健康信息学 药物不良反应的电子报告	ISO/TS 22224:2009 encompasses the electronic reporting of adverse reactions caused by drugs for human uses. Thus, other businesses relating to adverse events caused by blood transfusion, medical devices and veterinary drugs are excluded from the scope of ISO/TS 22224:2009
73	ISO/TS 22600-1:2006	Health informatics - Privilege management and access control- Part 1: Overview and policy management 健康信息学 特权管理和访问控制 第1部分：综述和政策管理	ISO/TS 22600-1:2006 is intended to support the needs of healthcare information sharing across unaffiliated providers of healthcare, healthcare organizations, health insurance companies, their patients, staff members and trading partners. It is also intended to support inquiries from both individuals and application systems. ISO/TS 22600-1:2006 supports collaboration between several authorization managers that may operate over organizational and policy borders

续 表

序号	标准号	标准名称	标准内容
74	ISO/TS 22600-2:2006	Health informatics - Privilege management and access control - Part 2: Formal models 健康信息学 特权管理和访问控制 第2部分：形式模型	ISO/TS 22600-2:2006 is intended to support the needs of healthcare information sharing across unaffiliated providers of healthcare, healthcare organizations, health insurance companies, their patients, staff members and trading partners. It is also intended to support inquiries from both individuals and application systems. ISO/TS 22600-2:2006 supports collaboration between several authorization managers that may operate over organizational and policy borders. ISO/TS 22600-2:2006 introduces the underlying paradigm of formal high level models for architectural components based on ISO/IEC 10746. In that context, the Domain Model, the Document Model, the Policy Model, the Role Model, the Authorization Model, the Delegation Model, the Control Model and the Access Control Model are introduced
75	ISO/TS 22600-3:2009	Health informatics - Privilege management and access control - Part 3: Implementations 健康信息学 权限管理和访问控制 第3部分：实施	ISO/TS 22600-3:2009 instantiates requirements for repositories for access control policies and requirements for privilege management infrastructures for health informatics. It provides implementation examples of the formal models specified in ISO/TS 22600-2:2006

续　表

序 号	标准号	标准名称	标准内容
76	ISO/TS 22789:2010	Health informatics - Conceptual framework for patient findings and problems in terminologies 健康信息学 患者查找和术语中问题的概念框架	The purpose of ISO/TS 22789:2010 is to specify a categorial structure, within the subject field of patient findings and problems, by defining a set of common domain constraints for use within terminological systems including a classification, coding scheme, coding system, reference terminology and clinical terminology. Clinical findings are concepts that are recorded in clinical records and can describe any state observed directly or indirectly concerning a patient and their relationship with the environment. ISO/TS 22789:2010 is focused on a sub-population of these findings concerning *in vivo* descriptions of state (structure and function) directly related to the patient. ISO/TS 22789:2010 describes a concept system detailing a domain constraint of sanctioned characteristics each composed of a semantic link and an applicable characterizing category
77	ISO/TR 22790:2007	Health informatics - Functional characteristics of prescriber support systems 健康信息学 处方者支持系统的功能特性	ISO/TR 22790:2007 provides a common conceptual model of information management related to the process of prescribing or ordering medication. This Technical Report provides a set of optional business requirements that could be selected by the buyer in a procurement process to be responded to by a tendering supplier. This report shall not provide any mandatory requirements but, as an informative document, give a common expression of various possible functions meeting different objectives for the health care system. ISO/TR 22790:2007 is intended to be used as a guide for a specific organization in formulating and prioritizing a subset of characteristics tailored to national or local needs. The complete list here is thus not intended to be a minimum set of requirements that all systems must comply with. There may also be good reasons to further specify the generic characteristics presented here and to add other characteristics. This Technical Report contains the following sections: introduction to concepts with agreed definitions and recommended terms; overview of the relationships between different actors and information flows; overview of the functional model taking as its starting point the objectives of the health care system; overview of the different information resources needed to achieve the requirements; a list of detailed characteristics to select from in a procurement process

续　表

序号	标准号	标准名称	标准内容
78	ISO 22857:2004	Health informatics - Guidelines on data protection to facilitate transborder flows of personal health information 健康信息学　便于个人健康信息跨境流通数据保护的导则	ISO 22857:2004 provides guidance on data protection requirements to facilitate the transfer of personal health data across national borders. It does not require the harmonization of existing national standards, legislation or regulations. It is normative only in respect of international exchange of personal health data. However, it may be informative with respect to the protection of health information within national boundaries and provide assistance to national bodies involved in the development and implementation of data protection principles. The standard covers both the data protection principles that should apply to international transfers and the security policy which an organization should adopt to ensure compliance with those principles. This International Standard aims to facilitate international health-related applications involving the transfer of personal health data. It seeks to provide the means by which data subjects, such as patients, may be assured that health data relating to them will be adequately protected when sent to, and processed in, another country. This International Standard does not provide definitive legal advice but comprises guidance. When applying the guidance to a particular application, legal advice appropriate to that application should be sought. National privacy and data protection requirements vary substantially and can change relatively quickly. Whereas the standard in general encompasses the more stringent of international and national requirements, it nevertheless comprises a minimum. Some countries may have some more stringent and particular requirements, and this should be checked

续　表

序号	标准号	标准名称	标准内容

79	ISO/TS 25237:2008	Health informatics - Pseudonymization
		健康信息学　隐私屏蔽
			ISO/TS 25237:2008 contains principles and requirements for privacy protection using pseudonymization services for the protection of personal health information.
			ISO/TS 25237:2008 is applicable to organizations who make a claim of trustworthiness for operations engaged in pseudonymization services.
			ISO/TS 25237:2008:
			  defines one basic concept for pseudonymization;
			  gives an overview of different use cases for pseudonymization that can be both reversible and irreversible;
			  defines one basic methodology for pseudonymization services including organizational as well as technical aspects;
			  gives a guide to risk assessment for re-identification;
			  specifies a policy framework and minimal requirements for trustworthy practices for the operations of a pseudonymization service;
			  specifies a policy framework and minimal requirements for controlled re-identification;
			  specifies interfaces for the interoperability of services interfaces

80	ISO/TS 25238:2007	Health informatics - Classification of safety risks from health software 健康信息学　健康软件安全风险分级	ISO/TS 25238:2007 is concerned with the safety of patients and gives guidance on the analysis and categorization of hazards and risks to patients from health software products, in order to allow any product to be assigned to one of five risk classes. It applies to hazards and risks which could cause harm to a patient. Other risks, such as financial or organizational risks, are outside the scope of ISO/TS 25238:2007 unless they have the potential to harm a patient. ISO/TS 25238:2007 applies to any health software product, whether or not it is placed on the market and whether it is for sale or free of charge. Examples of the application of the classification scheme are given. ISO/TS 25238:2007 does not apply to any software which is necessary for the proper application or functioning of a medical device

续 表

序 号	标准号	标准名称	标准内容
81	ISO/TR 25257:2009	Health informatics - Business requirements for an international coding system for medicinal products 健康信息学 药用产品的国际编码系统的商业需求	ISO/TR 25257:2009 covers: specifying the international business requirements for an international coding system for medicinal products; analysing the most significant international coding systems for medicinal products in current use and within the context of the objectives that each system was designed to serve; assessing the potential ability of each international coding system to fulfil the identified international business requirements of an international coding system for medicinal products; considering the issues involved in producing a unified international coding system which will meet all business requirements; recommending next steps for a unified international coding system for medicinal products
82	ISO 25720:2009	Health informatics - Genomic Sequence Variation Markup Language (GSVML) 健康信息学 基因组序列变异标记语言(GSVML)	ISO 25720:2009 is applicable to the data exchange format that is designed to facilitate the exchange of the genomic sequence variation data around the world, without forcing change of any database schema. From an informatics perspective, GSVML defines the data exchange format based on XML. The scope of ISO 25720:2009 is the data exchange format, but the database schema itself is outside the scope of this International Standard. From a biological point of view, all genetic sequence variations are taken into consideration and are within the scope of this International Standard, while polymorphisms, especially SNP, are the main focus of this International Standard. In other words, the annotations of variation as clinical concerns and genomic concerns are within the scope of ISO 25720:2009. Though SNPs exist in various biological species, the scope of this International Standard covers the human health associated species as human, cell line, and preclinical animals. The other biological species are outside the scope of ISO 25720:2009. The clinical field is within the scope of this International Standard, but the basic research fields and other scientific fields are outside the scope of ISO 25720:2009. Here, clinical research including drug discovery is within the scope of this International Standard. As for supposed application fields, our main focus is in human health including clinical practice, preventive medicine, translational research and clinical researches

续　表

序号	标准号	标准名称	标准内容
83	ISO/TS 27527:2010	Health informatics - Provider identification 健康信息学 提供者识别	ISO/TS 27527:2010 provides a framework for improving the positive identification of providers. Identification of "providers" encompasses individuals and organizations. ISO/TS 27527:2010 includes data elements needed for identification of individual providers (i.e. individuals) and data elements needed for the identification of organization providers (i.e. organizations). "Identification" in ISO/TS 27527:2010 refers both to the process of being able to identify individuals and organizations, and the data elements required to support that identification manually and from a computer processing perspective. ISO/TS 27527:2010 can be applied to all providers of services, individuals and organizations. It details both data and processes for collection and application of identifying information for providers. It defines demographic and other identifying data elements suited to capture and use for the identification of providers in health care settings and provides guidance on their application. ISO/TS 27527:2010 provides: 　definitions of data elements to support the identification of individual providers and organizational providers for purposes such as electronic health record authentication and authorization, communications, role definitions, delegation of authority, and the management of certification of individuals where more than one discipline is concerned; 　guidance on the development, population, governance and ongoing management of provider identifiers from multiple potential sources. This includes identification of processes to support national, multinational and provincial/state or local level identification. Unique identifier structures may differ for different purposes, or with different originating organizations. For this reason, a generic approach to the structure of these identifiers is given in ISO/TS 27527:2010 to support multiple unique identifiers and the ability to link these to the relevant provider.

续　表

序　号	标准号	标准名称	标准内容
			Annex A provides information to support the process of identification and implementation of provider identification in health care information systems. ISO/TS 27527:2010 is primarily concerned with provider identification data for clinical and administrative purposes. ISO/TS 27527:2010 is intended for use by health and health-related establishments that create, use or maintain records on providers. Establishments are intended to use ISO/TS 27527:2010, where appropriate, for collecting data when registering providers. ISO/TS 27527:2010 does not include the process for development of unique identifiers. Standards for the development of identifiers are provided in ISO/TS 22220. Data required to meet identification purposes is highly dependent upon the place and purpose of identification. ISO/TS 27527:2010 identifies a range of data that support the identification of an individual or organization used in different health care environments. ISO/TS 27527:2010 does not attempt to identify all the use cases for which the items included are relevant; however, the data elements are provided to allow their consistent representation where they are found appropriate to support identification activities of the organization or jurisdiction
84	ISO/TS 27790:2009	Health informatics - Document registry framework 健康信息学 文件注册框架	ISO/TS 27790:2009 specifies a general purpose document registry framework for transmitting, storing and utilizing documents in clinical and personalized health environments. It is quite broad in its applicability to realise the goal of sharing health related documents spanning a broad spectrum of health domains such as healthcare specialities covering laboratory, cardiology, eye care, etc and the many areas of personalized health. ISO/TS 27790:2009 also references a number of companion standards-based specifications that offer optional extensions to enhance the basic capabilities offered by IHE XDS. It references the support of the following

续　表

序　号	标准号	标准名称	标准内容
			An XDS extension supporting the fragmentation of the content of the documents into two parts: a header fragment and a body fragment. This separation scheme enhances confidentiality because the gathering both of header and body and their relational information involves cracking into multiple repository servers. This has been developed as an IHE Korean Extension on the IHE XDS Profile. A series of security- and privacy-related IHE profiles, such as Patient Identification Cross-Referencing (PIX), Patient Demographics Query (PDQ), Basic Patient Privacy Consent (BPPC), Cross-Enterprise User Assertion (XUA)
85	ISO 27799:2008	Health informatics - Information security management in health using ISO/IEC 27002 健康信息学 用ISO/IEC 27002 进行健康信息安全管理	ISO 27799:2008 defines guidelines to support the interpretation and implementation in health informatics of ISO/IEC 27002 and is a companion to that standard. ISO 27799:2008 specifies a set of detailed controls for managing health information security and provides health information security best practice guidelines. By implementing this International Standard, healthcare organizations and other custodians of health information will be able to ensure a minimum requisite level of security that is appropriate to their organization's circumstances and that will maintain the confidentiality, integrity and availability of personal health information. ISO 27799:2008 applies to health information in all its aspects; whatever form the information takes (words and numbers, sound recordings, drawings, video and medical images), whatever means are used to store it (printing or writing on paper or electronic storage) and whatever means are used to transmit it (by hand, via fax, over computer networks or by post), as the information must always be appropriately protected

续　表

序号	标准号	标准名称	标准内容
86	ISO/TR 27809:2007	Health informatics - Measures for ensuring patient safety of health software 健康信息学 确保患者安全的健康软件的测试	ISO/TR 27809:2007 considers the control measures required to ensure patient safety in respect to health software products. It does not apply to software which is: necessary for the proper application of a medical device or an accessory to a medical device or a medical device in its own right. ISO/TR 27809:2007 is aimed at identifying what standards might best be used or created, and their nature, if health software products were to be regulated or controlled in some other formal or informal or voluntary manner whether national, regional or local. However, it is not the purpose of ISO/TR 27809:2007 to recommend whether or not health software products should be regulated. ISO/TR 27809:2007 applies to any health software product whether or not it is placed on the market and whether or not it is for sale or free of charge. It is addressed to manufacturers of health software products
87	ISO/HL7 27931:2009	Data Exchange Standards - Health Level Seven Version 2.5 - An application protocol for electronic data exchange in healthcare environments 数据交换标准.HL72.5版本 在医疗环境下电子数据交换的应用协议	ISO/HLT 27931:2009 establishes an application protocol for the electronic exchange of data in healthcare environments
88	ISO/HL7 27932:2009	Data Exchange Standards - HL7 Clinical Document Architecture. Release 2 数据交换标准 HL7临床档案构架第2版	ISO/HLT 27932:2009 covers the standardization of clinical documents for exchange

续 表

序号	标准号	标准名称	标准内容
89	ISO/HL7 27951:2009	Health informatics - Common terminology services - Release 1 健康信息学 通用术语服务 第1版	ISO/HL7 27951:2009 seeks to establish an international framework for the development of an application programming interface (API) that can be used by messaging software when accessing terminological content. It is not intended to be a complete terminology service in and of itself
90	ISO/HL7 27953-1:2011	Health informatics - Individual case safety reports（ICSRs）in pharmacovigilance - Part 1: Framework for adverse event reporting 健康信息学 药物警戒中个人病例安全报告（ICSRs） 第1部分: 不良事件报告框架	ISO/HL7 27953-1:2011 seeks to establish an international framework for data exchange and information sharing by providing a common messaging format for transmission of ICSRs for adverse drug reactions (ADR), adverse events (AE), product problems and consumer complaints that can occur upon the administration or use of one or more products. The messaging format is based upon the HL7 Reference Information Model (RIM) and can be extended or constrained to accommodate a variety of reporting use cases. ISO/HL7 27953-1:2011 will be harmonized over time with other HL7 public health and patient safety reporting standards to help ensure that messaging constructs and vocabulary are harmonized in the HL7 Public Heath and Regulatory Reporting domains The data elements used in ISO/HL7 27953-1:2011 were identified as consistent across many of the use cases and can be applied to a variety of reporting scenarios. Specific reporting requirements within organizations or regions might vary
91	ISO/HL7 27953-2:2011	Health informatics - Individual case safety reports (ICSRs) in pharmacovigilance - Part 2: Human pharmaceutical reporting requirements for ICSR 健康信息学 药物警戒中个人病例安全报告(ICSRs) 第2部分: 个人病例安全报告(ICSR) 的人类药物报告要求	ISO/HL7 27953-2:2011 seeks to create a standardized framework for international regulatory reporting and information sharing by providing a common set of data elements and a messaging format for transmission of ICSRs for adverse drug reactions (ADR), adverse events (AE), infections, and incidents that can occur upon the administration of one or more human pharmaceutical products to a patient, regardless of source and destination

续　表

序号	标准号	标准名称	标准内容
92	ISO/TS 29585:2010	Health informatics - Deployment of a clinical data warehouse 健康信息学 临床数据库的调配	ISO/TS 29585:2010 has three sections, 1) general considerations of design and deployment, 2) data aggregation and data modelling and 3) architecture and technology, and is intended to provide an overall set of guidelines for clinical data warehouse deployment supported by useful descriptions concerning different data aggregation and modelling approaches as well as particular aspects of information architecture that contribute to successful deployment. The first section is of particular interest to healthcare decision-makers, including information technology managers, of requirements and procedures that support successful clinical data warehouse deployment. The second section supports the understanding, choice, instigation and evaluation of methods that ensure reliable selection and aggregation of primary data for adequate compilation and presentation to support decisions – this section is of particular interest to statisticians, epidemiologists, healthcare evaluation specialists and others. Section three is of particular interest to informaticians concerned with efficient architectures, data mining methods, dynamic data querying and visualization for clinical data warehouses
93	IEC 80001-1:2010	Application of risk management for IT-networks incorporating medical devices - Part 1: Roles, responsibilities and activities 与医疗设备相结合的IT网络的风险管理应用 第1部分：作用、职责和活动	IEC 80001-1:2010 recognizing that medical devices are incorporated into IT-networks to achieve desirable benefits (for example, interoperability), defines the roles, responsibilities and activities that are necessary for risk management of IT-networks incorporating medical devices to address safety, effectiveness and data and system security (the key properties). IEC 80001-1:2010 does not specify acceptable risk levels. IEC 80001-1:2010 applies after a medical device has been acquired by a responsible organization and is a candidate for incorporation into an IT-network. It applies throughout the life cycle of IT-networks incorporating medical devices. IEC 80001-1:2010 applies where there is no single medical device manufacturer assuming responsibility for addressing the key properties of the IT-network incorporating a medical device. IEC 80001-1:2010 applies to responsible organizations, medical device manufacturers and providers of other information technology for the purpose of risk management of an IT-network incorporating medical devices as specified by the responsible organization. It does not apply to personal use applications where the patient, operator and responsible organization are one and the same person

（三）HL7 标准

HL7 属于数据通信和信息共享标准类型，是一个医疗产业界信息交换的国际标准。作为一个获得美国国家标准组织（ANSI）认可并拥有标准发展组织（SDOs）资格的医疗健康信息系统，HL7 已被全世界多数发达国家的政府机构及大型企业所采用。

"Health Level Seven" 直译为"健康第七层"，原意指在国际标准化组织（ISO）的开放系统互联（open system interconnection, OSI）的网络七层模型中，HL7 将作为第七层即应用层的相关标准，它也是模型的最高层。应用层关注定义数据的交换，互换的同步和检查应用程序通信的错误，还支持如安全检查、参与者身份的识别、可用性检查、交换机制协商和最重要的数据交换结构等功能。

同时，这并不意味着 HL7 符合 ISO 定义的 OSI 第 7 层的基本原则，HL7 也没有指定一套经 ISO 批准的规范来对 HL7 的抽象消息（abstract message）规范之下的第 1 层至第 6 层进行详细说明。尽管如此，HL7 却符合设置在 OSI 模型第 7 层上的"应用到应用"接口的概念性定义。

在 OSI 的概念模型中，通信软件和硬件的功能被划分为 7 层。HL7 标准主要是针对第 7 层，即应用层上的问题。这些问题包括交换数据的定义、交换时间的控制以及在应用之间某种特定应用错误的传递。而在必要的时候，也会提及有关 OSI 模型较低层的协议，以帮助使用者理解标准的来龙去脉。有时为了帮助使用者建立基于 HL7 标准的工作系统，还会有关于这些协议的详细说明。

目前，标准侧重于描述不同系统之间的接口，这些系统用于发送或接收入院、出院或转院（admission/discharge/transfer, ADT）数据、查询、资源、患者预约、医嘱、检查结果、临床观察、账单、主文件的更新信息、病历、患者转诊和患者保健等。HL7 适用于不同系统环境中应用与数据结构之间的通信。

1. HL7 的内容

HL7 标准的内容主要包括：

1）一般查询接口在内的所有接口的总体结构；

2）患者管理（入院、出院、转院和登记注册）；

3）医嘱录入；

4）患者帐户（账单）系统；

5）作为可识别的数据元素来传送的临床观察数据，比如实验室结果；

6）与普通参考文件（主文件）同步的通用接口；

7）医疗信息管理；

8）患者和资源安排；

9）两个医疗架构之间患者转诊的消息；

10）支持问题导向病历交流的患者医疗信息，为在计算机信息系统中应用临床路径提供解决方案；

11）患者护理；

12）临床试验自动化；

13）应用管理；

14）人事管理；

15）财务管理。

2. HL7 的编码规则

HL7 的编码规则中规定的消息格式是由不同长度的、由字段分隔符分开的数据字段组成的，规定了如何对字段的不同数据类型进行编码，以及在何种情况下与单个字段重复。数据字段组成的逻辑组称为消息段。消息段由消息段分隔符分隔，每一个消息段由 3 个字母开头，用于识别该消息段。消息段可以是必需的，也可以是选择的，还允许重复。单个数据字段可以通过它们在相关消息段中的位置来识别。

所有的数据都是用已规定的字符集中可显示字符来表示的，除非在 MSH 的消息头中被修改，否则 ASC Ⅱ可显示字符集（包括 20 和 7E 之间的 16 进制数值）就是默认字符集。字段分隔符必须从 ASC Ⅱ可显示的字符集中进行选择。除了消息段分隔符是 ASC Ⅱ回车符，所有其他特殊分隔符和字符也都是可显示字符。

对于有‘’值和空值（null）的数据字段，其编码规则是有区别的。编码规则特别说明如下：如果接受消息的应用软件不能够处理空值的数据字段，则应该把它作为‘’数据字段。对于消息中存在的未预期的字段，接收消息的应用软件应该忽略，而不应该将它视为一种错误。

3. 基于 HL7 标准的数据交换原理

HL7 采用消息传递方式实现不同软件模块之间的互连。不同格式的应用程序数据，首先按照 HL7 标准的语法规则，转化成各个系统可识别的标准数据格式——HL7 标准的规则消息（目前多采用 XML 文档格式），然后按照一定的网络传输协议，通过符合 FTP/TCP/IP 等协议的数据表或以 E-mail 的方式传送到接收方。接收系统应用层在接收到数据表后，回传数据传输的应答消息，并对收到的数据进行有效性的验证；消息通过有效性验证后传到应用程序，再按 HL7 标准的规则进行解析，将消息转换为应用程序可以识别的数据，从而完成不同系统间的数据交换和互通互连。

4. HL7 的实现机制

HL7 的实现机制是"触发事件（trigger events）"。例如，医生为住院患者开了 X 线检查，护士在医院信息系统（hospital information system, HIS）录入医嘱时产生触发，在 HIS 端 HL7 引擎产生消息，并传递给放射信息管理系统（rediology information system, RIS）端 HL7 引擎，由它解析后，通知 RIS 系统为该患者进行 X 线预约。

HL7 标准包含 256 个事件、116 个消息类型、139 个段、55 种数据类型，408 个数据字典，涉及 79 种编码系统。但在应用 HL7 标准时，并不一定需要涉及标准的全部内容，可以选择自己需要应用的相关事件、消息类型和段。同时，在数据字典和编码系统方面，HL7 标准并没有进行强制的规定，而是由用户选择。

5. HL7 新版本 HL7 v3.0 版的基本原则

HL7 v3.0 采用 XML 作为首选的消息编码方式，与先前的竖线编码相比，该方式明显具有更好的规范性和可读性，这也使得新版数据交换标准的界面友好，便于普及。因为 HL7 V3.0 有科学的开发和组织方式，在最大程度上提高了互操作性和可复用性，减少了随意性。

（1）HL7 v3.0 版的范围及目标用户应遵循的原则

1）国际化。v3.0 版将允许 HL7 的会员国使用 HL7 标准或建立本地化的版本，以满足不同地区的要求。

2）对非标准系统的支持。如同先前的版本，v3.0 版被设计为通过一种技术方法在"古老系统"中运行。这些还在运行的"古老系统"都是一些现存的或正在制定中的"开放系统"标准，如国际标准化组织（International Standards Organization，ISO）、开放系统基金会（Open Systems Foundation）、对象管理小组（Object Management Group）等标准化机构制定的标准，不符合要求或不提供支持的非标准系统。另一方面，HL7 同样也不需要任何操作系统或软件的特有功能。在实际应用中，这就意味着 v3.0 版可如所有的先前版本一样，能交换所有基于印刷字符的消息。此外，新版本还将利用现代技术来规范 HL7，实现以下功能：①系统构建者将不需要从唯一渠道购买软件来实现 v3.0 版；②在这些系统中生成的消息将包括同样的数据内容，因而消息在印刷字母格式和奇特格式间转换，变得非常简单。

3）与系统的松散结合：v3.0 版并不是一个交换 HL7 消息的系统功能标准，它与系统之间是一种松散结合。但 HL7 v3.0 版为了响应触发事件或其他消息，需要接收或发送某些数据，因此，需要应用系统具有接收和发送的功能。

4）模式与拓扑：v3.0 版的消息将使用多种模式和拓扑来发送。消息即可以向"主动更新"一样，经过存储转发网络来立即响应发送，也可以在消息传递方式和时间没有特别规定时，采用批量处理发送。另外，v3.0 版可以通过外加的软件来支持"一对多"分布及存储、转发、发布。

（2）HL7 v3.0 版内部版本的兼容性应遵循的原则

v3.0 版与 v2.X 版相比，在兼容性方面，v3.0 版包含了 v2.X 系列最终版本的信息内容，包括所有的属性和触发事件。

在 v3.X 版的兼容性方面，通过新引入的"增强兼容"功能，在所有使用基于老的或新的 v3.X 版本家族的 HL7 协议系统之间提供最大程度的互用性。在"增强兼容"不能顾及的范围内，HL7 将使用缓慢但渐进的改进协议来保持兼容，并不断地发展以满足新的要求。

（3）HL7 v3.0 版的保密性及安全性应遵循的原则

在患者信息的保密方面，v3.0 版将引入显著的保密性功能来保护患者的信息；在服务的授权鉴别方面，新功能包括电子签名、基于比密码访问有更先进技术的用户授权等。此外，由于 v3.0 版的多系统要求，所以要求这些系统拥有授权和鉴定的功能。在安全、隐私以及完整性方面，新功能包括公用的或自用的密匙加密技术，以及相应的系统校验和认可等。

6. 临床文档架构版本 2（CDA R2）

除了消息交换标准之外，HL7 组织也开发了用于临床文档的表现和展现的标准，该标准称为临床文档架构 (clinical document architecture, CDA)。CDA 定义了临床文档的结构和语义，一个 CDA 文档在交换过程中的数据结构，是成功实施 HL7 的一个非常重要的因素。

CDA 是一个三层结构，目前大多数医院都还在实施第一层。CDA R2 是 HL7 开发的 v3 标准之一，用于撰写临床文本标准，最初发布于 2000 年。目前 CDA R2 由 2000 年版本发展而来。相对于最初的版本，整个 CDA R2 的临床文本模型完全从 HL7RIM 模型导出，用 XML 的方式来表示，以提供撰写不同结构的临床文档的能力，从而使得对于不同结构的文档（从完全不由 CDA 控制的无结构不透明数据块到 CDA 模型定义的高度结构化、编码表达的临床信息），可以方便地采用同样的方式管理。CDA R2 并不规定文档的存储和传送方式，其他标准或规范亦可以用作 CDA R2 文档的交换。

（四）医学数字成像和通信标准

1. DICOM 概况

医院数字成像和通信标准（DICOM）是美国放射学会（American College of Radiology, ACR）和美国电器制造商协会（National Electrical Manufacturers Association, NEMA）组织制定的专门用于医学影像的存储和传输的标准。

20 世纪 70 年代，随着计算机断层扫描（CT）、磁共振（MR）、心血管造影（DSA）和超声成像（Ultrw-B）设备以及计算机在临床中的广泛应用，美国放射学会（ACR）和国家电子制造商协会（NEMA）认识到在不同制造商制造的设备之间需要一个传输图像信息的标准方法。

美国放射学会（ACR）和美国电器制造商协会（NEMA）在 1983 年成立了联合委员会来制定 DICOM 标准，并于 1985 年发行版本 1.0。1.0 版很快提出两个修订版本：第一个于 1986 年 10 月提出，第二个于 1988 年 1 月提出。1988 年发行版本 2.0，包含版本 1.0 的印刷修订版和附加的修订版。其中，包含提供命令显示设备的新资料，引入一个新的分级表来识别一个图像，并且当描述一个图像时，还可以为增加的特征加入新的数据元素。

从 1993 年发行的版本 3.0 开始，该标准被正式命名为 DICOM 3.0。3.0 版采用了面向对象的分析方法，定义了医院影像在存储和通信过程中的各个实体和关系，提供了对 ISO-OSI（International Standard Organization-Open System Interconnection）和 TCP/IP（Transmission Control Protocol/Internet Protocol）的支持，使其在医学影像应用上可以与其他通信协议栈直接通信而不需要重新编写程序。考虑到技术的发展，标准采用了多部分的文档结构，对可能变化或扩充的部分以附录的形式提供，这样标准在更新时涉及面可以尽量小。

这些标准出版物指定了一个硬件接口、软件命令的最小集合和一个一致的数据格式集合。

2. DICOM 标准的目的和应用

DICOM 随着图像化、计算机化的医院设备的普及和医院信息系统，特别是影像存储与传输系统（picture archiving and communicating system, PACS）与远程医疗系统的发展应运而生。当 CT 和 MR 等设备生成的高质量、形象直观的图像在医疗诊断中被广泛使用时，不同的生产商生产不同型号的设备，为图像的使用带来了很大的困难。医疗信息系统随之产生许多新的问题：如何存储数据量极大的图像并能有效地管理？不同生产商的设备能否直接连接？如何能够在不同的生产商设备之间共享信息资源？……显然这些问题的解决方法是采取统一的标准。

DICOM 的主要目的是促进不同医学成像设备间的互操作性，提供与制造商无关的数字及其相关的通信和存储功能的统一格式，以促进 PACS 的发展，并提供广泛的分布式的诊断和查询功能。

DICOM 是医学影像信息系统领域中的核心，它主要涉及医院信息系统中最主要也是最难的医学影像与传输，可直接应用在 RIS 和 PACS 中。DICOM 也是研究和开发具有网络连接功能，实现信息资源共享的新型医疗仪器的技术基础。医疗仪器朝着自动化、智能化发展的同时，也在向着具有通信能力的遥控遥测和信息远程获取的网络功能发展。医疗仪器既是医疗信息系统中的信息源，又是系统中的信息运行者，是信息系统中的一个主要环节。网络化的医疗仪器对医学信息系统的重要性是不言而喻的。

DICOM 标准的另一个特点是它定义在网络通信协议的最上层，不涉及具体的硬件设施而直接应用网络协议，因此与网络技术的发展保持相对独立，可以随着网络性能的提高而使 DICOM 系统的性能立即得到改善。DICOM 尽管提供了 OSI 的网络模型，但实际上目前网络绝大部分都是在 TCP/IP 协议下构成的，网络硬件采用的形式也多种多样，如 100M 的双绞线（100 Base-T）、光纤分布式数据接口（FDDI）、综合业务数字网（ISDN）、IT 线路等，还有速度较低的 10 兆网（10 Base-T）和电话线路。只要设备具有支持 TCP/IP 协议的网络接口，在软件的支持下，就可以像 PC 机一样实现"即插即用"，非常方便地加入医学系统的网络。在这样的情况下，用 DICOM

实现的医疗信息系统，无论是 RIS 还是 PACS，都具有类似结构。

在采用 DICOM 标准的信息网络系统中，所有 DICOM 设备之间都可以按照 DICOM 的网络层协议进行互联和操作。临床医生可以在办公室查看 B 超设备的图像和结果，可以在 CT 机上调用磁共振图像进行图像的叠加融合，也可以通过网络调用存储在其他医院的图像结果。无论是本院、本地还是相距很远的外地，DICOM 设备都可以通过网络相互联系、交换信息。

由于提供了统一的存储格式和通信方式，普及 DICOM 标准可以简化医疗信息系统设计，避免许多重复性的工作，加快信息系统的开发速度。对于无纸化、无胶片化医院的实现和远程医疗系统的实施将会起到极其重要的作用。

3. DICOM 标准中涉及的基本概念和定义

DICOM 标准涉及医学影像、数据通信、管理信息系统等领域，在标准中又采取了面向对象的描述方法和实体－关系（Entity-Relation, E-R）模型，从而引入了大量的各个专业方面的术语。这些术语可能给标准的阅读和理解带来困难。下面将对标准中涉及的常用技术词汇和缩略给予简要的解释。

1）实体（entity）：表示一个或一类有相同特性个体的应用对象。在计算机系统分析中，凡是可以区别并被人们认识的事、物、概念等，都可以被抽象为实体。实体一般有若干特征，称为属性。如患者是一个实体，具有姓名、性别、年龄等属性；图像也是一个实体，它有图像尺寸、图像数据等属性。

2）联系（relation）：表示实体之间的相互关系。如患者实体与分析实体之间存在着应用联系，打印机和胶片实体之间存在着打印的联系。

3）实体－关系（E-R）模型：描述现实世界的一种信息模型。通过定义实体以及实体间的联系，表现系统的需求和功能，通常以 E-R 图的方式表示。在 DICOM 中，用方框表示实体，用菱形表示联系，用带箭头或不带箭头的线段将实体（方框）与联系（菱形）连接表示它们之间存在联系。这是面向对象的分析方法所采用的主要表示方法，是对客观世界的一种抽象。

4）对象（object）：外部世界事物在计算机内部的表示，是事物属性和处理方法的集合。对象具有封装性和继承的特性。封装是指对象将属性和方法集合在一起，一般情况下只提供给自己和派生对象使用。继承是指当一个对象是由另一个对象（父对象）派生出时，它就自动具有父对象所具有的属性和方法。面向对象的方法就是以对象技术为中心，分析系统中各个信息的关系，抽象出系统各层次的对象模型，给出准确的系统描述，并在计算机系统中给予实现。应用面向对象的方法，可以提高开发效率，实现软件复用。

5）信息对象定义（information object definition, IOD）：信息实体的抽象，是 DICOM 命令的作用受体。

6）服务（service）：某对象为其他对象或程序提供的功能。要求使用该功能，称为申请服务。提出要求的为申请服务用户，而能完成该功能的对象是服务的提供者。

7）服务对象对（service object pair, SOP）：DICOM 信息传输的基本功能单位，包括一个信息对象和一组 DICOM 消息服务元素。

8）协议：计算机网络中为保证能正确地传输数据而必须共同遵守的通行规则和格式。

9）ISO-OSI：国际标准化组织（International Standard Organization, ISO）所定义的开放系统互联（open system interconnection, OSI）的七层网络参考模型。作为一个严格的网络模型，对于计算机网络的研究和发展起了重要的作用，但是由于种种原因在实际中并未得到广泛的普及。DICOM 标准在制定时，OSI 正值发展的高潮期，因此也成为 DICOM 中主要的网络参考模型。

10）TCP/IP：传输控制协议、互联网协议，它首先在 UNIX 系统中使用，随后成为计算机网络中不同种类计算机之间通信的主要通信协议，是互联网的基础。

4. DICOM 标准的组成

DICOM 标准由以下 16 个部分组成：

第 1 部分：给出了标准的设计原则，定义了标准中使用的一些术语，对标准的其他部分给出了一个简要的概述。

第 2 部分：给出了 DICOM 的兼容性定义和方法。

第 3 部分：描述如何定义信息对象，对医学数字影像存储与传输方面的信息对象给出了抽象定义。

第 4 部分：服务类的说明。

第 5 部分：数据结构和说明。

第 6 部分：数据字典，是 DICOM 中所有表示信息数据元素定义的集合。

第 7 部分：消息交换。

第 8 部分：消息交换的网络支持。

第 9 部分：消息交换的点对点通信支持。

第 10 部分：用于介质交换的介质存储和文件格式。

第 11 部分：介质存储应用卷宗，用于医学影像及相关设备信息交换的兼容性声明。给出了心血管造影、超声、CT、MR 等图像的应用说明和 CD-R 格式文件的说明。

第 12 部分：用于介质交换的物理介质和介质格式。

第 13 部分：点对点通信支持的打印管理。

第 14 部分：说明了灰度图像的标准显示功能。

第 15 部分：安全概述。

第 16 部分：内容映射资源。

（五）健康信息标准集成

1989 年，美国某一医院放射科所做的工作流程分析发现，一个住院患者的常规胸片检查需要 59 个步骤，并需要 12 个工作人员的参与。没有集成医疗领域内多种信息系统和影像设备，单独应用计算机带来的变化，几乎没有减少工作步骤和每一步骤的时间。因此，在后续的 10 年中，该放射科多次重新设计了工作流程，并使用 DICOM 和 HL7 进行通信。这些努力将工作流程减少到了 10 个步骤以下，并同时加快了科室的周转时间。过去这些接口价格贵、速度慢，并且不可靠。IHE[①]最初由一些医疗机构和医疗卫生 IT 厂商在北美放射协会（Radiological Society of North America，RSNA）和医疗健康信息与管理系统协会（Healthcare Information and Management Systems Society，HIMSS）的赞助下共同发起，其目的是为推动放射影像 IT 应用系统之间基

---

① IHE 是 Integrating the Healthcare Enterprise 的缩写，目前国内尚未统一定名。

于工业标准的互操作性，它定义一个共同的语言来帮助人们讨论怎样集成不同类型的信息系统。如今，IHE 被认为是医疗 IT 领域中最成功的标准组织之一，已成长为一个真正的国际化组织，拥有全球赞助者如 RSNA、HIMSS、美国心脏病协会（American Heart Association, ACC）等。IHE 规范已经成为许多医疗 IT 开发项目中应用的关键方法，从医院内部的系统集成架构到区域性甚至国家级数字医疗信息计划中的电子健康记录（EHR）蓝图。通过与 IHE 国家委员会及其当地赞助者的合作，IHE 组织教育培训活动、进行互操作性演示和发布互联互通测试码，在全球范围促进医疗 IT 系统的互操作性，并取得了巨大成功。

IHE 是医疗机构和医疗卫生 IT 厂商共同努力的成果。一方面，医疗机构在使用医疗 IT 系统方面的第一手经验极大地帮助了 IHE 确定在改善医疗卫生服务质量和效率方面具有关键影响的互操作性问题。通过开发解决这些问题的集成规范，IHE 对医疗机构在业务流程整合中最急迫的需求做出回应。同时，在解决这些问题的过程中，IHE 也逐步把它的领域从放射学扩展到了 IT 基础设施、临床检验、患者照管协调、医疗质量。另一方面，IT 厂商的积极介入使 IHE 技术方案能很快地在医疗 IT 产品中实现，并应用到医疗实践中去。医疗服务机构和 IT 厂商在 IHE 旗帜下的携手合作是 IHE 成功的一个重要特征。而今天，通过运用 IHE 集成模式，大部分工作流程得到了改善。

1. IHE 概况

IHE 并非新的行业标准体系，更不是技术及设备的认证。它只是对现有标准的应用、执行过程及实施方式等进行规范与合理定义，即定义一个共同的语言来帮助人们讨论怎样集成不同类型的信息系统，并主要通过提升已经建立的工业标准（如 HL7、DICOM）的协调使用水平，来明确指定对患者的最佳诊疗和处理。IHE 组织也不是一个建立标准的组织。

2. IHE 技术框架

IHE 技术框架定义了一个公共的信息模型和一个公共的词汇表，用于系统中医学信息的通信。这个信息模型被称作 IHE 集成模型，它定义了为满足特殊医疗需求的所有集成功能，描述了临床信息和工作流程需求，并定义了满足这些需求的角色和事务，即 IHE 集成模型（IP，integration profiles）= 角色（actor）+ 事务（transaction）。其中，角色是指把产生、管理或操作信息的信息系统或应用程序抽象为医疗功能单元，每个角色支持一套 IHE 事务，实际的医疗信息系统可能包含一个或多个角色。事务是指角色间的信息交互，该交互基于现有标准（HL7、DICOM）实现，每个事务都定义了所对应的特定标准及细节信息。IHE 集成模型如图 3.2 所示。

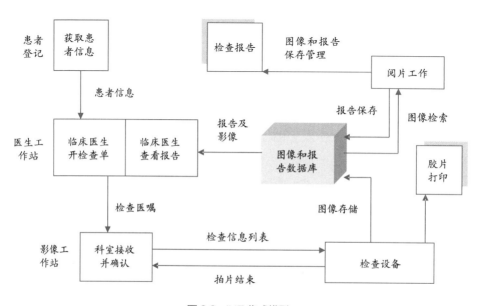

图 3.2　IHE 集成模型

（资料来源：颜雨春，周典，朱启星. 数字化医院建设与管理［M］. 合肥：安徽科学技术出版社，2010.）

3. IHE 的主要内容

自 1999 年以来，IHE 已经完成并发布了 17 个集成模型，定义了多个事务处理，主要有：

1）预定工作流程：定义了在患者影像流程的关键步骤中的信息流（登记、排序、预约、就诊、分发与存储）。

2）患者信息的协调：定义了一种有效方法来处理患者信息不唯一或者错误的情况。

3）图像信息表达的一致性：保持在不同介质和不同显示模式下图像浏

览和标注的一致性。

4）成组信息的表达方式：管理在一个获取过程中获取的系列影像。

5）获取放射学信息：建立一种在科室之间共享放射学影像与信息的机制。

6）关键图像的标注：允许在序列的关键图像上附加文字性注释与指针。

7）简单图像和数字的报告：实现一种标准，即创建、管理、存储、查看包括图像、正文和数字等的报告。

8）后处理工作流程。

9）报告工作流程。

10）可携带影像：在遵从 IHE 的 CDR 上发布图像信息，解决不同类型介质不兼容的问题。

这些内容已经基本覆盖了放射科信息化环境中影像存档与传输系统（PACS）、放射信息系统（RIS）工作流程常规的执行过程及 PACS-RIS 中的流程集成及数据通信的主要操作环节。同时也涉及医院信息系统（HIS）管理域中与影像学检查流程相关的工作流及数据流过程。

4. IHE 的获益者

IHE 的获益者如下：

1）医疗机构。改善工作流程，减少错误和重复工作。

2）患者。提高服务质量、信息安全和效率。

3）系统供应商。减少实施的复杂性和时间、费用，更好地满足客户集成需求。

4）标准组织。标准推广和反馈。

5）政府。提高医疗信息的互操作性，降低医疗成本。

（六）SNOMED 系统医学命名法

1. SNOMED 概况

人类与兽类医学系统术语（systematized nomenclature of human and veterinary medicine，SNOMED）是由美国病理学会（College of American

Pathologists, CAP）发展的、描述病理检验结果的医学系统化术语。

目前，SOMED 已在 40 多个国家得到应用。SNOMED 对电子病历系统术语的标准化发挥着极为重要的作用。美国病理学会开始与信息标准组织 HL7 和放射学学会——国家电子制造商协会合作共同发展 SNOMED。

SNOMED 支持疾病的多方面编码，是一个术语系统。国际版（SNOMED 3.0 以上）有 11 个轴（模块），每一模块为一个完整的等级分类系统（见表 3.2）。

每一种疾病诊断包含局部解剖学代码、形态学代码、微生物学代码和功能代码，确切定义一种诊断需要 4 种代码复合。如诊断代码 D-13510（链球菌性肺炎）等价于 T-2800（解剖代码、肺部）、M-4000（形态学代码、炎症）和 L-25116（微生物学代码、链球菌）。

表 3.2　SNOMED 的 11 个轴

轴	定义	说明
T	局部解剖	解剖术语
M	形态学	细胞、组织、器官
L	微生物学	细菌和病毒
C	化学制品	药物
F	功能	体征和症状
J	职业	描述职业的术语
D	诊断	诊断术语
P	过程	管理、诊断和治疗过程
A	物理因素、力、作业	与疾病相关的设备和行为
S	社会关系	医学上的社会条件和重要关系
G	一般状况	语法连接和资格

通过使用复合和并列代码以及连接词，如"与"、"或"、"由……引起"等，SNOMED 可组合医学概念形成更复杂的概念。几乎所有 ICD 中的所有术语都可由疾病和诊断（D- 代码）模块合并而成。

用 SNOMED 术语系统书写诊断报告很有前途，但用它形成复杂概念和复杂实体的规则尚待开发。各种代码的自由组合，会导致无意义的代码，而要让计算机检测代码是否有意义，几乎是不可能的。

在 SNOMED 中的诊断可能包含 X 射线物相照片的编码、形态特征代码、活的生物体代码和一些功能代码。当明确地定义了这四种代码以后，就相当于定义了一个标准的诊断代码。例如，疾病代码 DE-14810 肺结核（D-14800），可以按照肺（T-28000）+ 肉芽瘤（M-44000）+ 分枝杆菌肺结核（L-21801）+ 发烧（F-03003）分解。

SNOMED RT（systematized nomenclature of human and veterinary medicine reference terminology）是为了满足医学信息处理的广泛要求，在原 SNOMED 3.5 版的基础上加入新的设计理念，于 2000 年面世的新产品。

（七）观测指标标识符逻辑命名与编码（LOINC）

观测指标标识符逻辑命名与编码（logical observation identifiers names and codes, LOINC）数据库旨在促进临床观测指标结果的交换与共享。其中，LOINC 术语涉及用于临床医疗护理、结局管理和临床研究等目的的各种临床观测指标，如血红蛋白、血清钾、各种生命体征等。当前，大多数实验室及其他诊断服务部门都在采用或倾向于采用 HL7 等类似的卫生信息传输标准，以电子消息的形式，将其结果数据从报告系统发送至临床医疗护理系统。然而，在标识这些检验项目或诊断服务部门的观测指标的时候，这些实验室或诊断服务部门采用的却是其自己内部独有的代码。这样，临床医疗护理系统除非也采用结果产生和发送方的实验室或诊断服务部门的观测指标代码，否则，就不能对其接收到的这些结果信息加以完全的"理解"和正确的归档；而在存在多个数据来源的情况下，除非花费大量的财力、物力和人力将多个结果产生方的编码系统与接受方的内部编码系统加以一一对照，否则上述方法就难以奏效。作为实验室检验项目和临床观测指标通用标识符的 LOINC 代码，解决的就是这一问题。

LOINC 标准由一些医学信息学者和临床医生在美国 Regenstrief 医疗研究所协调下开发而成。Regenstrief 医疗研究所负责维护和发展该标准，并拥有其版权。Regenstrief 研究所授予开放使用许可，允许公众免费使用 LOINC 编码。LOINC 编码已经在美国的大型医保一体化组织（例如 KaiserPermanente

和 Aetna）、商业医用检验机构（如 Quest、LabCorp、马友医院实验室和 MOS 实验室）和政府部门（如疾病预防和控制中心、国防部、退伍军人部和国家医学图书馆）广泛应用于检验结果报告数据交换。2005 年，美国卫生部（HSS）宣布 LOINC 编码被挑选为 HIPPA 财务结算申请附件的编码标准。

LOINC 数据库实验室部分所收录的术语涵盖了化学、血液学、血清学、微生物学（包括寄生虫学和病毒学）以及毒理学等常见类别或领域；还有与药物相关的检测指标，以及在全血计数或脑脊髓液细胞计数中的细胞计数指标等类别的术语。LOINC 数据库临床部分的术语则包括生命体征、血流动力学、液体的摄入与排出、心电图、产科超声、心脏回波、泌尿道成像、胃镜检查、呼吸机管理、精选调查问卷及其他领域的多类临床观测指标。LOINC 编码目前大约包含 4 万条术语，其中 3/4 用于检验观测指标数据编码。

在临床术语方面，除了临床观测指标，LOINC 标准还包含一组用于通用临床文本及其章节命名的编码，如临床笔记、进展报告、放射影像诊断报告、医学摘要等。LOINC 文本命名模型包括文本种类、医疗服务类型、临床机构、主题领域、文本作者训练和专业等级等信息。由于临床文本近来被认为是通向可伸缩的 EHR 方案的关键，LOINC 医学临床文本编码和命名引发了其他开发定义临床文本内容的标准组织（例如 HL7、IHE 等）的极大兴趣。LOINC 赋予概念唯一的编码及名字，每个编码定义在一个六维特征空间中：成分、属性、时间特征、系统样本、标尺和方法，其中方法是一个可选的特征，只包括在需要它的概念里。在临床检验结果编码领域，LOINC 已成为业界公认的用于不同系统之间交换数据的标准，并在其他标准协调组织得到采用（例如 IHE、EHR 化验室互操作性和连通性标准等）。

（八）欧洲健康信息学标准化技术委员会（CEN/TC 251）

当远程通信进入卫生保健领域，促进对标准化和标准共享性、安全兼容性、联通性以及交互性需求的时候，欧洲标准化委员会（Comité Européen de Nomalisation, CEN）意识到了医学信息学标准化的重要性与迫切性，于 1990 年成立了医学信息学技术委员会（TC 251），并在评估了医学信息学标准化的现状之后，确定了其所属各工作组、项目组的任务，具体包括分析研究支持临床和管理程序的健康信息机构，支持互操作系统的技术方法以及关于安全性、安全措施和质量方面的要求，组织、协调、制定和发布健康信息学标准，实现不同健康信息系统之间的相互兼容和互操作。

CEN/TC 251 由各代表团组成，代表团则由各成员国任命。它覆盖多个领域，每个领域都有一个独立的工作组（workgroup, WG），如下所示：

1）医疗卫生信息模式和病史（WG1）；

2）医疗卫生术语学、语义学和知识库（WG2）；

3）医疗卫生通信和医疗卫生信息表达（WG3）；

4）医学图像和多媒体（WG4）；

5）医用设备通信（WG5）；

6）医疗卫生、隐私、质量安全措施和保安设施（WG6）；

7）间断连接设备，包括"智能"卡（WG7）。

每一个工作组管理多个项目组，项目组以下有小组，每小组有若干受托准备文档的人员。CEN/TC251 依据医疗卫生市场情况确定其工作的优先级，挑选适合进一步标准化的公共规范和产品。

总体上讲，CEN/TC251 是与医学信息学欧洲研究与发展项目（高级信息学医学，AIM）同时建立的。研究、发展和标准化三方面相互促进，对未来智能医疗卫生和远程通信有着重大意义。

目前，CEN/TC 251 出版了一系列智能医疗卫生标准，详见表 3.3。

表 3.3　CEN/TC 251 出版的智能医疗卫生标准

序　号	标准号	标准名称
1	EN 1064:2005+A1:2007	健康信息学 标准通信协议 计算机辅助心电图
2	EN 1068:2005	健康信息学 代码系统的注册
3	CR 1350:1993	保健用现有信息交换格式的语法研究
4	EN 1614:2006	健康信息学 实验室医用器械表示法
5	EN 1828:2002	健康信息学 外科手术分类和编码系统用目录结构
6	EN/ISO 10781:2009	电子健康档案 系统功能模型

续 表

序 号	标准号	标准名称
7	EN/ISO 11073-10101:2005	健康信息学 医护点医用设备通信 第10101部分：术语
8	EN/ISO 11073-10201:2005	健康信息学 医疗信息交流 第10201部分：域信息模型
9	EN/ISO 11073-20101:2005	健康信息学 医疗信息交流 第20101部分:应用剖面图
10	EN/ISO 11073-30200:2005	健康信息学 医疗信息交流 第30200部分：电缆连接传输
11	EN/ISO 11073-30300:2005	健康信息学 医疗信息交流 第30300部分：红外传输
12	EN 12052:2004	健康信息学 数字成像 通信、工作流和数据管理
13	CR 12161:1995	健康信息学 卫生领域协议的定义方法
14	EN 12251:2004	健康信息学 保健的安全使用者识别 使用密码校验的管理和安全
15	EN 12264:2005	健康信息学 概念系统的分类结构
16	EN 12381:2005	健康信息学 健康护理特殊问题的时间标准
17	EN 12435:2006	健康信息学 健康状况测量结果表示
18	ENV 12443:1999	健康信息学 健康信息框架(HIF)
19	ENV 12537-1:1997	健康信息学 医疗部门EDI用信息客体的登记 第1部分:记录器
20	ENV 12537-2:1997	医学文献 EDI保健文献的注册 第2部分:注册程序
21	CR 12587:1996	健康信息学 医疗信息发展的方法论
22	ENV 12610:1997	医学资料 医药产品识别
23	ENV 12611:1997	健康信息学 概念系统的范畴结构 医疗器械
24	ENV 12612:1997	健康信息学 卫生护理管理信息交换用消息
25	EN 12967-1:2007	健康信息学 服务架构 第1部分：企业
26	EN 12967-2:2007	健康信息学 服务架构 第2部分：信息
27	EN 12967-3:2007	健康信息学 服务架构 第3部分：数字化
28	EN 13606-1:2007	健康信息学 电子健康档案通信 第1部分：参考模型
29	EN 13606-2:2007	健康信息学 电子健康档案通信 第2部分：典型的互换说明
30	EN 13606-3:2008	健康信息学 电子健康档案通信 第3部分：相关的典型及专业术语清单
31	EN 13606-4:2007	健康信息学 电子健康档案通信 第4部分：安全
32	EN/ISO 13606-5:2010	健康信息学 电子健康档案通信 第5部分：接口规范
33	ENV 13607:2000	健康信息学 处方信息交换用信息
34	ENV 13608-1:2000	健康信息学 卫生健康通信安全 第1部分:概念和术语
35	ENV 13608-2:2000	健康信息学 卫生健康通信安全 第2部分:安全数据科目

序 号	标准号	标准名称
36	ENV 13608-3:2000	健康信息学 卫生健康通信安全 第3部分:安全数据通道
37	EN 13609-1:2005	健康信息学 卫生健康系统支持信息维护用消息 编码方案的更新
38	ENV 13609-2:2000	健康信息学 卫生健康系统支持信息的维护 第2部分:医学实验室特殊信息的更新
39	CR 13694:1999	健康信息学 安全及保健相关软件的质量标准
40	ENV 13730-1:2001	健康信息学 输血的相关信息 第1部分:护理相关的疗养信息
41	ENV 13730-2:2002	健康信息学 输血的相关信息 第2部分:产品相关信息
42	EN 13940-1:2007	健康信息学 维持保健连续性的概念系统
43	EN 14463:2007	健康信息学 描述医疗分类系统内容的句式
44	EN 14484:2003	健康信息学 属欧盟数据保护指令的国际个人健康数据交换保密策略
45	EN 14485:2003	健康信息学 欧盟数据保护指令国际应用中个人健康数据的使用导则
46	EN 14720-1:2005	健康信息学 服务要求 第1部分：医疗安排和出院等基本服务
47	CEN/TS 14796:2004	健康信息学 数据类型
48	EN 14822-1:2005	健康信息学 通用信息单元 第1部分：概述
49	EN 14822-2:2005	健康信息学 通用信息单元 第2部分：非医疗信息
50	EN 14822-3:2005	健康信息学 通用信息单元 第3部分：临床信息
51	CEN/TS 14822-4:2005	健康信息学 通用信息单元 第4部分：文档标题
52	CEN/TS 15127-1:2005	健康信息学 生理测量软件检验 第1部分：总则
53	CEN/TS 15211:2006	健康信息学 对可扩展标记语言(XML)分级信息描绘图
54	CEN/TR 15212:2006	健康信息学 词汇：基于医疗信息数据库的网络维护程序
55	CEN/TR 15253:2005	健康信息学 健康信息交换要求的服务质量
56	CEN/TS 15260:2006	健康信息学 健康信息产品防范风险分级
57	CEN/TR 15299:2006	健康信息学 患者及相关对象鉴定安全程序
58	EN 15521:2007	健康信息学 人体结构专用术语
59	CEN/TR 15640:2007	健康信息学 确保患者安全的医疗软件措施
60	CEN/TS 15699:2009	健康信息学 临床知识资料：元数据
61	EN/ISO 18104:2003	健康信息学 护理参考术语模型的集成
62	EN/ISO 18812:2003	健康信息学 临床化验设备与实验室信息系统的接口 使用说明

续 表

序 号	标准号	标准名称
63	EN/ISO 21549-1:2004	健康信息学 患者保健卡数据 通用结构
64	EN/ISO 21549-2:2004	健康信息学 患者保健卡数据 共同对象
65	EN/ISO 21549-3:2004	健康信息学 患者保健卡数据 有限的临床数据
66	EN/ISO 21549-4:2006	健康信息学 患者保健卡数据 第4部分：延伸的临床数据
67	EN/ISO 21549-5:2008	健康信息学 患者保健卡数据 第5部分：识别数据
68	EN/ISO 21549-6:2008	健康信息学 患者保健卡数据 第6部分：管理数据
69	EN/ISO 21549-7:2007	健康信息学 患者保健卡数据 第7部分：药物数据
70	EN/ISO 21549-8:2010	健康信息学 患者保健卡数据 第8部分：链接
71	EN/ISO 27799:2008	健康信息学 用ISO/IEC 27002进行健康信息安全管理

（九）美国智能医疗卫生标准及组织

美国国家标准学会（American National Standards Institute, ANSI）的卫生健康信息标准委员会（Healthcare Informatics Standard Board, HISB）负责卫生信息的收集、制定和推广工作。ANSI HISB 有 25 个具有投票权的成员和 100 多个一般成员，它所经营的标准主要是 ISO 的标准，但也有一些 HISB 成员的标准和自己制定的或自己制定获 ISO 认可的标准，这些标准都是根据美国自己的实际需要或各行业的特点制定并推行使用的，如美国试验材料学会、美国牙医学会等机构制定的标准。

ANSI HISB 的业务范围包括：

1）卫生保健模型和电了版的卫生保健记录；

2）卫生保健数据、图像、声音和信号的相匀交换；

3）卫生保健代码和术语；

4）诊断仪器和卫生保健设施的交流；

5）卫生保健协议、知识和统计数据库的交流；

6）卫生健康信息的相关领域。

其中，关于卫生健康信息的标准有两条：

1）ASTM E2085-00a 卫生健康信息的安全框架；

2）ASTM E2084-00 卫生健康信息使用数字化信号认证的详细标准。

对于智能医疗卫生的标准化体系而言，美国社会的多元性和自由化状态导致了美国独特的分散化标准体系的形成。美国官方（包括联邦政府和州政府）制定和发布标准，而各学术组织、团体及企业也制定和发布标准，其中某些具有权威性的学术团体也成为国际标准化组织 ISO 的成员。同时，1982 年美国政府公布的《参加志愿标准的制定和使用》通知（A-119 号）中还说明，美国的标准是自愿采用，这更使得美国智能医疗卫生标准化工作呈现明显的多元化现象。

由美国国家标准学会（ANSI）领导，医疗卫生信息技术标准专家小组（HITSP）受健康信息技术全国协同办公室（ONC）委托，为美国健康信息共同体所确定的用例选择和推荐 HCIT 标准。HISTP 是由 200 多个团体所组成的组织，包括客户、厂商、SDO 和非 SDO 组织，以及政府机构代表。HITSP 的目的是确定、选择和协调医疗卫生信息通信标准。

在高层意义上，HITSP 的目的同样是为了 HCIT 标准协调。它在很短的时间内评估分析了大量现存的 HCIT 标准，通过适当的选择为确定的用例做出明确的标准推荐，以及发现并确认 HCIT 标准的覆盖裂缝，从而为标准开发和其他组织的开发工作提供方向。

HITSP 制定的标准详见表 3.4。

HITSP 开发了正式的标准评估的规程和一套评估分析准则，用两层模型进行标准的选择：在顶层，每个 HITSP 推荐的方案解决了一个共同体所确定的健康信息互操作性问题。HITSP 把这样的总体方案称为互操作性规范（HITSP/IP）。基本上，HITSP/IP 代表了为解决相应问题所选择的不同标准及它们的结合、协同使用方案。HITSP/IP 由一批构件组成（第二层构成元件）。构件可以在不同的 HITSP/IP 之间重复使用，也可以在它们自己之间重复使用：所有的 HITSP 构件形成一个层次结构，在这中间高层的构件可以共享较低层的构件。

HITSP 采用了用例驱动的方法开发标准协调方案。根据共同体确定的"突破区域"，HITSP 首先为三个不同的用例开发了互操作性规范：EHR-临床检验结果报告（HITSP/IS-01：EHR-Laboratory Results Reporting）；公共卫生监督（HITSP/IS-02：Biosurveillance）；提升医疗卫生客户参与能力

表3.4 HITSP制定的智能医疗卫生标准

序 号	标准号	标准名称	标准内容
1	IS-01	Electronic Health Record (EHR)-Laboratory Results Reporting	The Electronic Health Records Laboratory Results Reporting Interoperability Specification defines specific standards to support the interoperability between electronic health records and laboratory systems and secure access to laboratory results and interpretations in a patient-centric manner
2	IS-02	Biosurveillance	The Biosurveillance Interoperability Specification defines specific standards that promote the exchange of biosurveillance information among healthcare providers and public health authorities
3	IS-03	Consumer Empowerment	The Consumer Empowerment and Access to Clinical Information via Networks Interoperability Specification defines specific standards needed to assist patients in making decisions regarding care and healthy lifestyles (i.e., registration information, medication history, lab results, current and previous health conditions, allergies, summaries of healthcare encounters and diagnoses). This Interoperability Specification defines specific standards needed to enable the exchange of such data between patients and their caregivers via networks
4	IS-04	Emergency Responder-Electronic Health Record (ER-EHR)	The Emergency Responder-Electronic Health Record Interoperability Specification defines specific standards required to track and provide on-site emergency care professionals, medical examiner/fatality managers and public health practitioners with needed information regarding care, treatment or investigation of emergency incident victims
5	IS-05	Consumer Empowerment and Access to Clinical Information via Media	The Consumer Empowerment and Access to Clinical Information via Media Interoperability Specification defines specific standards needed to assist patients in making decisions regarding care and healthy lifestyles (i.e., registration information, medication history, lab results, current and previous health conditions, allergies, summaries of healthcare encounters and diagnoses). This Interoperability Specification defines specific standards needed to enable the exchange of such data between patients and their caregivers via physical media or secure email exchange

续　表

序号	标准号	标准名称	标准内容
6	IS-06	Quality	The Quality Interoperability Specification defines specific standards needed to benefit providers by providing a collection of data for inpatient and ambulatory care and to benefit clinicians by providing real-time or near-real-time feedback regarding quality indicators for specific patients
7	IS-07	Medication Management	The Medication Management Interoperability Specification defines specific standards to facilitate access to necessary medication and allergy information for consumers, clinicians, pharmacists, health insurance agencies, inpatient and ambulatory care, etc.
8	IS-08	Personalized Healthcare	The Personalized Healthcare Interoperability Specification describes family history and genetic/genomic lab order and results which are used to provide personalized treatment specific to genetic makeup
9	IS-09	Consultations and Transfers of Care	The Consultations and Transfers of Care Interoperability Specification describes the information flows, issues and system capabilities that apply to: ①a provider requesting and a patient receiving a consultation from another provider, ② a provider requesting a transfer of care for a patient and the receiving facility admitting the patient. It is intended to facilitate access to information necessary for consultations and transfers for consulting clinicians, referring clinicians, transferring facilities, receiving facilities and consumers
10	IS-10	Immunizations and Response Management	The Immunizations and Response Management Interoperability Specification focuses on: ①providing information about individuals who need to receive specific vaccines, drugs, or other interventions; ②the ability to report, track, and manage administration of vaccines, drugs, isolation, and quarantine; ③the ability to identify and electronically exchange information describing the treatment or prophylaxis status of populations; ④the ability to exchange specific resource and supply chain data from public and private sectors

续　表

序　号	标准号	标准名称	标准内容
11	IS-11	Public Health Case Reporting	The Public Health Case Reporting Interoperability Specification supports the bi-directional information exchanges of the Public Health Case Reporting process. It focuses on enabling more efficient data capture at the point of care while allowing for optimizing the information delivery format and content allowing for current SDO efforts to be finalized. In the absence of standards in structured content and associated clinical decision support for alerts and information reporting criteria, this Interoperability Specification provides options for the secure communication of basic presentation preserving content to better automate the current paper-based information flows
12	IS-12	Patient-Provider Secure Messaging	The Patient-Provider Secure Messaging Interoperability Specification describes the information flows, processes, and system capabilities that are required for patients to interact with their healthcare clinicians remotely using common computer technologies readily available in homes and other settings
13	IS-77	Remote Monitoring	The Remote Monitoring Interoperability Specification addresses the information exchange requirements for the transfer of remote monitoring information from a device physically attached to or used by a patient in a location that is remote to the clinician to an electronic health record (EHR) system and/or a personal health record system
14	IS-91	Maternal and Child Health	The Maternal and Child Health Interoperability Specification addresses the ability to exchange obstetric and pediatric patient information between electronic health records (EHRs), the ability to incorporate pediatric assessment tools, guidelines and assessment schedules into EHRs, and the ability to exchange standardized patient assessments for antenatal care, pre-natal care, labor and delivery and post-partum care between EHRs. It also addresses the ability to incorporate assessment tools, guidelines and assessment schedules into EHRs for antenatal care, pre-natal care, labor and delivery and post-partum care, as well as the ability to exchange this information with appropriate public health programs

续　表

序号	标准号	标准名称	标准内容
15	IS-92	Newborn Screening	The Newborn Screening Interoperability Specification describes the information flows, issues, and system capabilities supporting newborn screening reporting and information exchanges among clinical care settings and public health
16	IS-98	Medical Home	The Medical Home Interoperability Specification focuses on the information received by the Medical Home (MH) for care coordination and the manner in which this information supports individual patient needs and co-morbidity management
17	IS-107	EHR-Centric	This Interoperability Specification consolidates all information exchanges and standards that involve an EHR System amongst the thirteen HITSP Interoperability Specifications in place as of the February 13, 2009 enactment of the American Recovery and Reinvestment Act (ARRA). This Interoperability Specification is organized as a set of HITSP Capabilities, with each Capability specifying a business service that an EHR system might address in one or more of the existing HITSP Interoperability Specifications (e.g., the Communicate Hospital Prescriptions Capability supports electronic prescribing for inpatient prescription orders). Greater detail on these Capabilities is provided as part of this Interoperability Specification, with their underlying HITSP constructs referenced in the Complete Library on HITSP.org
18	IS-158	Clinical Research	The Clinical Research Interoperability Specification covers clinical research in all its forms as it interoperates with healthcare systems, particularly EHRs. The specification spans two industries, healthcare and clinical research, and incorporates standards from healthcare (HL7 and IHE) and research (CDISC). The design leverages existing HITSP constructs and communication methodologies where applicable, and lays out new constructs as needed. The design also leverages the current players in the clinical research industry such as Electronic Data Capture (EDC) systems and research registries

135

（HITSP/IS-03：Consumer Empowerment）。每个互操作性规范都由交易包、交易和元件组成。事实上，很多组件为三个规范共享。

HITSP 赋予每个构件唯一的标识号，以便在互操作性规范中或其他较高层构件中引用。所有的 HITSP 构件被划分成三类：元件（ISC）、交易（IST）和交易包（ISTP）。

HITSP 元件是用于定义其他高级构件的一段技术定义，它可以是消息内容、文本内容规范和安全设计或词汇表（组）等。通常元件通过引用基础标准来定义。元件的主要目的是增强整套构件的模块化。元件自身并不能规定角色之间的互动，它常常通过为交易提供内容细节的规定参与角色互动。例如，ISC-35 规定了 HL7 ORU 消息的内容，ISC-37 规定了 CDA R2 文本规范，在不同的交易中用于检验结果的交换。这两个元件事实上基于 IHE 临床检验 SWF 和 XDS-LAB 集成规范中同样的工作开发而成。但在 HITSP 正式文本中，它们直接引用也是 IHE 集成规范所引用的基础标准（HL7 2.5 ORU 消息和 HL7V3 CDA R2）。但差别在于，HITSP 通过开发自己的元件，定义了自己的消息和文本内容规范。尽管这些元件都是基于 IHE 的同样工作而开发的，但是 HITSP 元件的维护和修改独立于其引用的标准。在 HISTP 的构件库中，元件是最底层的构件，用以构造交易和交易包。

交易是为了某个目标用例定义的一组角色之间的互动。在 HITSP 中，交易可以直接在基础标准上开发，也可以通过引用别的复合标准的集成规范（例如 IHE）或其他构件开发。如果引用外部集成规范或别的构件，HISTP 交易可能针对它自己的应用目的和场景引入新的限定。无论用哪种方法，HITSP 交易都可以使用 HITSP 元件。一个交易的例子是 IST-18（从 WEB 阅览报告），它使用 ISC-44（安全的 WEB 连接）为阅览期间建立安全的 HTTP 连接。

交易包定义（或应用）若干个交易和它们为达到该交易包预期目的作为一个整体的协同使用。所有较低层的构件（元件和交易）都可以用在交易包里。在 EHR- 临床检验结果报告互操作性规范的例子中，一个交易包的例子是 ISTP-13（管理文本的共享）。ISTP-13 引用 IHE XDS 集成规范来定义用于临床检验结果文本定位、查询和检索的交易包。ISTP-13 引用了 ICS-35，将其作为文本内容的定义——临床检验结果 CDA R2 文本规范。

HISTP 的工作代表更高层的健康信息标准协调，试图在更大的范围内推动基于工业标准的 HCIT 应用互操作性。在美国，HITSP 的目的是为全国范围的 EHR（为每个美国人建立纵向集成的健康记录）计划提供互操作性规范。在实际世界的系统实现中，一个产品可以选择参加 HITSP 互操作性规范的一个或多个交易，医疗机构和健康信息组织例如区域性健康信息组织（RHIO）可以选用相容的产品构造他们的方案，这些产品之间将能用 HITSP 规范通信互动。

（十）英国智能医疗卫生标准组织及其标准化发展现状

1. 英国标准化协会

英国标准化协会（British Standards Institution, BSI）是世界上第一个国家标准组织与世界领先的标准化服务的提供者。它创建于 1901 年，分支机构遍及全球 110 多个国家和地区。BSI 与制造业、服务业、商业、政府及消费者通力合作，以促进英国、欧洲和国际标准的发展。

BSI 采用事业部制管理模式，下设 4 个独立的事业部门：

1）BSI British Standards：英国国家标准化机构，负责研制标准和提供标准化解决方案，满足工商业界和社会的标准化需求。

2）BSI Management System：在全球范围内提供独立的第三方管理体系认证服务。

3）BSI Product Service：除了英国首个认证标志——风筝标志（Kitemark）相关业务外，围绕促进企业的产品创新，提升产品质量，确保产品符合相关的法律法规来展开业务。

4）BSI Entropy International：面向全球机构，针对提高环境、社会、经济管理水准，提供软件解决方案，旨在为全球可持续发展作出贡献。

2. 英国智能医疗卫生标准化发展现状

英国的智能医疗卫生标准化系统是最为完整的一个体系，是政府集权管理模式的代表。这主要得益于英国实施的国家卫生保健制度（National Health Services, NHS），该制度属于典型的全民医疗制度，而且卫生资源的配置历来重视计划手段，因而更需要进行信息的标准化，以便于相互交流和统一管理规划。

因此，英国国家卫生局于 1999 年 4 月成立了卫生信息管理机构，它是专门负责制定有关临床数据标准、技术标准，以及管理信息标准的信息标准委员会。由其出版的数据字典和数据手册是关于卫生信息的国家通用标准。2001 年 10 月还出版了最新版本的合印本《NHS 数据字典 & 数据手册 1.2》，代替了原有的《数据字典 3.3》和《数据手册 5.3》，从而保证了在 NHS 系统内实现信息的共享、交换和有效利用。

（十一）美国智能医疗卫生标准组织及编制方式

1. 美国国家标准局和美国国家标准学会

美国国家标准局（National Bureau of Standards, NBS）是美国唯一的一个全国性官方标准化机构，它作为美国标准的重要技术后盾发挥作用；而美国国家标准学会（American National Standards Institute, ANSI）实际上已成为美国的国家标准化中心，美国各界的标准化活动都围绕它进行。

美国国家标准学会是一个非营利性的民间标准化团体，通过它使得政府有关部门和民间的标准化组织相互配合，成了联邦政府和民间标准化系统之间的桥梁。它协调并指导美国全国的标准化活动，给标准制定、研究和使用单位以帮助，提供国内外标准化情报，并起着行政管理机关的作用。同时，美国国家标准学会又是 ISO 在美国的注册机构，ANSI 是 ISO 的创办成员之一，在 ISO 管理委员会和技术管理委员会占有永久席位。

2. ANSI 标准的编制方式

在实际工作中，ANSI 本身很少制定标准，其标准的编制，主要采取以下几种方式：

1）投票调查法，即有关单位负责草拟，邀请专家或专业团体投票，将结果报 ANSI 设立的标准评审会审议批准。

2）委员会法，即由 ANSI 的技术委员会和其他机构组织的委员会的代表拟定标准草案，全体委员投票表态，最后由标准评审会审核批准。

3）优选法，即从美国各专业学会、协会等社会团体制定的标准中，选择优秀标准，提升为国家标准，并冠以 ANSI 标准称号及分类号，但同时又保留原专业标准代号。

二、国内智能医疗卫生标准及组织

《中共中央国务院关于深化医药卫生体制改革的意见》（以下简称《意见》）指出："建设覆盖城乡居民的公共卫生服务体系、医疗服务体系、医疗保障体系、药品供应保障体系，形成四位一体的基本医疗卫生制度。"有关这四大体系的建设，原卫生部马晓伟副部长曾强调，除了需要财政支持、法律支持、政策支持外，还需要标准支持。他认为，医疗卫生工作专业性、特殊性很强，特别是医疗卫生服务既有管理性要求又有技术性要求，要做到规范服务，约束行为，体现人文关怀，必须以标准的形式，充实、完善和细化相应的制度、机制和要求。

然而，在国家智能医疗卫生化面临的诸多薄弱环节中，标准问题尤为突出。尤其是 SARS 疫情的出现，使得卫生部门和全社会对我国公共卫生信息系统标准不统一、信息滞后、信息不畅所导致的资源浪费、决策延误深有体会。实际上，在 SARS 全面爆发的 2003 年 4 月，由卫生部信息化工作领导小组制定的《全国卫生信息化发展规划纲要 2003—2010 年》（以下简称《规划纲要》）就已在全国卫生信息化工作会议上修改并通过。《规划纲要》明确了智能医疗卫生建设的指导思想：统筹规划、资源共享、应用主导、面向市场、安全可靠、务求实效。也提出了智能医疗卫生建设的基本原则：标准统一、保证安全、以法治业、经济实效、因地制宜。还提出了智能医疗卫生建设的建设目标：到 2010 年，建立起功能比较完备、标准统一规范、系统安全可靠，与卫生改革与发展相适应的卫生信息化体系，经济发达地区智能医疗卫生建设和信息技术应用达到中等发达国家水平，其余地区智能医疗卫生建设要处于发展中国家的前列。

可见，标准统一、智能医疗卫生标准化建设是我国智能医疗卫生建设的基础与重要领域。近年来，全国各级机构、组织在智能医疗卫生标准化建设方面取得了一定成效，初步建立起比较完整的国家智能医疗卫生标准体系，基本实现了与国际智能医疗卫生标准和国际通用智能医疗卫生标准的接轨，极大地提高了我国在智能医疗卫生标准国际化中的地位和作用。

（一）国内重要的智能医疗卫生标准化组织

从国内来看，参与智能医疗卫生相关标准的组织有来自管理部门、科研院所、医科院校、大型医院、协会、学会、银行、医疗保险公司、医疗卫生信息系统企业等。其中，管理部门有国家标准化管理委员会、国家卫生和计划生育委员会、国家食品药品监督管理总局、国家中医药管理局、人力资源和社会保障部、民政部、公安部、国家体育总局、中国保监会等相关部门；科研院所有中国标准化研究院、中国医学科学院、中国中医科学院、国家卫生计生委医院管理研究所等。

1. 原卫生部卫生标准委员会卫生信息标准专业委员会（CHISS）

卫生信息标准专业委员会（CHISS）是全国卫生标准委员会的分委员会，成立于 2006 年 10 月。CHISS 的主要业务范围包括卫生信息标准化需求分析、起草、制定卫生信息标准框架，对卫生信息标准进行起草、制定、维护、审验和推广运用，及时做好国际标准的引进工作，做好标准制定和应用中的协调工作，开展智能医疗卫生标准化的学术交流，参与国际有关标准组织。负责医疗卫生领域卫生信息相关处理技术、管理体系、信息处理相关设备、信息技术、管理认证和网络安全等标准。

目前，CHISS 已完成了"国家卫生数据字典与元数据管理系统"、"国家卫生信息标准基础框架"项目以及多项智能医疗卫生标准的研制。

2. HL7 中国委员会（HL7 China）

HL7 中国委员会于 2006 年 5 月成立，是 HL7 组织的国际会员之一，是依照 HL7 组织国际会员相关规定建立的非营利性社会团体。协会的宗旨是借鉴 HL7 标准研究发展符合中国实际的医疗资讯交换标准，提高中国医疗资讯水平，同时加强国际医疗资讯交流。

HL7 中国委员会是由致力于健康资讯交换研究或对其感兴趣的个人或团体自愿组成的社会团体，其活动遵循 HL7 国际会员协议的相关规定。协会的日常工作由会员大会选举产生的协会常务委员会负责。

协会的主要任务包括：参加 HL7 组织的相关活动，举办健康资讯交换标准研讨会及相关培训，整理健康资讯交换标准相关文献并发行健康资讯交换标准刊物，学术及情报交流、办理相关机构委托的健康资讯交换标准相关事宜等。

3. 电子病历研究委员会（EMR Steering Committee）

2005 年 12 月 12 日，由卫生部信息中心和英特尔合作，发起成立专门的组织和机构，通过立足需求，以信息交换共享为目标，与国际接轨，通过调研、评价和选择现有标准的组织，来研究电子病历相关事务流程、标准、平台等基础性问题，以推进国内电子病历的发展。2006 年 5 月，电子病历研究委员会（EMR Steering Committee）正式成立。目前，电子病历研究委员会下设三个组：应用模型组（usage model workgroup），主要负责相关业务过程分析以及其中的标准化需求；技术组（technical workgroup），主要负责标准和技术的选择、应用；知识产权组（intellectual property workgroup），主要负责在引用标准时涉及知识产权问题的有关研究。

电子病历标准化研究近期的目标有两个方面：一方面是医疗机构之间的检验结果报告共享（lab result sharing），即通过技术手段，来实现医疗机构之间的检验结果报告的互认，以减少患者的重复检查，这与目前国家倡导的医疗发展目标是一致的；另一方面是社区医疗机构与医院之间的双向转诊

（patient referral），即当一个患者从一个社区医疗机构转到一个医院（或者相反的情况）的时候，两者之间如何实现信息的共享问题。

4. 世界卫生组织国际分类家族合作中心（WHO-FIC 合作中心）

WHO-FIC 合作中心的主要职能是：促进国际分类家族（family of international classification, FIC）在我国的推广，同时面向全国卫生领域的各个行业，负责 FIC 有关事务的翻译和咨询，内容涉及疾病和与健康有关问题的信息编码和分类。WHO-FIC 合作中心的主要工作成绩有：ICD-9 的翻译、出版及推广应用；组织北京协和医院各医学领域的 100 多位专家共同编译并出版《国际疾病分类第九次修订本》（ICD-9）的中文版；为全国各地医院疾病编码统计人员和死因统计人员举办培训班，系统宣讲有关 ICD-9 编码的基本知识和实际操作方法；牵头分别成立"全国 ICD-9 死因统计协会组"和"全国 ICD-9 医院疾病统计协会组"，并开展了一系列的协作活动；为全国各地使用 ICD-9 的相关部门提供了有关 ICD 应用的大量咨询服务；ICD-10 的修订、翻译、出版、培训及推广应用，将我国在应用 ICD 中遇到的问题和建议提交 ICD-10 修订协会，以确保 ICD-10 的内容能够充分满足我国医学工作者的需要；对 ICD-10 英文版进行翻译、为全国各地从事疾病或死因编码和统计的人员举办各种类型的 ICD-10 培训和讲座；为全国各地使用 ICD-10 的相关部门提供有关 ICD 应用的咨询服务。

5. 中国医院协会信息管理专业委员会（CHIMA）

中国医院协会信息管理专业委员会（Chinese Hospital Information Management Association, CHIMA），是中国医院协会（原名中华医院管理学会）所属的分支机构，是协会领导下的全国性非营利群众性的行业学术组织。CHIMA 工作的主要着眼点在于：开展医院信息管理学术活动；制定有关医院信息标准管理规范及规章制度；培训和提高医院信息管理工作人员素质，从而推动中国医院信息管理工作的开展。CHIMA 团结了一批活跃在医院信息行业的领导、专家和广大专业技术人员，起着沟通卫生行业行政领导部门、广大 HIT 从业者、学术研究部门和智能医疗卫生供应商的桥梁作用。CHIMA 每年均举办在全国有着广泛影响、颇有声誉的"中华医院信息网络大会",开展医院信息化现状调查,支持全国医院首席信息官(chief information officer, CIO)俱乐部与 HIT 供应商俱乐部的活动,协办《中国数字医学》《中国信息界》杂志,是当前世界较为活跃、颇具影响力、学术水平较高、亲和力强、被同仁广泛认可的行业学术组织。

(二)国内智能医疗卫生标准的应用与研制情况

近年来,我国智能医疗卫生建设工作发展迅速,在深度和广度上均取得重大突破。疾病控制、卫生监督、医疗服务、社区卫生、妇幼保健、远程医疗、远程医学教育等信息系统建设水平得到进一步提高。随着智能医疗卫生的深入发展,智能医疗卫生标准工作的地位和作用也日益显著,逐步得到各级政府和社会的关注与重视,智能医疗卫生标准研究和应用工作逐步展开。

首先,自 1984 年以来,《国际疾病分类代码标准》(ICD-9)等一批国家智能医疗卫生标准在全国卫生机构得到贯彻执行。2001 年以来,全国开始推广使用 ICD-10,卫生部先后举办了数十次全国和省(市)的 ICD-10 标准培训班,数千人次参加了培训。

其次,根据《全国卫生信息化发展规划纲要 2003—2010 年》的建设要求,为了解决"信息标准不统一"的问题,在 2003 年年底,原卫生部信息化工作领导小组启动了三个课题的研究,以解决不同层次、不同领域的智能医疗卫生标准化问题。这三个课题包括"医院基本数据集标准"、"公共卫生信息系统基本数据集标准体系"和"国家卫生信息标准基础框架"。与此同时,公共卫生信息资源规划、中医药术语、卫生监督、妇幼保健、社区卫生信息技术、电子病历、居民健康档案、医学检验、医学影像等相关标准也在研究和制定中。

再次,在智能医疗卫生标准研发体制上,我国也开始探讨由政府、企业、研究机构和用户多方合作的协作机制,并相继成立了中国卫生信息学会卫生信息标准化专业委员会、中国 HL7 研究会、中国电子病历研究会等标准化研究的学术团体。

最后,各级相关研究机构积极开展智能医疗卫生标准化建设,尤其在信息标准系统、标准研制等方面取得了以下成果:

1. 原卫生部卫生标准委员会卫生信息标准专业委员会（CHISS）发布研制的相关卫生信息标准与标准系统

（1）国家卫生数据字典与元数据管理系统试用版（www.chiss.org.cn）

该系统由原卫生部卫生标准委员会卫生信息标准专业委员会于 2009 年年底正式发布，由卫生部统计信息中心和中国卫生信息学会卫生信息标准化专业委员会负责研发和管理，中国人民解放军第四军医大学卫生信息研究所和天网软件股份有限公司提供技术支持。

该系统是在原卫生部会同有关部门、专家完成的健康档案和电子病历基本架构与数据标准研制工作基础上开发而成的。它收录了《健康档案基本架构与数据标准（试行）》和《电子病历基本架构与数据标准（征求意见稿）》这两个标准文本中包含的所有数据元及值域，通过提取公用数据元，定期发布和动态维护卫生领域的元数据，用于指导各地居民健康档案和满足机构间交换的电子病历的标准化、规范化建设，保证国家卫生数据字典在全国范围内的可得性和可利用性。

其中，《国家卫生数据字典》是卫生领域的元数据资源库，由数据元及其他元数据组成，包含了个人基本信息和来自儿童保健、妇女保健、疾病预防控制、疾病管理及医疗服务等业务领域的相关信息项目，共 1465 个数据元，178 个值域。以通配数据元为主，即数据元所表示的对象类是一般意义上的对象类，通常不列举对象类可能出现的各种特指。

元数据管理系统则为《国家卫生数据字典》的浏览和查询提供导航。同时，作为卫生领域数据标准研发和维护的平台和工具，按照元数据开发流程和标准应用的需要，该系统还具有元数据提交、审核、注录等功能，通过对元数据的动态更新和维护，满足卫生行业各专业领域不断增长和变化的数据标准需要，为智能医疗卫生的发展提供支撑。该系统以 ISO/IEC 11179《信息技术——元数据注册》及其他相关国际和国家标准为基本依据。元数据基本结构如图 3.2 所示。

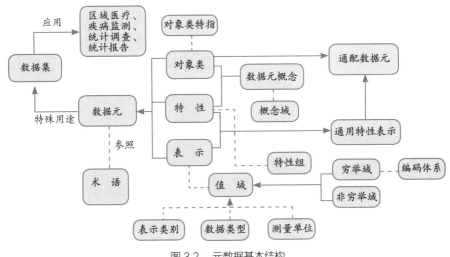

图 3.2 元数据基本结构

（资料来源：www.chiss.org.cn）

（2）其他智能医疗卫生标准

原卫生部卫生标准委员会卫生信息标准专业委员会还提出了智能医疗卫生标准制（修）订计划，并遵照目的性、等同性、创新性、一致性和本地化等原则，尽可能遵循或等同采用目前智能医疗卫生领域已有的相关国际标准，如 ISO/IEC 11179 *Information Technology-Metadata Registries* 等，于近年相继颁布了一系列智能医疗卫生标准，如 WS/T 303—2009《卫生信息数据元标准化规则》、WS/T 304—2009《卫生信息数据模式描述指南》、WS/T 305—2009《卫生信息数据集元数据规范》、WS/T 306—2009《卫生信息数据集分类与编码规则》等。标准的详细信息见表 3.5。

表 3.5 原卫生部制定的智能医疗卫生行业标准

序 号	标准号	标准名称	标准内容
1	WS 363.1—2011	卫生信息数据元目录 第1部分：总则	WS 363的本部分规定了卫生信息数据元目录内容结构、属性与描述规则、数据元目录格式和数据元索引的编制规则。本部分适用于医药卫生领域卫生信息数据元目录的编制

续　表

序　号	标准号	标准名称	标准内容
2	WS 363.2—2011	卫生信息数据元目录 第2部分：标识	WS 363的本部分规定了卫生信息中标识类数据元的数据元标识符、数据元名称、定义、数据元值的数据类型、表示格式和数据元允许值内容。数据元目录包括标识信息相关数据元。本部分适用于我国卫生领域相关信息数据标识的信息交换与共享
3	WS 363.3—2011	卫生信息数据元目录 第3部分：人口学及社会经济学特征	WS 363的本部分规定了医学观察中人口学及社会经济学特征信息相关数据元的数据元标识符、数据元名称、定义、数据元值的数据类型、表示格式和数据元允许值。数据元目录包括主诉与症状相关数据元。本部分适用于我国卫生领域相关信息数据标识的信息交换与共享
4	WS 363.4—2011	卫生信息数据元目录 第4部分：健康史	WS 363的本部分规定了卫生信息中服务对象健康史信息相关数据元的数据元标识符、数据元名称、定义、数据元值的数据类型、表示格式和数据元允许值。数据元目录包括健康史相关数据元。本部分适用于我国卫生领域相关信息数据标识信息的交换与共享
5	WS 363.5—2011	卫生信息数据元目录 第5部分：健康危险因素	WS 363的本部分规定了医学观察中健康危险因素信息相关数据元的数据元标识符、数据元名称、定义、数据元值的数据类型、表示格式和数据元允许值。数据元目录包括主诉与症状相关数据元。本部分适用于我国卫生领域相关信息数据标识的信息交换与共享
6	WS 363.6—2011	卫生信息数据元目录 第6部分：主诉与症状	WS 363的本部分规定了医学观察中患者主诉与症状相关数据元的数据元标识符、数据元名称、定义、数据元值的数据类型、表示格式和数据元允许值。数据元目录包括主诉与症状相关数据元。本部分适用于我国卫生领域相关信息数据标识的信息交换与共享
7	WS 363.7—2011	卫生信息数据元目录 第7部分：体格检查	WS 363的本部分规定了医疗卫生机构中医生为患者进行体格检查相关信息数据元的数据元标识符、数据元名称、定义、数据元值的数据类型、表示格式和数据元允许值。数据元目录包括体格检查相关数据元。本部分适用于我国卫生领域相关信息数据标识的信息交换与共享

续　表

序　号	标准号	标准名称	标准内容
8	WS 363.8—2011	卫生信息数据元目录 第8部分：临床辅助检查	WS 363的本部分规定了医疗卫生机构临床辅助检查相关数据元的数据元标识符、数据元名称、定义、数据元值的数据类型、表示格式和数据元允许值。数据元目录包括临床辅助检查相关数据元。本部分适用于我国卫生领域相关信息数据标识的信息交换与共享
9	WS 363.9—2011	卫生信息数据元目录 第9部分：实验室检查	WS 363的本部分规定了医疗卫生机构实验室检查相关数据元的数据元标识符、数据元名称、定义、数据元值的数据类型、表示格式和数据元允许值。数据元目录包括临床辅助检查相关数据元。本部分适用于我国卫生领域相关信息数据标识的信息交换与共享
10	WS 363.10—2011	卫生信息数据元目录 第10部分：医学诊断	WS 363的本部分规定了医疗机构对患者疾病进行医学诊断相关信息的数据元的数据元标识符、数据元名称、定义、数据元值的数据类型、表示格式和数据元允许值。数据元目录包括医学诊断相关数据元。本部分适用于我国卫生领域相关信息数据标识的信息交换与共享
11	WS 363.11—2011	卫生信息数据元目录 第11部分：医学评估	WS 363的本部分规定了医疗卫生机构对患者进行医学评估相关数据元的数据元标识符、数据元名称、定义、数据元值的数据类型、表示格式和数据元允许值。数据元目录包括临床辅助检查相关数据元。本部分适用于我国卫生领域相关信息数据标识的信息交换与共享
12	WS 363.12—2011	卫生信息数据元目录 第12部分：计划与干预	WS 363的本部分规定了医疗卫生机构对患者进行计划与干预相关数据元的数据元标识符、数据元名称、定义、数据元值的数据类型、表示格式和数据元允许值。数据元目录包括临床辅助检查相关数据元。本部分适用于我国卫生领域相关信息数据标识的信息交换与共享
13	WS 363.13—2011	卫生信息数据元目录第13部分：卫生费用	WS 363的本部分规定了医疗卫生费用相关数据元的数据元标识符、数据元名称、定义、数据元值的数据类型、表示格式和数据元允许值。数据元目录包括卫生费用相关数据元。本部分适用于我国卫生领域相关信息数据标识的信息交换与共享

续 表

序 号	标准号	标准名称	标准内容
14	WS 363.14—2011	卫生信息数据元目录 第14部分：卫生机构	WS 363的本部分规定了医疗卫生机构相关数据元的数据元标识符、数据元名称、定义、数据元值的数据类型、表示格式和数据元允许值。数据元目录包括临床辅助检查相关数据元。本部分适用于我国卫生领域相关信息数据标识的信息交换与共享
15	WS 363.15—2011	卫生信息数据元目录 第15部分：卫生人员	WS 363的本部分规定了卫生人员相关数据元的数据元标识符、数据元名称、定义、数据元值的数据类型、表示格式和数据元允许值。数据元目录包括临床辅助检查相关数据元。本部分适用于我国卫生领域相关信息数据标识的信息交换与共享
16	WS 363.16—2011	卫生信息数据元目录 第16部分：药品、设备与材料	WS 363的本部分规定了药品、设备与材料相关数据元的数据元标识符、数据元名称、定义、数据元值的数据类型、表示格式和数据元允许值。数据元目录包括临床辅助检查相关数据元。本部分适用于我国卫生领域相关信息数据标识的信息交换与共享
17	WS 363.17—2011	卫生信息数据元目录 第17部分：卫生管理	WS363的本部分规定了卫生管理相关信息数据元的数据元标识符、数据元名称、定义、数据元值的数据类型、表示格式和数据元允许值。数据元目录包括卫生管理相关数据元。本部分适用于我国卫生领域相关信息数据标识的信息交换与共享
18	WS/T 303—2009	卫生信息数据元标准化规则	本标准规定了卫生信息数据元模型、属性、卫生信息数据元的命名、定义、分类以及卫生信息数据元内容标准编写格式规范。本标准适用于下列活动：卫生信息数据元目录(数据元字典)的研究与制定、卫生信息数据元数据注册系统的设计与开发、卫生信息标准的研究、教学与交流
19	WS/T 304—2009	卫生信息数据模式描述指南	本标准规定了卫生信息数据模式描述、主题域模式描述、类关系模式描述、数据集模式描述。本标准适用于医药卫生领域信息资源的组织与规划、卫生信息系统设计与开发，以及具体数据资源描述中的数据模式描述
20	WS/T 305—2009	卫生信息数据集元数据规范	本标准规定了卫生信息数据集元数据内容框架、卫生信息数据集核心元数据、卫生信息数据集参考元数据、引用信息与代码表。本标准适用于作为卫生信息数据集属性的统一规范化描述，也可作为医药卫生领域针对数据集制定专用元数据标准的依据

序　号	标准号	标准名称	标准内容
21	WS/T 306—2009	卫生信息数据集分类与编码规则	本标准规定了卫生信息数据集分类与编码需遵循的基本原则、技术方法以及应用规则。本标准适用于医药卫生领域各类卫生信息数据集分类与编码方案的制定
22	WS 364—2011	卫生信息数据元值域代码	WS 364的本部分规定了符合卫生信息数据元值域代码标准的数据元值域的编码方法、代码表格式和表示要求、代码表的命名与标识。本部分适用于卫生信息数据元值域代码标准的编制。分为以下17个部分: ———第1部分:总则; ———第2部分:标识; ———第3部分:人口学及社会经济学特征; ———第4部分:健康史; ———第5部分:健康危险因素; ———第6部分:主诉与症状; ———第7部分:体格检查; ———第8部分:临床辅助检查; ———第9部分:实验室检查; ———第10部分:医学诊断; ———第11部分:医学评估; ———第12部分:计划与干预; ———第13部分:卫生费用; ———第14部分:卫生机构; ———第15部分:卫生人员; ———第16部分:药品、设备与材料; ———第17部分:卫生管理。 标准编号: WS/T 118—1999 标准名称: 全国卫生行业医疗器械、仪器设备(商品、物资)分类与代码 标准主要内容: 本标准规定了卫生行业医疗器械、仪器设备(商品、物资)的分类与代码。 本标准适用于卫生行业各医疗、教学、科学研究和生物制品等单位对物资管理、计划、统计及会计业务等使用。 标准编号: WS/T 102—1998 标准名称: 临床检验项目分类与代码 标准主要内容: 本标准规定了临床检验项目的分类与代码。 本标准适用于卫生系统各医疗、教学、科研单位及各级卫生行政部门;也适用于与检验有关的仪器设备、试剂等生产企业等

续　表

序　号	标准号	标准名称	标准内容
23	WS 365—201	城乡居民健康档案基本数据集	本标准规定了城乡居民健康档案基本数据集的数据集元数据属性和数据元目录。数据元目录包括城乡居民健康档案个人基本信息、健康体检信息、重点人群健康管理记录和其他医疗卫生服务记录的相关数据元。 本标准适用于城乡居民健康档案的信息收集、存储与共享,以及城乡居民健康档案管理信息系统建设

除此之外，还有大量标准正在研制。

2. 中国标准化研究院主持制定的智能医疗卫生国家标准

中国标准化研究院主持制定并已颁布的标准详见表 3.6。

表3.6　智能医疗卫生国家标准

序　号	标准号	标准名称	标准内容
1	GB/T 14396—2001	疾病分类与代码	本标准规定了疾病、损伤和中毒及其外部原因、与保健机构接触的非医疗理由和肿瘤形态学的分类与代码。本标准适用于统计、医疗卫生、公安、民政、保险福利等部门各级行政管理机构对疾病、伤残、死亡原因等进行宏观管理和统计分析，也适用于各医学学科领域进行有关资料的收集、整理和分析
2	GB/T 24465—2009	健康信息学健康指标概念框架	本标准建立了健康信息学领域中通用的健康指标概念框架，其目的是促进框架中通用词汇和概念性定义的制定
3	GB/Z 24464—2009	健康信息学电子健康记录定义、范围与语境	本指导性技术文件规定了电子健康记录的实用分类,给出了EHR主要类别的定义以及对EHR和EHR系统特性的支持性描述
4	GB/T 21715.1—2008	健康信息学 患者健康卡数据 第1部分：总体结构	GB/T21715 《健康信息学 患者健康卡数据》分为8个部分，将来还可能增加新的部分。本部分为GB/T 21715中的第1部分。本部分规定了本标准中使用UML 标识语言定义的不同类型数据的总体结构，这些数据结构可存放于符合GB/T 14916中ID-1卡物理尺寸规定的卡中。本部分适用于患者健康卡的设计和规划。本部分不适用于健康领域之外其他用途的卡。本部分等同采用ISO 21549—1:2004《医疗信息学 患者医疗卡数据 通用结构》

续 表

序 号	标准号	标准名称	标准内容
5	GB/T 21715.2—2008	健康信息学 患者健康卡数据 第2部分：通用对象	GB/T 21715《健康信息学 患者健康卡数据》分为8个部分，将来还可能增加新的部分。本部分为GB/T 21715中的第2部分。本部分为通用对象的结构和内容构建了一个通用的框架。这些结构和内容用于构建患者健康卡中其他数据对象的数据，或者被它们所引用，但并不规定或者给出用于存储在设备中的强制性特定数据集。本部分等同采用ISO 21549—2:2004《健康信息学 健康卡数据 第2部分：通用对象》
6	GB/T 24466—2009	健康信息学 电子健康记录体系架构需求	本标准给出了电子健康记录体系架构（electronic health record architecture, EHRA）的临床需求和技术需求集合，用于支持跨部门、跨国家和跨医疗保健服务模型使用、共享和交换电子健康记录。本标准给出了体系架构需求而不是体系架构本身
7	GB/T 21715.7—2010	健康信息学 患者健康卡数据 第7部分：用药数据	
8	GB/T 25512—2010	健康信息学 推动个人健康信息跨国流动的数据保护指南	采用国际标准：ISO 22857—2004《健康信息学 数据保护》以利于个人健康信息的国际间流动用指南，采用国际标准名称"健康信息学 推动个人健康信息跨国流动的数据保护指南"
9	GB/T 25514—2010	健康信息学 健康受控词表 结构和高层指标	采用国际标准：ISO/TS 17117—2002《健康信息 受控的保健术语 结构和先进指示器》
10	GB/T 21715.3—2008	健康信息学 患者健康卡数据 第3部分：有限临床数据	本部分使用UML、纯文本和抽象语法记法1(ASN.1)描述并定义了患者持有的健康数据卡使用或引用的有限临床数据对象。本部分规定了数据对象"有限临床数据"中所包含数据的基本结构，但是没有规定或者给出存储在设备中的强制性特定数据集。本部分适用于记录或传送患者健康卡的数据，这些数据可存放于符合GB/T 14916中ID-1卡物理尺寸规定的卡中。本部分等同采用国际标准ISO 21549—3:2004《医疗信息学 患者医疗卡数据 有限的临床数据》《健康信息学 健康卡数据 第3部分:有限临床数据》
11	GB/T 21715.4—2011	健康信息学 患者健康卡数据 第4部分：扩展临床数据	采用国际标准Health informatics - Patient healthcard data - Part 4: Extended clinical data

续　表

序　号	标准号	标准名称	标准内容
12	GB/Z 21716.2—2008	健康信息学 公钥基础设施（PKI）第2部分：证书轮廓	GB/Z 21716《健康信息学 公钥基础设施(PKI)》分为3个部分，本部分为GB/Z 21716的第2部分。本部分规定了在单独组织内部、不同组织之间和跨越管辖界限时医疗健康信息交换所需要的证书轮廓。本部分还详述了公钥基础设施(PKI)数字证书在医疗行业中形成的应用，并侧重描述了其中与证书轮廓相关的医疗保健问题。本部分参照ISO 17090—2(DIS)《健康信息学 公钥基础设施(PKI)第2部分：证书轮廓》制定，其主要技术内容与ISO 17090—2(DIS)一致。相对原文而言，本部分仅做了少量修改：根据中国国情，将正文中示例包括的国家名称、单位名称等修改为中国的中文名称
13	GB/T 25513—2010	健康信息学 安全、通信以及专业人员与患者标识的目录服务	采用国际标准：ISO/TS 21091—2005《健康信息学 专业人员和患者的安全、通信和标识用目录服务》
14	GB/T 25515—2010	健康信息学 护理参考术语模型集成	采用国际标准：ISO 18104—2003《医疗信息 护理用参考术语模式的综合》
15	GB/Z 26338—2010	健康信息学国家及其行政区划标识符应用指南	本指导性技术文件给出了用于健康信息学领域的国家及其行政区划的标识符标准及其应用指南，适用于健康信息学相关应用的规划、开发、实施和分析
16	GB/Z 21716.3—2008	健康信息学 公钥基础设施（PKI）第3部分：认证机构的策略管理	本部分为在医疗保健过程中包括配置使用数字证书在内的证书管理问题提供了指南。它规定了证书策略的结构和最低要求，包括认证实施声明的结构等。它还给出了为实现跨国界通信所需的医疗健康安全策略的基本原则，以及专门针对医疗保健方面的安全要求的最小级别
17	GB/Z 21716.1—2008	健康信息学 公钥基础设施（PKI）第1部分：数字证书服务综述	GB/Z 21716《健康信息学 公钥基础设施(PKI)》分为3个部分，本部分为GB/Z 21716的第1部分。本部分简述了配置医疗保健数字证书所需的公钥密码算法和基本构件，并进一步介绍了不同类型的数字证书(包括标识证书、用于可依赖方的关联属性证书、自签名认证机构(CA)证书)以及CA等级体系与桥接结构。本部分适用于健康信息安全人员、专门从事健康信息应用软件的设计的设计者和开发者的使用。本部分是参照ISO 17090—1(DIS)《健康信息学 公钥基础设施(PKI)第1部分：数字证书服务综述》而制定的

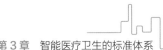

此外，中国标准化研究院主持制定并已报批的标准还有：GB/T 21715.7—2010《健康信息学 患者健康卡数据 第7部分：用药数据》、GB/T 25515—2010《健康信息学 护理参考术语模型集成》、GB/T 25514—2010《健康信息学 健康受控词表 结构和高层指标》、GB/Z 28623—2012《健康信息学 消息传输与通信标准中的互操作性和兼容性 关键特性》、GB/T 25513—2010《健康信息学 安全、通信以及专业人员与患者标识的目录服务》、GB/T 30107—2013《健康信息学 HL7 V3 参考信息模型》、《健康信息学 国家标识符标准》和《健康信息学 用于个人健康信息跨界传输的数据保护指南》。

3. 其他单位主持制定的智能医疗卫生国家标准

其他单位包括国内的管理部门（国家标准化管理委员会、国家卫生和计划生育委员会、药监局等），科研院所（中国医学科学院、国家卫生计生委医院管理研究所等），医科院校（北京大学医学部、南方医科大学等），大型医院（北京协和医院、解放军总医院等），协会／学会（中国卫生信息学会及其下设的智能医疗卫生标准委员会等），银行，医疗保险公司，智能医疗卫生系统企业等。

其他单位主持制定的部分智能医疗卫生标准如下：

GB/T 18848—2002《育龄妇女信息系统（WIS）基础数据结构及分类代码》、GB/T 14396—2001《疾病分类与代码》、GB/T 15657—1995《中医病证分类与代码》、GB/T 16751—1997《中医临床诊疗术语》、GB/T 17857—1999《医用放射学术语（放射治疗、核医学和辐射计量学设备）》和 GB/T 16432—2004《残疾人辅助器具 分类和术语》。

（三）国内智能医疗卫生标准存在的问题

美国红十字会（American Red Cross）国际部高级技术顾问马克·格拉保尔斯基 (Mark Grabowsky) 曾经毫不客气地断言："非典的暴发显示出中国的智能医疗卫生收集和报告机制还没有到位。"北京大学光华管理学院董小英说，医院业务流程无标准和共享数据无标准造成公共卫生系统低水平重复开发、难以移植推广、数据难以共享。

可见，我国医疗卫生行业信息化建设在走过 20 多个年头之后，已取得相当成效，也凸显出相关标准、规范建设滞后，信息共享、业务协同机制不成熟，"信息孤岛"无处不在，对管理层决策所起作用有限等问题。这些问题严重影响了智能医疗卫生的健康发展，清楚地认识并加以解决这些问题迫在眉睫，具体来讲表现在以下几方面：

1. 标准制定落后，缺乏与国际接轨、具有自主知识产权的标准和代码

目前，国内已有一些智能医疗卫生的标准和规范，如《全国卫生行业医疗器械、仪器设备（商品、物资）分类与代码》，《化学药品（原料、制剂）分类与代码 YY 0252—1997》，《中国医院信息系统标准代码（电子版）》第一辑等，但标准的总体数量仍然偏少，且未形成体系，导致应用面非常有限，也缺乏与国际接轨的标准制定机制。

国家卫生计生委医院管理研究所在承担国家重点课题"综合医院信息系统研究"期间，也收集整理了 55 个医院信息系统所使用的有关国家标准、部颁标准，并已集成电子版发行，包括 ICD-9、国家名称、民族名称、行政区划、职务类别、设备名称等。但在城乡社区卫生服务、医院双向转诊、卫生监督、新型农村合作医疗等方面的信息化标准尚未制定。

在电子健康档案和电子病历方面，虽然国家卫生和计划生育委员会已颁布了《健康档案基本架构与数据标准》和《电子病历基本架构与数据标准》，但智能医疗卫生其他相关标准仍然缺乏。

总体上，由标准规范建设滞后而造成的信息不标准，难联通；数据不统一，难共享；系统不一致，难接口；业务不规范，难衔接……现象已严重影响、制约智能医疗卫生的健康发展。因此，建立统一规范的智能医疗卫生标准体系成为智能医疗卫生发展的当务之急。

2. 标准实施落后，健康信息缺乏规范化管理

我国智能医疗卫生标准化的工作长期以来处于起步晚、进展慢的状态。非标准化现象涉及整个信息处理过程，而在信息的表达形式、传输格式等方

面的非标准化问题尤为突出，使信息共享和分析利用遭遇严重困难，阻碍了信息资源的利用。

以医院信息系统为例，除少数可以引用现行标准的代码，如疾病分类、手术操作分类外，其他大部分都是医院自行定义的，特别是与统计汇总有关的项目，如职业、费别等。由于缺乏标准，医院信息系统字典的初始化及维护非常困难，数据的汇总和统计分析常常无法进行，或者需要重新进行统计分组。

就居民个人而言，健康信息分散于医疗卫生服务的各个部门和单位，以病历纸、电子记录、X线片、检验单等多种方式存在，且各部门、各单位，甚至个人自身的各种信息之间都相互独立，内容繁多、杂乱无章，没有任何标准规范将其统一收集或联通，更不要说进行规范的维护和管理。由于这些医疗信息孤岛的存在，医疗资源无法整合和共享，给老百姓带来的直接后果就是重复检查和排长队，在一定程度上这些就医流程和效率上的问题加重了"看病难，看病贵"的问题。另外，由于缺乏信息的规范化管理，各医疗卫生机构在提供卫生服务的过程中，不能及时、全面地了解人群健康状况和相关因素，也不能有针对性地为居民提供个性化的预防、保健和医疗服务。

（四）国家智能医疗卫生项目制定的智能医疗卫生标准

近年来，国家智能医疗卫生项目组的智能医疗卫生标准化工作正有序展开，制定了如下总体指导原则：

1）参照 ISO/TC 215 国际相关的健康信息学标准体系，尽量保持与国际标准相兼容；

2）与国家标准中相关的健康信息、医疗卫生相关的基础性标准一致；

3）参考国家卫生部已经试行的标准；

4）依据国家智能医疗卫生战略工程项目的前期设计；

5）与实际的智能医疗卫生工作应用需求相结合；

6）与实际的智能医疗卫生发展状况、管理需求相匹配。

同时，优先发布实际操作性强的相关基础性标准，这方面标准涉及面比较广，影响比较深远，同时易于操作和评估。然后发布单个产品相关的标准，这对规范市场将有积极的引导作用。

目前，国家智能医疗卫生项目组正在全面开展制定与智能医疗卫生相关的标准。自 2009 年 9 月起，浙江省标准化研究院积极介入浙江省卫生部门承担的"十一五"国家科技支撑计划重点项目"国家智能医疗卫生关键技术和区域示范应用研究"，全程参与指导公共卫生信息标准、数字化医院信息标准、全程健康管理信息标准、数据元标准和公共医疗标准等 11 大类 66 个标准的起草工作，协助搭建标准体系整体框架，研制标准示范，梳理标准规范，进行试点应用。

此外，浙江省标准化研究院作为参与起草单位，已协助和指导浙江数字医疗卫生技术研究院向国家标准化管理委员会申报"健康信息学——传染病防治基本数据集"等国家标准项目，向浙江省质监局申报"远程诊疗流媒体数据编码通信"等省级地方标准项目，这些标准有望在不久的将来陆续出台。

2010 年 4 月 11 日，在浙江省标准化研究院的协助下，国内首个智能医疗卫生技术领域省级专业技术委员会——浙江省智能医疗卫生标准化技术委员会在杭州成立，首届委员会由 16 位国内智能医疗卫生和标准化领域知名专家组成。浙江省智能医疗卫生标准化技术委员会是从事全省智能医疗卫生标准化工作的专业技术组织，根据省标准化行政主管部门确定的智能医疗卫生行业地方标准归口管理范围，主要负责智能医疗卫生领域地方标准制（修）订工作。其间，由浙江数字医疗卫生技术研究院在不同标准化组织之间建立起联系，集中资源和影响力，致力于推进我国医疗信息标准化进程，快速提高我国医疗保健水平，实现医学信息共享和医疗资源的可持续发展，尤其是帮助医疗卫生组织的信息共享，提高系统使用率，使得医疗卫生相关机构把 IT 的投资更多地引入及需解决问题的应用中。

1. 国家智能医疗卫生项目标准分类与目录

按信息功能分为数据集、流程与管理规范、分类编码和术语、信息模型交换与互操作等 4 个类别共计 57 个标准，这些标准涵盖了公共卫生信息标准（疾病控制类标准、卫生监督类标准、新型农村合作医疗类标准、急救与血液类标准）、数字化医院信息标准（电子病历类标准、医院管理类标准、医疗影像类标准、医学实验室类标准、医疗业务流程类标准、远程医疗类标准）、

全程健康管理信息类（基本医疗类、健康档案类、社区管理类）、公共标准
（医疗服务基础业务标准、药品编码类标准）及其他技术类标准。

1）数据集类

传染病基本数据集

疾病检测基本数据集

疾病控制实验室基本数据集

突发公共卫生事件应急处置信息系统基本数据集

生命事件基本数据集

基本医疗数据集

基本健康信息数据集

健康危害因素监测与风险评估基本数据集

妇女保健基本数据集

儿童保健基本数据集

计划生育技术指导基本数据集

慢性病（老年病）防治基本数据集

康复基本数据集

计划免疫基本数据集

卫生监督基本数据集

数据集类标准参照了健康档案基本架构与数据标准，通过对元数据的进
一步扩展和实际的应用，研制了元数据统一注册与管理认证系统（见图 3.3），
规范了元数据的使用。

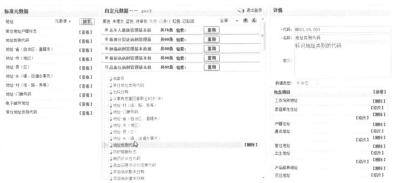

图 3.3　元数据统一注册与管理认证系统

2）流程与管理规范类

传染病信息系统基本功能规范

疾病检测信息系统基本功能规范

疾病控制实验室信息系统基本功能规范

卫生监督信息系统基本功能规范

健康教育功能规范

新农合医疗系统基本功能规范

血液管理信息系统基本规范

医院管理信息系统基本功能规范

临床实验室工作流程标准

医疗业务流程规范

远程会诊流程服务规范

妇女保健流程规范

计划生育技术指导流程规范

慢性病（老年病）防治流程规范

康复工作流程规范

计划免疫工作流程规范

健康体检流程规范

双向转诊流程规范

家庭病床管理规范

3）分类、编码与术语类

公共卫生信息资源分类

影像医学检查技术及诊断疾病编码

临床实验室信息编码

临床实验室信息系统接口

疾病分类编码

临床医学术语

手术名称编码

医学装备分类

诊疗项目编码

化学药品和生物制剂编码

中药分类与编码

通过术语编辑系统协同术语、分类和编码的编辑，形成不断完善的术语集（见图 3.4）。

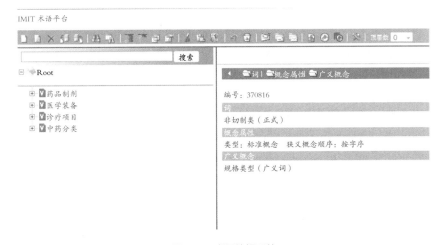

图 3.4　术语编辑系统

4）信息模型、交换与互操作类

电子健康记录内容基本格式

电子健康记录交换

远程诊疗流媒体数据编码通信

卫生数据共享访问接口技术规范

个人健康档案索引技术规范

个人身份标识

2. 浙江省智能医疗卫生标准简介

（1）《传染病防治基本数据集》

通过制定此标准，规范业务操作，提供及时、完整和准确的信息。根据各病种监测和防治的实际情况，制定科学的监测信息管理标准，并将标准转化为数字信息，加强传染病防控的数字信息管理。该标准规定了传染病防治基本数据集的内容范围、分类编码和数据元及其值域代码标准。适用于传染病防治机构，疾病预防控制机构，提供传染病诊治、服务的相关医疗机构及卫生行政部门。主要内容为传染病防治的一般信息和传染病症状、体征。

（2）《传染病信息系统基本功能规范》

通过制定各类传染病信息系统系列标准，提升传染病诊治、报告和管理的信息系统规范化、标准化水平，实现系统的互联、互通，满足传染病防治中各项业务需要，体现传染病防治业务"信息化、自动化、互动化"的建设要求，提高传染病防治能力和效率，保证传染病防治信息系统的稳定运行，推动传染病防治工作健康有序的发展。适用于解决医疗、防疫、计划免疫、疾病控制、卫生监督、保健、健康教育、科研教学等相关工作中所建立或即将建立的传染病信息系统的相关信息的传输、存储和整合，实现不同部门之间、不同系统之间业务信息的共享。

（3）《疾病检测基本数据集》

通过对健康档案数据元字典中的所有数据元，如艾滋病、结核病、糖尿病、肿瘤检测、冠心病等，进行标准化设置和规范化描述，结合各种疾病检测的实际情况，制定科学的检测信息管理标准，从而加强疾病检测的数字信息管理。本标准规定了疾病检测基本数据集的内容范围、分类编码和数据元及其值域代码标准。主要内容为疾病种类、症状、体征及疾病检测的一般信息。适用于全国各级卫生行政部门、卫生服务机构及其他相关部门。

（4）《疾病检测信息系统基本功能规范》

为了加强疾病监测信息化工作的规范管理，推动和指导疾病监测信息系统的建设，保证疾病监测信息系统的质量，特制定疾病检测信息系统基本功能规范。本标准适用于浙江省各级卫生行政部门、卫生服务机构及其他相关部门。分地区、分年龄、分职业实时统计疾病监测信息，对重要传染病及生物环境、虫媒监测等危险因素的相关信息进行采集、处理、存储、分析、传输及交换。找出其发展变化规律，便于相关部门进行疾病监测管理。对于当前突发公共卫生事件，通过历史事件和数据及当前事件相关信息的综合分析，得出事件发展变化趋势，以预警的形式为领导和专家决策提供服务支持，预警信息可通过网站、媒体、发文等方式通报。同时，建立统一的能力评估指标体系，对区域疫情处置能力进行综合评估，对评估结果进行分级并入库管理。

（5）《疾病控制实验室基本数据集》

本标准对健康档案数据元字典中的所有数据元进行了标准化设置和规范化描述。本标准适用于全国各级卫生行政部门、卫生服务机构及其他相关部门。

（6）《疾病控制实验室信息系统基本功能规范》

本标准列出了疾病监测信息系统的一般要求和特殊要求，一般要求主要是从疾病监测信息系统的开发、运行环境、日常维护、信息共享、数据管理、信息安全等6个方面做出了一般性规定；特殊要求是针对各专病监测的管理对象和业务特点，分别从报告卡管理、质量控制、统计分析、系统管理等4个方面详细给出了疾病监测信息系统应具备的管理功能。

（7）《健康危害因素监测与风险评估基本数据集》

本标准规定了健康危害因素监测与风险评估基本数据集的内容范围、分类编码和数据元及其值域代码标准。通过对影响人群健康的各种危害因素的监测，寻找危害因素可能的作用方式，并对危险因子进行评估，采用相应的干预控制措施。适用于各级卫生行政部门及提供健康危害因素监测与风险评估服务的各级各类医疗疾控机构。主要内容：健康危害因素监测与风险评估对象的基本情况，包括主要个人信息、监测情况、污染情况、饮食情况、身体活动等。

（8）《健康教育功能规范》

开展健康教育工作能实现对健康有害的生活习惯和生活生产方式的干

预，促使人们自觉地采纳有益于健康的行为和生活生产方式，消除或减轻影响健康的危险因素，预防疾病，促进健康，提高生活质量。通过制定健康教育基本功能规范，制定健康教育工作的内容、方法及评估规范，实现数据共享和互联互通，为浙江省各级医疗卫生机构、机关、学校、企事业单位、公共场所等各种场所开展健康教育与健康促进工作提供便利。结合国内实际健康教育需求情况，将健康教育工作分为重点领域健康教育工作（包括重大和重点疾病健康教育工作，突发公共卫生事件健康教育工作，控制烟草危害与成瘾行为的健康教育工作，流动人口的健康教育工作）和不同区域、场所健康教育工作两大类。

（9）《公共卫生信息资源分类标准》

公共卫生拥有一个独立的信息资源域体系，各业务领域的信息资源均有规范抽象的属性特征。基于对公共卫生信息的规划、开发、应用和管理需求，结合公共卫生信息资源分类的特性，本标准实现了公共卫生信息的有效交换和广泛共享，适用于公共卫生领域卫生信息数据集的分类。通过规定公共卫生领域卫生信息资源的分类目的、方法和内容，促进公共卫生信息的系统性规划、规范化管理和一致性表达。主要内容包括疾病预防控制类信息、公共卫生服务类信息、公共卫生管理类和卫生监督。

（10）《突发公共卫生事件应急处置信息系统基本数据集》

对健康档案数据元字典中的所有数据元进行了标准化设置和规范化描述，统一突发公共卫生事件应急处置信息管理数据标准，是突发公共卫生事件应急处置信息管理系统的标准和规范能够在全省范围内合理、有效、安全和可靠地实现报告与资源共享的基础。适用于各级卫生行政部门、卫生服务机构及其他相关部门。主要内容包括传染病报告卡、突发事件信息、应急物资、医疗机构地图空间表、设备数据信息、健康教育应急储备信息。

（11）《突发公共卫生事件应急处置信息系统功能规范》

国家疾病预防控制中心已建立"疾病监测信息管理系统"、"突发公共卫生事件报告管理信息系统"等十多个分系统，并由国家、省级以及下级各单位制定了各类技术规范、文件等，规范了报告标准和突发事件的级别等。但各类规范、标准均以文字方式存在，没有一个有效的系统和平台将这些标准数字化，并与实际传染病监测报告系统相整合，导致各地在报告尺度的把握、事件性质的判断上容易出现问题，且各类规范标准也无法得到有效、及时的更新，难以满足预测预警、应急预案、应急处置的突发公共卫生事件综合预防和应急的要求。设计、开发统一突发公共卫生事件应急处置信息管理数据标准，保证突发公共卫生事件应急处置信息管理系统的标准和规范能够在全国范围内合理、有效、安全和可靠地实现报告与资源共享，并与监测报告、预警系统有机结合，提高信息系统的规范性，建立了全国统一的、动态管理的、信息共享的突发公共卫生事件应急处置信息平台。标准适用于传染病暴发流行，食物中毒、职业中毒、农药中毒、其他化学中毒事件，环境卫生事件，群体性不明原因疾病，免疫接种事件，医院内感染，放射性卫生事件，其他卫生事件等相关信息的传输、存储和整合，实现各种信息的实时直报、实时查询，满足预测预警、应急预案、应急处置的突发公共卫生事件综合预防和应急的要求。

（12）《卫生信息基本数据集：乙型肝炎防治》

本标准规定了乙型肝炎患者管理基本数据集的数据集元数据和数据元目录，包含 113 个数据元、17 个数据元值域代码表。本标准是关于乙型肝炎防治信息术语规范、定义明确、语义语境无歧义的基本数据集。主要遵循数据元内涵信息在乙肝防治信息采集、分析、统计、管理中的重要程度，规范乙型肝炎防治基本记录内容，实现乙型肝炎防治信息在收集、存储、发布、交换等应用中的一致性和可比性，保证乙型肝炎防治信息的有效交换、统计和共享，促进乙肝防治的信息化、数字化发展。适用于乙型肝炎患者管理相关的卫生信息系统，为卫生机构处理分析个体的乙肝临床诊疗信息和群体的乙肝流行病学信息提供了关键信息采集元素的标准名称和范围，为乙肝防治相关的计算机软件开发提供了卫生专业标准。

（13）《卫生监督基本数据集》

卫生监督基本数据集包括编制规范、行政许可与登记、卫生监督检查与行政处罚。本标准规定了卫生监督数据集标准的内容结构，数据元描述规则、分类代码和目录格式，以及数据集元数据描述规则、数据集分类编码；卫生行政许可与登记基本数据集的数据元与代码；卫生监督检查与行政处罚基本数据集的数据元与代码。适用于卫生监督领域相关数据集标准的编制和全国卫生监督相关部门。

（14）《卫生监督信息系统基本功能规范》

不少基层卫生监督部门根据本单位工作的实际开发了卫生监督信息系统应用软件来处理卫生许可、日常监督和行政处罚的业务工作，然而由于各地开发的软件功能不一，相互之间的信息数据无法实现共享，"烟囱"现象十分明显。通过制定卫生监督信息系统基本功能规范提升卫生监督信息系统规范化、标准化水平，实现系统的互联、互通，体现卫生监督业务"信息化、自动化、互动化"的建设要求，提高卫生监督规范化、信息化的能力，保证卫生监督信息系统的稳定运行，推动卫生监督工作健康有序的发展。目前，卫生监督信息系统的基本功能规范已经在浙江省卫生监督信息系统中采用与实施，系统在浙江全省107家卫生监督所推广使用，取得了良好的应用推广效果。卫生监督信息系统的开发、测试和验收标准主要包括卫生行政许可、卫生监督检查、卫生行政处罚、统计查询、资料管理、文书管理、系统管理等方面的内容。

（15）《新农合医疗系统基本功能规范》

新农合信息系统是全国卫生信息系统的组成部分。目前，各地新农合政策不一致，存在一定的差异化，给规范化管理带来了一定的难度。本标准规定了新型农村合作医疗系统的业务系统功能规范、信息分类和编码、数据交换规范等要求。强调平台开发要遵循统一规划、统一标准、统一设计的原则，并要求平台能与建设中的国家卫生信息网内疾病控制、卫生监督、医疗救治、应急指挥等子系统相衔接。应充分利用、有机整合卫生系统现有的资源，避免重复建设。本着实用性、可靠性、先进性、经济性、开放性、可扩展性、易维护性和安全性等原则，充分考虑系统的整体性、科学性和可持续发展性，采取充分论证、试点运行、分步实施、全面推广的方法，紧密结合本地区实际，务求实效，以发展的眼光，建立新农合信息系统。内容涵盖了新型农村合作医疗的参合管理、补偿结算、审核管理、备案审批、基金管理、统计报表、决策分析、方案测算等所有内容，并且对新农合的标准代码以及数据交换做了规范，从而为新型农村合作医疗工作提供全面的、自动化、标准化的管理及各种服务。适用于新型农村合作医疗系统的开发、测试和验收。

（16）《院前急救信息系统基本功能规范》

院前急救信息系统是现代城市院前急救中心不可缺少的重要技术装备，也是城市公共基础设施的重要组成部分。近年来，各地急救指挥中心越来越多地应用现代通信、计算机、信息处理等高新技术和设备，建立起了院前急救指挥调度系统，大大提高了急救队伍为市民提供生命保障方面的效能。急救调度指挥系统在其中发挥着不可替代的至关重要的作用。但是，我国目前还没有一个可供遵循的、全国统一的、科学合理的急救中心通信与信息系统的建设标准。本规范的制定对于合理设计院前急救通信与信息系统，保证系统设计质量，增强系统的快速反应、科学决策和跨区域应急指挥调度能力，为市民提供生命救援保障是十分必要的。适用于各地市／县院前急救信息系统项目建设可行性和建设方案的合理性评估及验收。

（17）《血液管理信息系统基本规范》

血液管理中常常涉及大量的数据信息，包括献血者的资料、血液类型、采血时间、地点、经手人等，只有规范各项操作过程，才能更好地实现血液信息数据化管理。本标准通过对血液信息管理控制系统中各个子系统包括献血登记系统、机采管理系统、待检库管理系统、成分制备系统、检验管理系统、成品库管理系统和质量控制系统的具体功能进行详细描述，为软件设计、编码、测试、实施提供参考。

（18）《电子健康记录内容基本格式》

电子病历软件系统是信息技术和网络技术在医疗领域应用的必然产物，是医院计算机网络化管理的必然趋势，是医疗机构对门诊、住院患者（或保健对象）临床诊疗和指导干预的、数字化的卫生服务工作记录，是居民个人在医疗机构历次就诊过程中产生的完整、详细的临床信息资源。电子病历的基本形式是各种医疗文档。就临床数据标准而言，对医疗文档的结构化和标准化是电子病历实现语义标准化的基本要求。本标准规定了医院电子病历软件系统的数据采集、电子储存、查询、统计、数据交换、数据输出等要求，适用于医院电子病历软件系统的设计、开发与应用。主要包括病历概要、病历记录、法定报告及医学证明、转诊记录和医疗机构信息等5个部分。

（19）《电子健康记录交换》

医疗信息通常被保存于医疗院所自有的数据库系统内，必须经由相关软硬件配合和授权控制才能取得。病历共享的前提当然是数据互通，如果交换的双方无法了解彼此的内容，那自然是无法交换的。唯有共同遵守一个一致的规范，符合全体需求的内容定义与格式要求，才能达成真正有效益的交换目的。本标准规定了医院电子病历软件系统的数据交换等要求，针对已信息化的医院病历数据，通过一套专属的代理服务程序进行 CDA 文件转换、产生。优点在于不仅能保留医院原有系统的稳定功能，不变动任何运作中的程序，还能产生专门供应电子病历查询调阅的开放系统。该系统不但可以用作既有系统的备援措施，而且可以更直接地促使医院拥有院际间交换数据的基础环境与功能。

（20）《医院管理信息系统基本功能规范》

本规范以卫生部发布的医院信息系统规范为基础，增补日益成熟应用的转诊系统、标准化电子病历、无线医疗系统，促其具备更为完善的架构，最终为区域协同医疗服务。

（21）《基本医疗功能规范》

随着医药卫生体制改革的深入，基本医疗服务在我国卫生服务体系中显现出越来越重要的地位，在保障人民群众最基本的医疗卫生需求方面发挥了举足轻重的作用。虽然我国城乡基本医疗服务体系已初步建立，但仍存在诸多不足。通过对基本医疗服务过程中的导医、挂号、候诊（检）、就诊、收费、检验检查、取药、输液等环节，以及双向转诊服务和会诊服务的具体实施过程进行规范，保证基本医疗服务的安全性与高效性，为社区居民提供更广泛、更便捷、更人性化的健康服务。本标准适用于基本医疗子系统的使用和管理。

（22）《医疗业务流程规范》

本标准规定了医务流程规范代码，适用于各医院用于各类医疗文件管理、医疗查对、手术治疗规范、各种医疗管理审批等的书写和编目。

（23）《影像医学检查技术及诊断疾病编码》

影像检查操作是医学影像科不可或缺的最基本的日常医疗工作，同时也是医学影像信息学重要的基本信息之一。制定本标准的目的是为了进一步规范和统一国内影像检查操作的信息编码，提供一个 PACS 和 RIS 软件行业能健康发展的环境，便于在卫生数字化网络中进行数据交流和共享。目前，国内没有一套完整的影像检查操作分类编码体系，本标准的开发将填补此项空白。标准对促进中国影像医学信息化的发展具有非常深远和积极的意义。本标准对 DICOM 标准、IHE 集成医疗信息系统进行对照、调整和修改，以适应中国临床医疗的需要，并保持与国际接轨。适用于医学影像科信息管理系统、医学图像归档与通信系统、医院信息管理系统、临床电子病历系统与国家区域卫生信息系统的开发、实施与应用。

（24）《影像信息系统基本功能规范》

区域影像信息系统是实现三级医疗资源合理分配，用于解决"看病难，看病贵"的区域卫生信息问题方案的重要组成部分。为了能实现区域患者影像检查资料、影像设备和人才资源的全面共享，便于区域范围内影像的集中存储和管理。影像信息系统建设应在统一标准、统一规范的指导下开展，为今后构建基于居民健康档案的卫生信息服务平台奠定基础。本标准是针对影像信息系统建设的相关技术、标准、协议和接口等基本功能提出的规范，符合 DICOM 和 HL7 国际标准，遵循 IHE 国际规范，符合 XML 1.0 标准，符合国际疾病分类标准，符合国家卫生和计划生育委员会颁布的《电子病历和健康档案数据标准》。

（25）《临床实验室试验项目分类与编码》

临床检验结果包括试验项目、结果、单位、参考范围等内容，试验项目是检验报告单中最关键、最重要的内容，但是试验项目名称没有统一的规范标准。目前，主要存在以下问题：①同一试验项目，不同医疗机构会使用不同的名称；②试验项目名称设置随意、不规范；③部分领域的试验项目不全，遗失重要的检验信息；④不同医疗机构检验数据共享和交换困难。建立全国统一的临床实验室试验项目分类与编码标准，为临床检验结果信息共享和医疗机构互联互通、协同服务奠定基础。本标准规定了实验室试验项目的分类与编码，包括临检、生化、免疫、微生物、分子诊断等专业，适用于各级、各类医疗机构实验室及相关的卫生行政部门，以及不同医疗保健系统、不同医疗机构之间的数据交换与共享。

（26）《临床实验室信息系统工作流程规范》

制定适合我国国情的临床实验室信息系统（clinical laboratory information system, CLIS）工作流程标准，提出核心流程的最佳实践要求，明确人员的职责和分工，规范检验操作过程。可以对临床实验室工作流程进行优化，提高实验室的工作效率、管理水平，更好地为临床、患者服务。有利于明确医院内部职责和责任，提高 CLIS 开发、实施、培训、运行和维护的质量和效率，降低管理成本，并有利于提高检验质量和服务水平，提高实验室的核心技术能力，本标准规定了 CLIS 主要工作流程实践要求，包括申请、采样、流转、分析、审核、报告和管理共 7 个流程，明确人员的分工协作和处理环节之间的有机联系，适用于各级医疗机构 CLIS 的设计、开发、建设和管理。

（27）《临床实验室信息系统基本功能规范》

临床实验室信息系统是医疗信息系统的主要组成部分之一，对加强实验室管理、提高临床检验工作效率具有极其重要的作用。但是，目前国内医疗信息软件产品繁多，在开发和实施过程中投入了大量的重复劳动，造成了很大的社会资源浪费。本标准提出 CLIS 的基本功能要求，作为我国 CLIS 功能的评价依据。能推动不同实验室、不同软件开发商根据临床检验的一般功能需求选择或开发软件产品，促进医疗数据交换和共享；规范实验室管理，提高实验室自动化程度和服务质量；提供 CLIS 发展方向和技术框架，促进我国实验室信息化技术和水平的提高。标准规定了 CLIS 实现标本检验前、中、后全过程的信息管理基本功能要求，以及实现人、财、物管理和系统安全管理的基本功能要求，适用于各级医疗机构 CLIS 的设计、开发、建设和管理。

（28）《临床实验室信息系统数据传输与交换》

本标准参照 HL7 Messaging Standard Version 2.6 和 IHE Laboratory Technical Framework Revision 2.1 的内容制定，采用其中与实验室数据传输有关的部分。制定我国 CLIS 的数据传输与交换标准并推广应用，可促进不同软件系统或单位及区域之间的数据交换，实现数据共享，消除或减少"信息孤岛"现象。标准可以作为实验室信息系统的数据格式标准，作为实验室信息系统与医院信息系统之间的接口标准，作为不同实验室信息系统之间的接口标准，作为检验仪器与实验室信息系统的通信接口标准。标准可以使不同的信息系统或检验仪器之间进行无障碍的数据交换，为医疗服务机构内部各部门之间的数据交换和区域服务机构之间的资源共享奠定基础。标准规定了临床实验室信息系统与其他医疗系统的数据传输与交换协议。适用于不同医疗机构临床实验室以及不同医疗信息系统间检验结果数据的交换和共享。

（29）《远程诊疗流媒体数据编码通讯标准》

各医疗体系多为垂直封闭的信息系统，各种系统之间并不兼容，各种有效数据格式多为自有格式，导致无法对各系统间的资源实行共享，无法最大程度地发挥网络信息技术的优势。标准规定了远程医疗流媒体数据需遵循的编码与存储格式的规范，适用于远程医疗领域各类流媒体数据的编码与存储，以实现不同系统之间的视频、音频、图像等医疗数据信息共享；包括文件存储结构、数据对象存储结构、视音频压缩解压缩标准、文件加密与防止窜改等内容。

（30）《远程会诊流程服务规范》

由于其在提高医疗机构临床诊断与医疗水平、降低医疗开支、满足广大人民群众保健需求方面有自身优势，远程会诊在我国发展速度很快，很多医院都建立了自己的远程医疗系统。但是目前国内尚未对远程会诊流程服务进行明确规范，还处于摸索期。通过制定此标准，规范业务操作，优化远程会诊流程，减少不必要的医疗过失和资源浪费，便于远程医疗行业业务开展及管理工作，使远程会诊在医疗领域发挥更大的作用。本标准规定了远程会诊的申请、信息审核、协调、实施、意见处理、跟踪随访、管理等主要工作流程，远程医疗业务系统的开发亦可参照执行。

（31）《基本健康信息数据集》

本标准规定了基本健康信息数据元描述规则、数据元目录，适用于各级卫生行政部门、卫生服务机构及其他相关部门。

（32）《妇女保健基本数据集》

制定此标准能规范业务操作，提供及时、完整和准确的信息。以女性不同时期的生理、心理特征为对象，制定科学的以预防为主、保健为中心、防治结合等综合措施，将标准转化为数字信息，加强妇女保健的数字信息管理，促进妇女的身心健康，降低孕产妇死亡率，控制疾病的传播和遗传病的发生，从而提高妇女的健康水平。本标准规定了妇女保健领域数据集分类与编码遵循的基本原则、技术方法及应用规则，适用于各级医疗卫生妇女保健单位。主要内容为女性青春期、围生期、围绝经期各阶段的保健要点和相应措施。

（33）《妇女保健流程规范》

由于缺少国家标准，目前在妇女保健服务过程中尚未达到统一规范服务，服务对象信息也无法做到共享，迫切需要以电子信息系统形式编制妇女保健流程规范。本标准涵盖了女性青春期、围生期、围绝经期各阶段的保健要点，规范了服务重点和范围，供医疗机构专职从事妇女保健服务人员使用。本标准是根据国内外妇女保健服务需求，采用科学化、规范化、标准化理论设计建立的符合中国国情的标准化服务方案。从而保障妇女保健服务人员在任何时间、任何地点都能及时获取必要的信息，支持高质量的保健服务；也可使服务对象能掌握和获取自己完整的健康资料，参与健康管理，享受持续、跨地区、跨机构的妇女保健服务。

（34）《儿童保健基本数据集》

儿童保健服务并不仅仅由单一机构提供，而是由区域内数量众多、类别各异的医疗保健机构和相关机构共同提供，共同组成区域内的儿童保健服务体系。因此，建立儿童保健基本数据集规范有利于统一管理和机构之间的儿童保健数据共享。儿童保健子系统在长期的运行过程中，将会积累大量的数据，为保证数据访问的速度，针对工作实际情况，应根据数据的类型和时间进行数据备份，将历史数据导出，保存到备份设备中，在需要时，可以直接选择数据导入恢复。本标准适用于卫生行业各医疗、教学、科学研究和生物制品等单位的物资管理、计划、统计及会计业务等。

（35）《计划生育技术指导基本数据集》

本标准规定了计划生育技术服务基本数据集的内容范围、分类编码和数据元及其值域代码标准，适用于全国各级各类提供计划生育服务的医疗卫生机构及相关卫生行政部门。

（36）《计划生育技术指导流程规范》

目前，我国的计划生育技术服务还不够统一、规范。为了使计划生育服务更具时效性，服务过程更为完整和人性化，编制计划生育服务流程规范，并将服务对象纳入信息系统管理；有利于准确掌握服务对象生育信息和需求；有利于早期对不利健康的因素进行干预，提高育龄妇女及下一代的健康水平。编制计划生育服务流程规范，可以在最大程度上保障计划生育服务人员在任何时间、任何地点都能及时获取必要的信息，掌握本省育龄妇女生殖健康信息，最大程度上做到资源共享，支持高质量的生殖健康服务；也可使服务对象能掌握和获取自己完整的健康资料，参与健康管理，享受持续、跨地区、跨机构的计划生育服务。涵盖了计划生育组织管理、计划生育技术服务、计划生育信息管理等内容，规范了服务重点和范围，供专职从事计划生育服务人员使用。

（37）《慢性病（老年病）防治基本数据集》

结合我国目前慢性病（老年病）监测和防治的实际情况，制定科学的慢性病（老年病）防治信息管理标准，并将标准转化为数字信息，进一步加强慢性病（老年病）防治的数字信息管理。本标准对高血压、糖尿病、恶性肿瘤、脑卒中、重性精神疾病等社区管理记录信息的基本数据元集进行标准化设置和规范化描述。适用于各级卫生行政部门、基层卫生服务机构以及提供高血压、糖尿病、恶性肿瘤、脑卒中、重性精神疾病等社区管理的相关医疗保健机构。主要内容包括慢性病（老年病）防治的一般信息和慢性病（老年病）症状、体征。

（38）《慢性病（老年病）防治流程规范》

在对社区管理对象进行个体服务过程中，通过收集服务人群健康信息、识别高危人群和人群分类、慢性病患者管理分级、个体化危险因素干预和患者管理、管理效果评价、慢性病信息汇总分析等连续、动态过程的流程规范的制定，从而提高了慢性病（老年病）的防治能力和效率，保证慢性病（老年病）防治的稳定运行，推动慢性病（老年病）防治工作健康有序地发展。本规范适用于所有开展社区高血压、糖尿病、脑卒中、恶性肿瘤、重性精神疾病等慢性病防治的基层卫生服务机构和相关医疗保健机构。

（39）《康复基本数据集》

通过制定此标准，规范康复医疗的业务操作，为物理治疗师及时提供患者的准确信息，便于其对现阶段的患者治疗情况进行评估，根据实际治疗效果，调整治疗方案。并将标准转化为数字信息，加强康复工作的数字信息管理。本标准规定了康复基本数据元的内容范围、分类编码及其值域代码。适用于各级卫生行政部门、卫生服务机构及其他相关部门。主要内容包括康复医疗数据（使用的物理治疗方案和药物）、康复基本信息数据（患者基本信息、诊疗机构信息、疾病相关信息等）。

（40）《康复工作流程规范》

本标准规定了康复基本数据元的内容范围、分类编码及其值域代码，明确了康复工作的流程规范，保证康复工作流程的合理性，利于对康复患者的管理。适用于各级卫生行政部门、卫生服务机构及其他相关部门对康复患者进行系统化的管理。主要内容为如何逐步建立康复系统化的管理和建立过程中的注意事项，如在整个康复管理过程中要仔细记录此次康复管理中的信息，如果出现特殊的康复问题，要及时进行特殊问题的处理，如转诊等。康复治疗周期结束后要认真总结此次治疗过程，并对治疗结果进行评估。

（41）《计划免疫基本数据集》

通过规定儿童预防接种基本数据集的内容范围、分类编码和数据元及其值域代码标准，明确需采集哪些相关数据，避免不必要的重复劳动，从而减轻工作量。统一格式的数据不仅能提高对儿童预防接种的管理效率，而且利于国家对儿童接种情况的监测。适用于医疗卫生机构、提供预防接种服务的相关医疗保健机构及卫生行政部门。主要内容为儿童基本信息、儿童接种情况信息及疑似预防接种异常反应信息。

（42）《计划免疫工作流程规范》

通过对于各个模块功能的详细分析整合，本标准制定了计划免疫工作流程中的儿童账册管理、预约通知管理、预防接种管理、生物制品管理、设备管理、免疫程序管理和系统设置等客户端功能模块，同时还包括疑似预防接种异常反应监测、门诊情况监测、质量控制、儿童资料查询、接种情况监测和统计分析等平台功能模块的规范。优化计划免疫工作流程，能提高计划免疫工作效率，推动计划免疫工作健康有序的发展。适用于提供预防接种服务的相关医疗保健机构、疾病预防控制机构、医疗卫生机构及卫生行政部门。

（43）《生命事件基本数据集》

本标准依据 WS/T 303—2009《卫生信息数据元标准化规则》和卫生部《健康档案数据元字典编制规范》中对数据元属性描述规则的有关要求，对死亡医学登记基本数据元进行了标准化设置和规范化描述。适用于全国各级卫生行政部门、疾病预防控制机构及提供疾病预防控制服务的相关医疗保健机构。主要内容为死者的基本信息，死亡的原因、时间和诊断机构。

（44）《健康体检流程规范》

区域数据中心涉及整个区域医疗卫生行业的各业务部门，各部门之间将会发生频繁的数据交换。通过统一的传输格式不仅能减少传输成本，而且能提高传输效率，还保证了数据的一致性、及时性、安全性，并减少维护成本。本标准的推行有利于整合资源，减少区域内硬软件资源的重复投资；有利于挖掘医疗卫生数据，提高医疗质量和服务水平，有利于实现信息资源共享，消除"信息孤岛"；有利于优化医疗卫生服务流程，提高医疗资源公平性和可及性；有利于居民健康管理和服务，提高居民健康素质；有利于政府部门健康促进政策的制定和实施，加强政府对卫生监管的力度。适用于区域卫生信息平台的电子健康体检。

（45）《双向转诊流程规范》

双向转诊能积极发挥大中型医院在人才、技术及设备等方面的优势，同时充分利用各社区医院的服务功能和网点资源，促使基本医疗逐步下沉社区，社区群众危重病、疑难病的救治到大中型医院。本标准规范了双向转诊流程，严格遵循 WS/T 303—2009《卫生信息数据元标准化规则》、WS/T 305—2009《卫生信息数据集元数据规范》、WS/T 306—2009《卫生信息数据集分类与编码规则》，以及《健康档案基本数据集编制规范》、《健康档案数据元分类代码》、《健康档案公用数据元》等标准，保证双向转诊与健康档案之间的无歧义衔接，便于社区卫生服务机构、支援医院双方协同完成转诊业务。

（46）《家庭病床管理规范》

家庭病床是社区卫生服务的重要组成部分，方便老年人、残疾人等患者获得连续性医疗服务，可以缓解医院床位紧张，缩短患者住院时间，加快病床周转，节省住院费用。家庭病床可保持治疗护理的连续性，使患者在医院外得到科学的医疗服务。目前，关于家庭病床管理并没有现成可用的标准。本标准结合我国家庭病床与区域卫生信息化建设的实际需要，规范了家庭病床流程，保证家庭病床与健康档案之间的无歧义衔接。主要内容有家庭病床建床用例、家庭病床查床用例、会诊与转诊用例、撤床用例。

（47）《临床疾病分类与编码》

疾病分类编码是一项集知识性、专业性、技术性较强的工作，分类的准确性将会直接或间接地影响疾病分类统计数据的准确性，也影响着医疗质量的评估和医疗资源的分配。虽然 ICD-10 中采用了尽可能多的标准名称和较权威的医学术语以满足应用，然而由于目前尚无统一的国际标准疾病诊断名称，在实际应用中仍有许多疾病的分类不能涵盖。常见疾病的现译名和我国医师的习惯用法仍存在明显差异，使编码专业人员的编码工作具有一定的难度。本标准主要研究和制定中国疾病信息化编码，构建既与国际接轨又具中国特色的中国疾病分类编码标准。

（48）《临床医学术语》

医学标准术语是医学信息电子化处理的基础。国际上使用较多的是

SNOMED，是目前涵盖内容较全的术语集。但是由于 SNOMED 最初由病理科医生主编，其临床应用的直观性不够，而且由于我国为未获得最新 SNOMED 的使用授权，故对最新版的 SNOMED 的翻译工作处于停滞状态。此外，对包括 SNOMED 在内的国际通用的术语集进行翻译，创新性不够，单纯的汉译往往难以紧跟各术语集不断更新的步伐，版权问题也容易制约翻译工作，因此迫切需要建立符合中国语言习惯的医学术语集和编码系统，才能实现医学信息在中国医疗卫生及相关行业的各级单位，包括医疗、行政、保险等部门之间储存、提取与分析的电子化。本标准为数字化医疗过程提供标准化的语言模式；同时在应用中能体现智能化的要求，包括利用标准化术语通过特定逻辑模式，协助疾病的诊断、鉴别诊断和治疗等。标准适用于医疗卫生及相关行业的各级单位，包括医疗、行政、保险等部门的医疗信息交流，并便于使用者进行国内外交流。标准主要包括术语和定义，对临床医学、诊断学、症状、体征、实验室检查、辅助检查、诊断等概念进行了明确的定义；术语领域的界定等。

（49）《手术与操作编码》

通过手术与操作编码的制定与实施，可应用于医疗文书和电子健康信息档案中手术及操作的规范化记录和编目，实现手术及操作相关信息的系统分类、存档及检索，以利于医疗服务管理、医保管理、医学研究和医疗质量评价。本标准采用开放的编码框架，与临床路径和电子病历等应用融合，实现与现行国际编码方案的兼容和延展，可被医院信息机构和第三方厂商所采用，具有良好的应用推广效果。标准适用于医疗服务和医学研究中以诊断或治疗为目的所实施的手术和操作。

（50）《医疗器械分类与编码》

医疗卫生行业涉及的医疗器械种类繁多，涵盖医疗设备、医用耗材和医用试剂等范畴，并且各种医疗器械的临床使用范围、制造原理都千差万别。为了统一管理，实现数据传输的一致性以及提高医疗器械管理的效率，对医疗器械进行分类，并统一编码是非常必要的。目前，国内在用的医疗器械分类与编码主要有两套：中国食品药品监督管理局在用的《医疗器械分类目录》

和原卫生部 1999 年颁布的卫生行业标准《全国卫生行业医疗器械、仪器设备（商品、物资）分类与编码》。药监局的《医疗器械分类目录》只有两级分类，没有详细的目录。卫生部的分类与编码虽然较为详细，但是已有近十年没有更新。标准适用于各个医疗机构、管理部门对医疗器械的统一编码管理，实现各个医疗机构、管理部门之间的医疗器械相关信息的共享。标准中的数据涵盖了医疗器械的所有类别，完成了医疗器械的三级分类，并对各级目录进行了编码。

（51）《诊疗项目编码》

本标准规定了医疗诊疗项目的分类与代码，以诊疗项目的基本使用方向（中西医、医技、临床等）作为主要分类依据，解剖部位为次要分类依据。诊疗项目的制定与实施，可应用于电子病历中诊疗项目与操作的规范化记录和编目，实现诊疗项目相关信息的系统分类、存档及检索，以利于医疗服务管理、医保管理和医疗质量评价。适用于卫生行业各医疗、教学、科学研究和生产等单位区域卫生信息系统的开发、实施与应用。本标准主要内容包括医学影像学、超声、核医学、放射治疗、检验和病理检验。

（52）《化学药品和生物制剂编码》

药品编码是建立统一的居民个人健康档案、标准化电子病历、数字化医疗，实现跨地区、大区域卫生信息资源共享所必需的支撑性标准。然而，目前我国药品编码体系较多，各自为政。无论是工商企业、医疗机构自行设计的编码，还是各软件设计单位开发的编码，均只能在局部使用，相互之间不兼容，造成信息处理和流通效率低下，无法进行信息交流和共享。药品编码作为电子健康档案和电子病历的基础性标准，必不可少；是现代医疗机构开展高效、优质的临床诊疗及医疗管理工作必需的信息资源；也是新一代 HIS 实现区域信息共享、协同服务的前提基础；同时，统一的药品编码对药品数据采集、数据分析、数据挖掘、信息处理、利用研究等方面都有重大意义，并对物流、财务、科研、教学等领域产生指导和引领作用。因此，药品编码是构建统一高效、资源整合、互通互联、信息共享的医药卫生信息系统的生命之码。本标准规定了化学药品和生物制剂的分类和编码，其特点是收载药品全面、一物一码、信息丰富、可识别性强。适用于居民电子健康档案和电子病历为核心的"智能医疗卫生信息共享系统",同样适用于药品的生产、经营、科研、教学、统计、财务、监管等领域的信息处理和信息共享。

（53）《中药分类与编码》

现阶段中药饮片生产及销售流通各环节间,由于没有对中药名称进行统一的数字化处理,编写方式多种多样,无法实现数据共享、互联互通,较之于西药和中成药,尤其难以管理。在西药、中成药已经实现编码规范管理的今天,中药使用量最大的饮片始终没有一套规范的编码系统,目前我国对于中药饮片编码方面的标准几乎是空白,结合中药材及中药饮片的特殊性,我们在编制标准时,对中药材及中药饮片的分类、标准名称、炮制工艺、规格、原产地进行统一编码,以实现编码的唯一性。标准适用于解决医疗机构（如大型医院、社区医疗服务中心）,中药流通环节（包括医药公司、零售药店）,中药生产加工企业的规范化的中药信息共享。目前,中药编码已在通过与第三方软件厂商的合作中,被试用于医药公司信息系统、中药饮片生产企业信息系统等多个厂商,并取得了良好的应用推广效果。

（54）《卫生数据共享访问接口技术规范》

卫生数据共享访问接口技术规范包括《电子病历数据传输规范》和《电子健康档案数据传输规范》。

医疗卫生业务涉及医疗、妇幼、防疫、计划免疫、疾病控制、卫生监督、保健、健康教育、科研教学、急救、血液供应等多条业务主线。这些业务信息的交换由于部门与系统的差异,所获取的数据在数据集关系、数据项定义、值域与代码上存在重大差异。通过数据传输规范的制定与实施,解决卫生医疗机构异构应用系统和异地之间的数据交换技术和标准规范问题,实现医院、社区、家庭之间及其与社会其他部门之间业务和健康信息的存储、交换和获取。目前,数据传输规范已经在课题的各项应用软件中得以广泛采用与实施,成为数据处理与交换的基础;并且通过与第三方软件厂商的合作,被医院信息系统、电子病历系统、慢性病管理系统等多个部门的不同厂商所采用,在卫生行业软件数据传输规范化方面取得了良好的应用推广效果。

（55）《全程健康档案索引技术规范》

医疗卫生行业的业务处理中，大部分都是对人进行服务的，如对新生儿的处理，对健康人的健康档案、健康保健，对患者的治疗……，这些都是人在不同时期的需要服务业务，想要让这些业务能相互交换，就必须采用统一的个人主索引。区域卫生信息系统的主要目标是如何更好地为广大居民提供医疗卫生服务。它应该是面向全人群及关注居民整个生命周期内发生的所有医疗信息，从而在一个区域内提供一个以居民为中心的统一的健康记录。为了能提供这样的统一、连续的健康记录，首先要确定居民的身份。个人主索引的建立就是为了在跨区域时确定居民的唯一身份。本标准的建立就是为了明确个人主索引的建立机制，规范个人主索引的组成形式。通过本标准的实施，为建立以电子健康档案和电子病历为核心的区域数据中心、"医疗一卡通"等信息系统提供了指导。

（56）《检验结果报告文档规范》

目前国内医学检验尚无统一标准，以致检验结果不能互联互通，无法共享。本标准制定《检验结果报告文档规范》，适用于检验报告等应用。《检验结果报告文档规范》定义了一个 CDA 文档模板，规定了遵循 ISO/HL7 27932—2008 CDA R2 标准的检验结果报告中文档头和文档体的一系列约束。使用检验结果报告文档规范作为基础模板导出的检验结果报告文档必须遵循本部分定义的 CDA 文档头的约束。本标准定义的所有约束都遵循 ISO/HL7 27932—2008 CDA R2 标准。本标准定义的检验结果报告文档规范的约束遵循《CDA 医疗文档内容模块标准》第 1 部分 "基本医疗文档规范"。本标准的检验结果报告文档规范定义中使用了定义于《CDA 医疗文档内容模块标准》第 3 部分的 "CDA 组件模板"。

（57）《卫生信息共享文档规范：检验记录》

检验记录作为电子病历和个人健康记录的共享电子文档，内容包括患者的检验申请和实验室检验结果资料。检验记录共享文档提供人可读的格式，另外也提供机器可读的格式，以便检验结果整合到其他医疗系统。本标准是遵循 HL7 CDA 和 IHE XD-LAB TF 的技术框架，符合 CCD 和 IHE PCC TF

要求，结合我国临床检验现状和卫生信息共享中检验业务活动实际需求，制定检验记录文档模板。规定了检验记录的文档模板，遵循总则标准中文档架构的要求以及对文档头和文档体的一系列约束。对检验记录文档结构、报告内容、语义术语等内容进行规范，是我国《临床检验数据元基本数据集标准》的实施规范。本标准适合于检验记录文档等应用，可供全国各地区在卫生信息化建设的技术方案制定、工程招投标和系统实施过程参考使用。

（58）《卫生信息共享文档规范：检查记录》

基于国内对卫生信息共享的需求，本标准在遵照 WST 304—2009《卫生信息数据模式描述指南》、WS/T XXX—2011《卫生信息共享文档规范》的总则等相关标准基础上，结合卫生信息共享中孕产妇体格检查业务活动、儿童体格检查业务活动及成人体格检查业务活动的实际需求制定。本标准规定了孕产妇体格检查、儿童体格检查及成人体格检查的文档模板，遵循总则标准中文档架构的要求以及对文档头和文档体的一系列约束，是一个关于孕产妇体格检查、儿童体格检查及成人体格检查的共享文档基本模板。各地在实施过程中可根据情况进行扩展，适合于孕产妇体格检查、儿童体格检查及成人体格检查文档等应用。本规范可供全国各地区在卫生信息化建设的技术方案制定、工程招投标和系统实施过程参考使用。

（59）《健康信息学 个人身份标识规范》

一个人在其一生中要接受许多服务，如对新生儿的处理、个人健康档案的建立、健康保健、对患者的治疗等，这些都是人在不同时期需要接受的不同业务领域的服务，要使得这些业务信息能够交互和共享，就必须采用统一的个人身份标识。建立个人身份标识体系，是构建健康信息资源共享平台非常重要的问题，只有在完整构建起来的个人身份标识体系下，才有可能使所整合在一起的健康信息存在真正的价值。标准的制定就是为了明确个人身份标识的确立方法，规范个人身份标识的内容。本标准的实施可以为以电子健康档案和电子病历为核心的区域数据中心、"一卡通"等信息系统提供指导和支持。标准规定了用于确定个人身份标识的有效身份证件的种类及其优先顺序，说明了有效身份证件之间的关联方法，给出了个人身份标识的确定方法。适用于健康信息系统的研发人员、管理人员和科研人员。

（60）《健康信息学 健康体检基本内容格式规范》

国内体检机构从形式上可分为两类：公立医院的体检室和私立健康体检机构。目前尚无统一的健康体检基本内容规范，体检机构拥有自己的健康体检项目和报告规范，以上原因均阻碍了健康信息的互通和共享。通过制定本标准，能规范目前国内的健康体检业务操作，避免不必要的体检项目，降低健康体检业务中的不合理性，做到统一标准，规范化管理，促进健康信息共享，加强居民健康信息的数字化管理。健康管理工作者能及时获得关于居民身体健康的为居民精确数据，这有利于其对居民的健康进行监控和为居民提供更优质的健康服务。本标准规定了健康体检基本原则和基本内容，适用于健康体检。主要内容包括健康体检基本要求、健康体检基本内容、健康记录与报告。

（61）《健康信息学 HL7 V3 参考信息模型》

RIM 是勾勒所有 HL7 V3 协议规范标准与其信息相关内容的原始参考。在 ISO/TC 215 "健康信息学标准化技术委员会" 的语境中，RIM 给出了一个可用于研制更多健康信息学规范的参考模型。本标准等同采用 ISO/HL7 21731《健康信息学 HL7 V3 参考信息模型（版本1）》，是一个基于独立的、内容全面的健康信息模型的消息传输标准，可以推动健康信息学标准和 ISO/TC 215 相关规范之间的一致性。从 HL7 工作组和 HL7 国际联盟角度看，RIM 是各方达成一致的共识，经过信息综合得到的视图。本标准中规定的 RIM 可作为从其自身派生出的其他信息模型的依据，也可作为数据库和其他信息结构设计的基础。然而，ISO/TC 215 和 HL7 都认为定义针对具体标准的实现是否符合本标准的测试是毫无道理的。因此，本标准的用户不需要声称符合本标准。而且，作为本标准的制定者，ISO/TC 215 和 HL7 都要求用户把造成用户不使用本标准或扩展本标准的具体需求通知他们。这将使本标准的后续版本能够满足更大范围的需求。

（62）《区域 HIS 功能规范》

区域内的社区卫生服务中心（乡镇卫生院）共用同一个 HIS 信息系统，

将医疗信息数据集中在县（市、区）级平台上，便于区域卫生行政部门对管辖范围内的社区卫生服务中心（乡镇卫生院）的人、财、物进行实时监管，对管辖区域内的卫生信息进行统计分析。本标准规定区域 HIS 功能规范，平台包括除门诊管理分系统、住院管理分系统、药品管理分系统等业务系统，还应具有卫生行政部门及各社区卫生服务中心（乡镇卫生院）的统计分析系统、决策分析系统等。能实现一体化，达到互相间的数据共享；支持普通的列级访问控制和行级访问控制，将系统管理和使用权限下发，使得业务人员真正成为数据的控制者。适用于区域卫生行政部门对管辖范围内的社区卫生服务中心（乡镇卫生院）的管理。

（63）《区域临床检验信息系统功能规范》

制定本标准能规范区域临床检验信息系统必须包含的内容、区域临床检验信息交换的内容、区域临床检验数据使用的规范、系统的基本功能、系统使用的代码、临床检验标本识别码编码规则、临床检验标本容器条形码标签规格。协助区域内所有临床实验室相互协调并完成日常检验，在区域内实现检验数据集中管理和共享，通过对质量控制的管理，最终实现区域内检验结果的互认，为区域医疗提供临床实验室信息服务。

（64）《区域心电信息系统功能规范》

制定本标准能实现心电检查数据的集中诊断和统一质控，可以方便地解决基层医疗机构专业人才缺少、诊断水平薄弱、治疗不及时等问题。同时，对中心等大型医院内部包括门诊、病房所有心电图数据的采集、记录、传输、存储、报告及全院临床发布整个过程进行记录和跟踪；还可以将院前 120 急救心电图检查的采集、记录的信息实时传输到医院，使得医院及早做好心脏病患者抢救的准备。本标准符合 DICOM 和 HL7 国际标准，主要包括《登记工作站功能规范》《采集工作站功能规范》《分析诊断工作站功能规范》《数据统计工作站功能规范》以及《管理工作站功能规范》。

（65）《区域影像信息系统功能规范》

区域影像信息系统是指区域范围内多家医疗机构联网组成的放射信息系统，实现放射检查的集中诊断和统一质控，充分利用和共享放射设备和人才资源，是实现三级医疗资源合理分配，用于解决"看病难，看病贵"的区域卫生信息问题方案的重要组成部分。本标准规定了浙江省区域影像信息系统功能规范，统一架构，并严格遵循 IHE 国际规范、符合 XML 1.0 标准、符合国际疾病分类标准、符合原卫生部颁布的《电子病历和健康档案数据标准》。主要内容包括区域放射信息系统与区域影像中心的功能规范。

（66）《区域远程病理诊断信息系统功能规范》

为加强卫生信息化工作的规范管理，进一步加快卫生信息化基础设施建设，保证医院病理诊断信息系统的质量，加强公立医院数字病理信息化的改革，提高基层公立医院病理常规及疑难肿瘤诊疗的质量和效率，保障医疗机构病理诊断的安全，降低医疗诊断费用，减轻患者负担，提高病理诊断准确率，保障病理质控体系的规范化，特制定《区域远程病理诊断信息系统功能规范》。

本规范同时为各级医院进行数字病理远程诊断的指导性文件，是用于评价各级医院数字病理远程诊断水平的基本标准，也是数字病理科远程诊断系统评审的一个重要依据。

第4章

iCity 智能医疗卫生的
实践案例

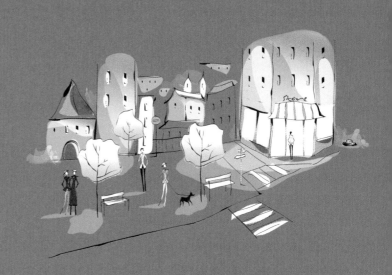

医疗卫生在服务中体现价值，智能的模式是基于医疗的服务价值链的。通过高效的连接，减少医疗资源的浪费，提高效率；在就医、行医的过程中改善各方体验，从而带来增值效益；通过医疗环节产生的大数据，结合人工智能算法，基于数据为医生的诊断、治疗决策提供新的可靠支撑，等等。从个体角度出发，依次将医疗服务拆分为几个重要环节：健康管理、自诊、自我用药、导诊、候诊、诊断、治疗、院内康复、院外康复（慢性病管理）。这9个就医相关环节包含了个体所有的诉求点。而与这些环节关联的场所有社区服务站、医院、公共卫生机构以及整个城市，因此我们从这些角度和场所来展示智能医疗卫生服务的案例，通过案例的研究来深入剖析智能医疗卫生的"智"。

一、个性化医疗服务

（一）预约诊疗

1. 概念和方法

预约诊疗是指通过网络挂号、电话挂号、短信挂号、现场挂号等方式，为患者预订医疗服务资源的模式。预约诊疗的管理主要包括到号管理、爽约管理、停诊通知以及投诉处理等内环节。挂号可以随时预约，也可以分时段预约。根据预约是否设定履行时间分为分时段预约与非分时段预约，前者能有效达到预约诊疗节约时间的最根本目的。分时段预约就是预约人员与预约患者约定一个具体的来院就诊时间段，超过时间段的一个延时段该预约挂号就将作废，时间段的分段划分可以让预约人员有序地排列一天内来院就诊的预约患者，高效利用坐诊医师的工作时间。挂号费用也可以直接借助网上第三方金融平台完成。预约使用实名制管理，对登记预约患者的真实身份信息进行采集、登记，并提取身份证号码和手机号码作为最终取号凭证，以杜绝"号贩子"的操作且可以以患者的身份证号码和手机号码为基础建立一个长期有效的个人电子健康档案，方便后期随访，也能为医院科研提供最为直接、真实的基础数据。爽约与投诉管理：如患者不能在第一时间到达医院进行治疗，对这一现象，医院一般采取宽容态度，允许增加个人爽约的次数，但对于超过一定次数的连续爽约或是恶意爽约，医院一般将其列入预约"黑名单"进行处理。对于在预约服务的过程中，出现患者投诉的现象，一般应设有专门的投诉电话并进行登记，同时不断找出影响预约诊疗的因素并加以升级改进。

2. 意　义

为患者提供方便，患者不需要记住各家医院的电话和网址，在统一的系统上可以实时查询各个医院的专家特长及出诊号源情况，方便患者自主选择医院及医生就诊，在一定程度上起到减少患者就诊盲目性、分流患者、缩短就诊等候时间的作用。①信息透明，增加互信：将各医院号源和挂号信息统一放在一个平台上，患者或管理部门可随时了解专家及门诊的号源信息，有利于信息透明，接受患者监督，增强互信。②提高医院服务质量：利用预约诊疗服务系统统计医生停诊率，甚至通过内部通报网络公示停诊率等手段规范医生出诊行为，提高医院服务质量。③有效控制号贩子：通过对平台的监控，有效控制号贩子，维护医院的正常就诊秩序。实行预约诊疗可使大量患者不必在门诊大厅长时间停留，大大节约了医院的管理成本，同时改善就医环境。

3. 案　例

国内已经尝试预约诊疗服务的省市主要有浙江省、四川省、北京市、上海市等，其中由原浙江省卫生厅主办的浙江省统一医院预约诊疗服务系统提供全省统一的标准化、规范化公共预约诊疗服务，患者可通过电话、网络、手机等多种方式进行预约。"该系统自 2010 年 9 月投入使用，截至 2012 年 10 月上旬，已累计注册用户 10 余万人次（月均增长超过 6 万人次），成功挂

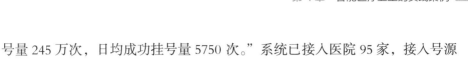

号量 245 万次，日均成功挂号量 5750 次。"系统已接入医院 95 家，接入号源23.4 万，接入医生 9979 位。该预约诊疗服务系统管理坚持以患者为中心的原则，还建立了患者诚信预约制度，收到了良好的效果（虞颖映等，2013）

4. 问题与建议

1）目前，患者对预约诊疗服务系统的知晓率不高，对预约的方式、途径、目的、意义等不够了解，缺乏预约诊疗的意识和习惯。

2）爽约率较高，大约在 10%~20%，其原因主要包括患者主观因素和客观因素：①患者主观因素，即预约诊疗对患者缺乏约束力，导致患者爽约率较高，因预约时不需立即支付或者只需支付非常少的费用，有些患者预约成功以后，遇上天气不好或其他原因即不按时就诊，此外也存在一定比例的无意识爽约，譬如老年患者记性不好等。②客观因素：取消预约往往需要拨打预约电话或登录预约网站，外地患者则需拨打长途电话，由于长途电话费用高，医院预约电话难以打入等问题使得外地患者不能及时通知医院，造成爽约。③预约号源太少，难以满足患者需求。当前医院提供给统一预约诊疗服务系统的预约号源只占医院总号源的 25% 以下，有的科室甚至连 10% 都不到，远远无法满足公众的预约需求，无法根本改变优质医疗服务的稀缺。随着生活水平的提高，公众对健康越来越重视，获取优质医疗资源的愿望日益增强。基层医疗机构由于资源有限，无法留住优秀的医务工作者，诊疗水平长期得不到提高，这些因素都导致了三级以上医疗机构人满为患，而基层医疗机构患者寥寥的现状。而实施预约诊疗只能实现提前分诊，缩短患者挂号候诊时间，部分提高资源供给效率，却并未解决优质资源和分布不均这一核心矛盾。医生停诊制度和审批流程不够规范，大部分医院对医生提供预约诊疗服务的管理流于形式，医生因外出会诊，参加各种学术活动，停诊换诊时有发生，管理措施跟不上，影响了预约服务的实施质量。公众从接受预约诊疗到习惯使用需要一个长期磨合的过程。需通过各种媒体，对预约诊疗服务各方面情况进行广泛宣传，提高患者的知晓率和信任感，引导患者积极预约就诊。

（二）电子处方

计算机网络化管理的日益普及，使得医院门诊药房传统的工作模式发生了很大改变，门诊处方由医生手写改为在医生工作站录入信息，通过网络提交给门诊药房。电子处方是推行医疗信息化的必然产物，也是推行医疗信息化的重要环节，与手写处方相比具有无可比拟的优越性：①简化流程，缩短患者等候时间。②提高了录入数据或信息的准确率，降低了配方差错率。电子处方是实现医疗智能化的基础，可以提供药物配伍禁忌、药物使用不当等预警功能，具体表现为电子处方具有自动审查开单医师处方权，能自动审查药物用量、用药途径是否合适，是否存在重复用药，还可依据患者年龄自动审查用药是否合适，同时还能对特殊药品、特殊患者进行用药审查。③信息共享功能：不同医师、不同部门、不同医院乃至相关环节（如患者本人、保险机构、支付机构、管理部门、科研机构等）原则上都可以在任何时候、任何地点调阅全部用药记录。④设立医生处方权限和药品使用范围，便于职能部门监督管理。⑤电子处方具有强大的数据统计和查阅功能。⑥节省办公成本，节约医疗资源。据美国一个名为"启动电子医疗"的非营利性组织所做的报告显示，如果美国的医师给药房传送电子处方，那么美国医疗系统1年可以节省290亿美元（约合162亿英镑或242亿欧元）。由于电子处方可以大大减少不同医师为同一患者重复开药的资源浪费，同时，计算机数据库还可以帮助医师了解哪种药物更便宜，并向其发出药物相互作用及药物剂量错误警告，所以电子处方可实现节省270亿美元的目标。另外，由于减少了医师出诊和患者住院时的错误处方，电子处方还可为医疗系统节约20亿美元（许惠溢，2007）。但是，电子处方也存在不少问题，如：电子处方的标准化问题、电子处方签名合法化问题、电子签名的安全性问题、患者隐私权等问题。（陈青华，2008）

电子病历的普及能够显著地改善医疗状况，不仅可以实现患者诊治结果共享，从而降低医疗支出，改进医疗水平和质量，而且可以大幅减少药品差错。集成的电子病历系统和所有药品的条形码化，近来显示能大幅度地减少了药品的差错。哈佛大学布莱姆女子医院（Harvard Brigham and Women's Hospital）

拥有 14 000 多种带条形码的药品，3000 多位医务人员参与开方，下达执行医嘱。与过去传统的管理患者的方法和药品处方不带条形码的做法相比，差错率下降 41%，药物副反应发生率降低 51%。有趣的是，39% 的差错发生于医务人员开方下达医嘱时，12% 的差错发生在抄写处方医嘱期间，11% 则是在药师配药过程中发生，而护士保管分发药品会引起余下的 38% 的差错。这项研究中鼓舞人心的发现表明将电子病历系统与其他的电子标签化和监督措施结合起来，可以获得质量上的显著改善。同理，电子处方的使用也能实现此类功能。

（三）医生评价

推高医疗成本的一个重要因素，是患者不知如何选择合适的机构和医生。建立医生疗效跟踪评价机制，综合并开放数据，将有助于显著降低看病时间和诊疗费用等成本。此外，医生的诚信体系很重要。充分发挥行业协会（学会）在业内协调、行业发展、监测研究，以及标准制订、从业人员执业行为规范、行业信誉维护等方面的作用。建立健全的不良执业记录制度、失信惩戒以及强制退出机制，将健康服务机构及其从业人员诚信经营和执业情况纳入统一的信用信息平台。加强统计监测工作，加快完善健康服务业统计调查方法和指标体系，健全相关信息发布制度。

（四）个人健康门户

互联网的发展，已到了个性化的时代，个人健康门户是以个人为中心，实现个性化定制，实现内容、社区、应用的有机整合的专注于健康管理的网页。2007 年 10 月，微软发布了基于网络的消费者个人健康记录工具——HealthVault(健康门户)。新的健康门户网站向消费者提供与个人健康有关的搜索工具，还有用于输入数据的个人健康记录工具。该工具可与他人共享。HealthVault 上主要研究"大众健康"方面的问题。

通过 HealthVault 可以满足个人诸多的需求：①可以整理家人的健康信息。将所有的健康记录保存在一个位置，以使这些记录井然有序并可供在线访问；通过使用家庭账户跟踪孩子的医疗记录；跟踪所有详细信息，包括药物治疗、过敏、健康历史记录、血压、检验结果、健康状况和疾病、X射线、扫描和其他影像，以及其他许多类型的健康与保健数据；连接HealthVault的应用程序包括网站、计算机软件和移动应用程序，它们可用于获得更多的健康信息。借助HealthVault，其他连接的应用程序也可使用在某个应用程序中添加的信息。②可以更好地做好就诊和意外急诊准备：可以随身携带最重要的数据，以便更好地就诊；可以随身携带最新的药物治疗和过敏症列表、最新的家庭健康读数（如血压、血糖和体重），以及健康历史记录，使急诊人员能够获得客户最重要的健康信息，做好急诊准备。③绘制以客户为中心的更完整的健康状况图片。按要求将信息发送到客户的HealthVault，从实验室、药房、医院和诊所获取检测结果、处方历史记录和就诊记录；保存和共享客户的医疗影像，可轻松地将影像呈现给客户的健康护理提供方，以便他们日后参考；可轻松地将数据上载到HealthVault的已连接设备，跟踪客户的数据以帮助监控慢性疾病；可轻松地实现共享信息，为客户提供指导或协调健康管理。④实现健康目标。利用可帮助跟踪体重、活动和饮食、设定目标和查看进度的体重管理仪表板实现体重和健身目标；使用连接的设备跟踪锻炼或体育训练，并使用应用程序来帮助客户保持动力和提高成绩，获得并保持健康；还可以通过将个性化的进步消息发布到博客或推特上，让朋友获知其实现体重、活动和热量目标的方式，为其成功而庆贺。

此外，还有很多公司也在致力于开发个人健康门户，为患者提供健康服务，如Dossia Founders Group的独立非营利社团推出的产品Dossia，是一个基于网页、用于存储和管理个人健康记录（PHR）框架。通过使用Dossia，个人可积累包括保险理赔、用药记录在内的相关医疗数据，并将这些资料保存至一个隐私、加密的电子健康档案中。加密的电子档案可安全地通过因特网进行访问。Dossia记录通过一个改进的开源Indivo服务器完成存储和服务。目前，Dossia记录只提供给AT&T、Applied Materials、BP America Inc.、Intel Corporation、Pitney Bowe、Cardinal Health、sanofi-aventis和Wal-Mart几家公司的雇员、受抚养家属和退休人员。

但是医疗数据存储是一项十分微妙的业务，既需要为用户提供便捷性，同时又要保证数据安全，而且这种业务面临着严格的监管。谷歌于 2008 年推出在线医疗记录服务 Google Health，却在 2011 年关闭了这项业务，原因是该业务的影响力没有此前预想的那么大，只有一些懂得技术的患者和相关医护人员，以及一些健身爱好者在使用 Google Health，谷歌未找到将这项服务渗透至数百万人日常生活中的合适途径。自 2007 年个人健康管理平台 HealthVault 推出以来，微软一直在完善这一服务。

（五）基因测序

人类基因组计划（human genome project, HGP）是美国科学家在 1985 年率先提出的，其目的在于阐述人类基因组 DNA×109 核苷酸序列，破译人类全部遗传信息。HGP 的目标大致如下：①建立一高分辨率力的人体基因组图谱；②建立某些选择性模型机体（如大肠杆菌、线虫等）的 DNA 和人体染色体的基因物质图谱；③测定这些人体和选择性机体的 DNA 序列，以便更好地了解正常基因调控、基因遗传疾病及其演化过程；④建立软件和数据库以提高应用和判断这些基因信息的效能；⑤发明有关的创新技术；⑥建立 HGP 的伦理学、法律和社会参与的程序。现阶段来说，基因测序可在基因层面对疾病进行确诊，可以发现潜在疾病的发病风险，还可对个体化用药提供指导，用于指导生育健康。

1996 年，刚出生的一对双胞胎——诺亚和艾丽西斯，自从医院回到家的那天起，就开始腹痛，并且一天要呕吐好几次。后来在他们两岁的时候，被确诊为脑瘫。在精心的治疗和护理之下，他们的病情似乎得到了控制。然而，5 岁半的时候，他们的病情又开始恶化。女孩艾丽西斯的眼珠开始上翻，手也无法正常下垂；男孩诺亚则是一天 24 小时不断地呕吐。他们甚至无法像正常人一样走路、说话。此后，病情又几次反复，一直没有找到能治愈的方法。2003 年，机缘巧合，这对双胞胎和他们的哥哥以及父母进行了一次基因测序。经过对比分析，最终发现双胞胎致病的罪魁祸首是体内一种还原酶发生了基因突变。它破坏了产生多巴胺以及其他两种神经递质的细胞途径。找到病因后，医生立刻做出了精确的治疗方案。一个月后，这对双胞胎被治愈。

2010年12月，在威斯康星州（Wisconsin）的密尔沃基市（Milwaukee），五岁男孩尼古拉斯·沃尔克（Nicolas Volker）已经承受了百余次手术，且反复感染，一直无法出院。他出现了以前未出现过的胃肠道症状，实际已经命悬一线。当他的DNA测序被确定后，医生发现了基因突变这一罪魁祸首。这个发现导向正确的治疗，如今尼古拉斯已经康复。

2013年12月10日，著名学术期刊《美国国家科学院院刊》（Proceedings of the National Academy of Sciences of the United States of America）在线发表了北京大学生命科学学院生物动态光学成像中心谢晓亮、白凡课题组与北大肿瘤医院王洁团队合作的研究结果。在题为"Reproducible copy number variation patterns among single circulating tumor cells of lung cancer patients"的研究论文中，研究人员通过单细胞基因测序手段首次报道了癌症患者单个外周血循环肿瘤细胞的全基因组、外显子组测序结果，此项研究对于揭示癌症转移的分子机制具有重要意义，同时还为无创癌症诊断提供了一种新的技术手段。

国内也开始了基因测序的临床化检测，主要有深圳华大基因健康科技有限公司（华大健康）和博奥生物有限公司暨生物芯片北京国家工程研究中心。目前，华大健康以高通量测序仪、质谱仪、高性能计算机为核心技术支撑，已针对唐氏综合征等染色体疾病、单基因病、遗传性耳聋、地中海贫血、新生儿遗传代谢病、白血病、宫颈癌、乙肝等多种疾病开发了先进的基因检测技术；形成贯穿生命发生、孕育、出生与成长等过程的筛查与诊断技术体系，在灵敏度、准确性、安全性等方面均比传统技术有明显优势。

通过几年的持续努力，基因测序技术为疾病的预防提供了重要的手段。基因测序对于疾病的防治与治疗还有很多可开发的地方，我们可以通过基因测序，了解自身的隐含疾病，从而改变行为去改善生活方式。但目前基因测序还存在不少问题，如价格昂贵、检测精确度低、覆盖宽度窄，且大部分常规变异的遗传性不够完备等。

（六）同病患者社区

Facebook 在网络的迅猛崛起，带动起一系列同类型社交的网站，PatientsLikeMe（以下简称 PLM）也是其中的一员。PatientsLikeMe，"像我一样的患者"，是一家专门为患者打造的社交网站，建立于 2004 年，总部位于马萨诸塞州（Massachusetts）的剑桥（Cambridge）。他们的口号是：让患者帮助患者提高生活质量（patients helping patients live better every day）。通过该网站，患者可以找到与自己病情类似的成员，进行点对点的交流。到目前为止，PLM 已经拥有 8 万多位成员。至今，已有近 20 万用户在 PatientsLikeMe 上以自我检查的方式使用标准化的问答或测试来创建和分享了他们的医疗记录。这个社交平台还将提供能创建、测评和优化标准化检测程序的工具，以及数据和开源的授权机制，以便根据"创意公用授权条款"收集用户数据。

限于隐私性，传统的医疗病历只能用于追踪某个患者的病史，而无法进行信息共享。而对于 PLM 的网站用户来说，由于网站建立的平等性，他们更倾向于信任网站及其他成员。按照疾病的普遍程度，PLM 将患者分为器官移植、HIV、精神疾病、多发性硬化、癫痫、慢性疲劳综合征及其他罕见病症等几个大类。患者填写关于病情、病史时长、健康状态等资料后，网站将根据病情做出详细的分析数据图。

PLM 不仅为患者提供信息共享的平台，同时还将这些真实的病患数据以一种不被识别的方式卖给其商业合作伙伴，以进行医药产业相关方面的研究，包括病情分析、治疗方法、遗传信息、生理特征信息，甚至包括照片。

国内也已经出现了一些相关的同病患者社区的网站，比如 e 生网的同病相怜社区。在这样的社区小组里，患者可以讲讲自己看病的故事，倾诉疾病所带来的痛苦和困扰；可以找到因为相同的疾病而有相同感受的朋友；可以系统而科学地记录和监测病情，从而能够及时、准确地提供医生所需要的信息。

（七）智能诊断

MEDgle 的 Patient GPS 为患者提供了个性化的搜索，可搜索超过 10 000

多种症状、2100多例诊断、5000多种药物，以及6000多个程序。用户可以用于搜索与自己相关的病症，寻找病因；可以了解诊断详情及相关的测试和治疗，并在网络上寻找有用的资源；在搜索药品界面，可以了解不同的治疗药物及它们的用途，获得选择的推荐；可以查询医疗过程，了解不同的诊断和治疗程序，知道可能的选择；还可以查找所在地区的医师，了解他们的治疗方向，从而得到正确的帮助。操作者点击人体具体部位，会跳出相应病症窗口，选择具体病症，可以看到相关疾病的常见症状、有关诊断、诊断测试、药品选择等内容。

2011年，美国一档非常著名的电视问答节目《危险边缘》上，IBM的Watson系统战胜了同场竞技的参赛者。对于人类看似简单的问题，但要让计算机理解，并找到答案，这却是一个非常复杂的问题，Watson系统在这方面取得了突破。据国外媒体报道，IBM日前与美国俄亥俄州克利夫兰的一家医院签署了一份协议，计划将其Watson超级计算机投入医生的培训工作当中。IBM表示，医学专业的学生将努力改进Watson在医学语言和领域方面的理解和分析能力，而这种方式将能够帮助学生提高能力，并帮助Watson提高性能。不过，其最终目标是让沃森处理电子医疗记录，并理解这些记录的内容。

IBM沃森医疗知识库的特点可概括为以下几点：

1）使用自然语言处理，使得它可以直接读医学文献和各种各样的医疗文档；

2）具备学习能力，可以从医生看病的活动记录中学到相应的经验；

3）应用电子病例、电子健康档案等数据，可基于患者的相似度，比较两个患者的病例，找到一群相似的患者，然后分析对其有效的治疗手段；

4）Watson并不是模仿人的思维方式，因为Watson有不同的分支，它可以在结果和行为表现上跟人一样，但内部过程跟人不一样，其中有一个分支属于神经网络的认知科学。

（八）在线可靠的医疗信息资源

在线的医疗资源为个体获取充分、可信赖的医疗信息提供了便捷，为自助医疗、顺利的医患沟通、精准的问题定位、基于循证医学的治疗方案的确立提供了最好的素材。医疗信息资源根据面向人群可以分为两类：一类是专门面向医生、药剂师、护理等的医疗知识服务；另一类则是面向普通人群的在线医疗信息资源。这些医疗信息资源又主要以知识库的形式存在。

各种针对医院的医疗信息资源不断被开发使用，比如国际上，IBM 沃森的医疗知识库、美国 ProQuest Information and Learning 公司的 PML、荷兰 Elsevier Science 公司的 Elsevier、MD Consult 全文网络数据库等；国内比较著名的有中国疾病知识总库、万方临床诊断知识库等。MD Consult, 即 Medical Doctor Consult ）, 被称为 "临床医学知识库" "内科医师的在线临床工具"，是临床工作人员重要循证医学资源参考数据库。MD Consult 由世界最大的三家英文医学出版商 Mosby、Lippincott Williams & Wilkins 和 W．B．Saunders 联合创建，由世界五大出版社之一的 Elsevier Science 出版发行，于 1997 年开始正式投入使用。根据统计，每个月 MD Consult 用户进行超过 150 万页面的信息检索，浏览超过 800 万页面的医学信息（王金芳等，2006）。Mosby's Nursing Consult 由 Elsevier 旗下著名出版品牌 Mosby 和护理专家委员会合作开发，同时集合了 Saunders 和 Churchill Livingstone 等品牌资源，为护理人员提供全面的、可信赖的在线资讯，帮助护理人员为患者提供更好的医护，也更好地开展科研工作，包括：快速找到临床解决方案、正确教育患者、获取第一手护理新知、改善护理质量、提升科研教学水平。

面向普通人群的在线医疗信息资源也有不少，"好大夫在线" 网算是其中比较可靠的在线医疗知识库。"好大夫在线" 创立于 2006 年 8 月，是一个患友分享就诊经验、求医自助的平台。可以为患者提供通俗易懂的医疗信息，致力于积累大量的百姓就医经验，为网站用户选医就医提供重要的参考依据。该网站提供医生推荐、专家咨询、转诊预约、分享经验等内容，其中专家咨询和分享经验为广大患者提供了良好的服务平台。

（九）生命体征监控

实时无线传输、无创监测生命体征是个大工程。实际上，想要同时不间断地检测所有的生命体征，只有在重症监护室里才能做到。但是随着手机、传感器等的不断发展，不间断的无创生命体征监控将逐渐渗入每个人的生活，如 AirStrip Technologies（爱斯趋普科技公司）的 AirStrip 心脏系统。AirStrip Technologies 将患者生命体征显示到智能手机上，Sotera 腕式无线接收器直接显示患者的生命体征。WellDoc 的糖尿病管理系统为 2 型糖尿病患者提供实时虚拟指导。他们将药物和碳水化合物的摄入量、血糖，以及其他读数输入移动设备，如智能电话、笔记本电脑和平板电脑中。依据患者的数据，运用行为算法为患者提供自动实时的虚拟指导，包括相关测试提醒、药物服用、生活方式调整及膳食建议。这些意见根据患者的病情和治疗方案协助处理高血糖或低血糖的读数。该数据会被定期发送到患者的医生那里以帮助填补在复诊间歇中产生的信息差距，并促进疾病管理的讨论。多种健康保健计划为他们的患者免费提供该工具。与手机相比，运用专业的传感器技术，能够提供更加优良的体验，通过无创的方式进行无间断的监测。FDA 在 2002 年认证了 CardioNet 公司开发的新产品 "the CardioNet system"，它能够实现实时监控心律，且通过互联网，其监测周期能够延长数天乃至数周之久。

但这项技术并不完美，尤其是这些实时数据需要由人类专家控制的中心来解析，而非自动处理完成。还有很多新发明用于无线心电监控，如 iRhythm 的敷贴，将它贴在胸口，就能记录最低 7 天的心律。AliveCor，直接通过智能手机实时监测心律，将带有两个传感器的小盒子附在智能手机的背部，只要患者将左、右两只手的各一根手指摁在盒子上，即可即刻记录心律；也可以把盒子或盒子和手机一起直接放在胸部，手机上就可显示心电图（ECG），数分钟之内就可完成记录。之后，可以将心电图数据保存在手机里，也可以通过网络传送出去。此外，Asthmapolis 公司针对哮喘设计了一种被称为吸入器的传感器附件，让吸入器拥有无线功能；当患者使用吸入器时，传感器就能向患者的手机及互联网发送信号。为防止抑郁症患者自杀或有自杀倾向，Cogito 公司开发的传感器能够根据用户的声音来量化情绪；Affectiva 公司开发的产品能够根据皮肤电传导来检测用户的情绪状态。GPS 和加速计能够帮助医生追踪患者的活动，当患者的活动与交流开始减少，就表明抑郁症加重了。

二、社　区

（一）糖尿病社区与医院一体化管理模式

以社区人群为依托的慢性病防治是目前世界公共卫生领域的热点问题，在全球范围内，几乎所有国家都致力于在初级保健场所提供慢性病的诊疗服务。人们普遍认为，制定和实施临床指南是给患者提供结构化和系统化的诊疗和监测服务的重要措施。通过实施临床指南，可以促使卫生工作者以团队的方式给患者提供服务，并可让患者参与管理自己的慢性病。对于大多数慢性病患者来说，改变生活方式是最基本的管理途径。因此，卫生服务团队需采用更好的咨询技术和行为改变技术，与患者合作，帮助患者达到改善生活方式的目的。

以社区团队为主的服务模式，逐步承担起居民健康"守门人"的职责，提高公共卫生服务均等化，控制卫生费用的增长，让"晚诊治、预后差"转变为"早诊断、早防治"，最终提高居民的健康水平。而如遇复杂问题则需医院提供支持，因而医院、社区一体化慢性病管理的模式将社区卫生服务中心、综合医院、糖尿病患者纳入整体中，通过疾病控制中心把社区与综合医院联系起来，构建慢性病的管理平台。建立规范的慢性病诊治流程及达标管理的模式，从而提高慢性病的诊治水平。从国内外经验来看，利用三级医院的医疗设备、临床思维与诊治技术的优势，依托社区服务中心"低水平、广覆盖"的医疗保障制度，构建医院、社区一体化慢性病管理模式十分符合城市医疗卫生的发展要求，是预防和控制慢性病的有效选择。推广该管理模式，需充分利用社区医疗资源，以三级医院为依托，建立社区和三级医院双向转诊网络，实现城市慢性病患者的一体化管理，从而提高防治效率。

以糖尿病的一体化管理模式的实践为例：糖尿病具有病因复杂、发病隐匿、血糖控制达标难等特点，其管理是一项长期而复杂的工作。目前，大部分患者选择就近去社区卫生服务中心就诊，但社区尚未建立专业的糖尿病防治队伍，因而存在糖尿病诊疗欠规范、管理网络不完善等薄弱环节。为了更有效地控制糖尿病及其慢性并发症的发生、发展，2007年12月，上海交通大学附属第六人民医院联合上海市普陀区疾病控制中心、普陀区中心医院、利群医院，以及曹杨、真如、桃浦镇社区卫生服务中心等单位，进行了医院－社区糖尿病一体化管理模式的探索。方法是以三级医院为轴线，建立适合不同医疗服务层次的诊治流程，对社区内的糖尿病患者按病情分级管理、双向转诊（见图4.1）。主要包括：①组成一体化管理的工作团队（包括医师、护师、管理者和社会工作者等）。②构建标准化的防治流程（高危人群筛查、糖尿病转诊、并发症检查）。③建立培养糖尿病专科系列人才的培训基地，开办学习班，开展专家下社区坐诊及宣传教育等活动。④建立糖尿病管理档案，开发医院－社区共享的信息平台，医院与社区分别建立糖尿病监控管理系统，信息资料双方共享。⑤制定规范的双向转诊流程。在曹杨社区开展糖尿病的流行病调查，共登记糖尿病患者1018例，医院与社区分别建立"健康乐园""糖尿病小屋"，针对不同的教育对象，采用门诊就诊、健康辅导站、糖尿病知识讲座和咨询等丰富多彩的多种方式对患者进行健康教育。通过开展该模式的实践，糖尿病的知晓率提高到90%以上，血糖控制达标率从8.9%提高到了31%（马晓静等，2010）。该模式的重点是：①建立社区健康驿站载体。每个社区都建立一个健康驿站，把糖尿病患者编进去。对他们建立档案，跟踪随访，然后开展一系列教育。使患者既能够看到成果，同时也有信心战胜疾病。②建立实训中心，提供社区医生的培训服务。社区医生队伍中有大量优秀的人才，如果得到规范的培训，对社区糖尿病防治工作会产生非常重要的推进作用。③建立考评制度。血糖达标率、慢性并发症筛查率等对于糖尿病患者的治疗至关重要，建立考评制度，可以引起社区医生的高度重视，促进健康管理产生明显的绩效。④调动卫生站的积极性。真正做到把患者、医生调动起来，让社区、医院和卫生站均参与其中，充分调动患者与其家属防治疾病的积极性。

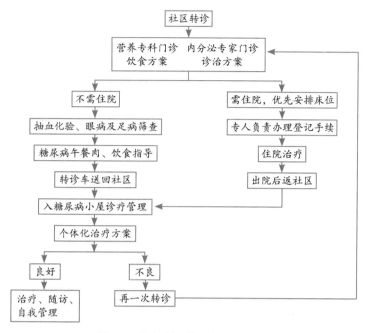

图 4.1　医院-社区糖尿病一体化管理

而另一研究是在浙江省杭州市的朝晖社区卫生服务中心的 12 个社区卫生服务站中，选取 18 岁以上明确诊断、并已管理 1 年以上的高血压和糖尿病患者各 300 名进行慢性病管理对照组实验。结论表明，慢性病保健管理在具体的社区实践中，强调社区责任医生在整个管理流程中的引导和监督作用，以及责任医生和患者的互动作用，通过对患者饮食、运动及其他危险因素的引导干预能有效达到降压、降糖的目的。研究结果显示，无论是高血压患者还是糖尿病患者，应用慢性病保健模型都能比较有效地减轻体重，控制腰围，改善饮酒习惯。尤其对于糖尿病患者，能比较好地降低患者的糖化血红蛋白，改善饮食和运动习惯（郭岸英，2011）。

这两个案例都表明初级医疗保健服务在城市基层医疗中能发挥积极作用，但社区慢性病管理需要投入大量医疗服务人力资源，成本高，这是慢性病管理需要面对的一个问题。目前，大多数地方仍停留在"有病才就医"的被动医疗模式，医疗保障体系中绝大部分支出都用于重大疾病的治疗补偿。因此，设计从医疗保险经费中划拨一定比例的资金，制定经费的使用方法、确定参与慢性病管理的医疗服务人员等，用于健康管理，鼓励预防、早期诊断治疗等，从而降低慢性病发病率及慢性病并发症的发生率，最终可以降低医疗费用，并降低医疗保障的风险。国外商业保险公司已采用这种形式，获取了可观的成效。社区作为城市智能医疗的最小组织单元，需要创新设计医院和社区之间的关联，并积极引入多元化的健康管理团队，真正发挥城市医疗资源配置的有效协同、相互补充作用。此外，需要支持如何扩大慢性病管理的覆盖率，提高慢性病管理的效率，增强疾病管理的可持续性，对慢性病管理进行全面评价等研究。

（二）心血管疾病的网络化急救

长期慢性疾病的监护可以帮助改善护理，同时提高应急反应的速度，如由于心血管疾病具有突发性，如无人看护，当疾病突发时，患者往往会丧失主动呼救报警的能力，很容易导致残疾或死亡。因此，发展心血管患者的远程监控系统对疾病的及时发现和救治具有重要意义。利用无线传感技术，在不约束心血管患者活动的情况下，对患者的情况进行实时监测，将采集的数据及状态分析进行存档，为医生对患者病情的跟踪提供数据支持。在患者发病或即将发病的时候，系统一旦发现患者的数据异常，会自动提示该患者的相关数据及分析结果，给患者随身佩戴数据监控装置，提醒患者或患者周边的人员注意，同时提醒医生进行相关的处理。及时的提醒能让医生快速做出处理，大大提高了患者在发病时候的就医速度，为挽救患者的生命节省了宝贵的时间。

心血管病的急救模式在发达国家已经比较成熟，但在我国仍处于探索阶段。利用现代网络信息技术，构建以人为中心，高效、易推广的心血管病急救模式。基于现代网络信息技术和心血管病相关专业指南，通过城市医疗机构间的医疗协同，为心血管病患者提供适时、适地、无边界的连续性医疗服务，使心血管病急救在时间和空间上达到高度统一，最终获得最好的救治效果，促进心血管病患者的康复。通过物联网、云计算、远程医疗、移动医疗信息技术与心血管病急救流程管理的综合集成运用，实现对象的感知、急救流程的标准化处置和全过程的标准化管理，将院内信息系统的集成与整合扩展到了院前，并提供远程专家会诊与诊疗指导，使院内急救向院前延伸。以远程急救与健康管理云平台为支撑，构建了"高危预警→院前急救→院内救治→重症监护"的闭环管理，以及监控的数据链和标准化业务流程，形成城市心血管急救模式。通过中心医院—二级医院—社区医院联合，打造"移动ICU"和"远程ICU"，使其运行机制与急救机构合作机制、服务衔接机制和信息畅通机制有机结合，形成以社区医疗服务为网底，以大型医院专科救治力量为中心的城市协同心血管病急救网络。某军区总医院胸痛中心构建基于移动物联网的军地协同胸痛急救网，实施网络救治模式后收治 609 例胸痛患者作为研究组，实施"新模式"前收治的 528 例胸痛患者作为对照组，进行效果评价分析，结果显示：①显著缩短了救治时间并优于国际标准。同时发现，"新模式"实施后绕行急诊科，直接进心内科导管室，因此效率得到了显著提高。②提高了救治成功率。PCI、主动脉夹层和其他急诊手术院内死亡率研究组和对照组无明显差异；急性 ST 段抬高型心肌梗死 PCI 成功率为 97.4%，主动脉夹层手术成功率为 88.9%，而国内平均水平分别为 90%和 10%。③缩短了平均住院日，降低了住院费用。研究组中引起胸痛的三大重症（ST 段抬高型心肌梗死、非 ST 段抬高型心肌梗死、主动脉夹层）的人均住院费用和平均住院日均显著低于对照组，其中平均住院日缩短了30.3%~42.3%，人均住院费用下降了 8.0%~14.5%，而国内心血管病出院人次数年平均增长速度为 8.28%，急性心肌梗死人均住院费用增长速度为 9.68%。实证研究中通过在急救第一时间采集患者生命体征数据、生化检测指标等关键诊疗信息并准确有效地传递，与专家远程指导的实时同步，为快速诊断、危险分层和不同救治策略的实施赢得最佳时间，提供了技术保障。通过打造高效的专业化急救团队，建立快速急救反应机制和绕行急诊的绿色通道，提高了急救医疗服务传递系统中合作和沟通的效率。建立多机构、跨学科、多部门的分级救治机制、协同救治机制和科研合作机制，并在区域内形成网络化布局，中心医院参与基层医院急救，实现了信息共享、服务协同和管理协同，在不改变现有医疗资源格局的前提下，充分利用大医院的资源优势带动基层医院全面发展和技术提升，创新了大医院与基层医院的帮带模式（陈昊，2012）。

在城市心血管疾病中心建设中，一是要提高对中心建设重要性的认识；二是要规范中心建设的基本方向；三是所采用的最新信息技术和管理方法，可为中心建设提供借鉴和支撑。心血管病急救模式建设需要审慎、有计划的组织。需要详细和充分地确定医疗系统中各种真正的医疗需要，探讨针对现有的医疗急救体系的优化改进方案，逐步建立起心血管病急救医疗服务及其相应的标准，对急救机构、急救专业技术人员，以及对急救医疗服务产生影响的各类社会组织和个人进行规范和培训。

（三）高端健康服务

1. 概　念

健康管理是对个体或群体的健康进行全面监测、分析、评估，为其提供健康咨询和指导，以及对健康危险因素进行干预的全过程。内容包括个人或群体健康信息的采集和管理、健康和疾病危险性的评估、健康咨询与指导、健康促进计划的制订、健康维护、健康教育与推广、健康管理技术的研发、健康管理技术应用的成效评价等。基本策略有：生活方式管理、需求管理、疾病管理、灾难性疾病管理、残疾管理和群体健康管理。健康管理服务是标准化、量化、个体化和系统化的过程。

2. 背景及意义

改革开放初期，城市居民看病难问题的焦点是基本医疗服务提供不足；而目前一些一线城市医疗资源的利用和医疗服务的提供是比较充分的。在此前提下，城市的看病难问题就表现出一些特殊之处。2007 年，上海申康医院发展中心的调查表明，10 个患者中有 7 个声称看病难，但究其深层原因，69% 的被调查患者称不是找医生困难，而是找信得过的医生难；不是拿不到药，而是看病划价取药流程麻烦（44%）；不是找普通医生困难，而是找高水平的专家难（40%）。只有大约 20% 的患者反映医疗机构距离远和住院难。因此，在这些城市中，居民看病难问题的焦点已经不仅仅是基本医疗服务供给不足，而是与高技术、高服务相关的高端医疗服务供给相对不足。一线城市的中高收入人群在中国迅速崛起，面对医院嘈杂拥挤的环境、紧张的医患关系，他们更渴望私密、尊享、便捷、优质的服务，舒适优雅的环境和优秀的专家资源。因此，城市的医疗体系有必要提供多元化的服务来满足社会的不同层次的多元化的需求。据上海熙康健康管理中心统计，2005 年上海市高端健康服务收入 12.4 亿元，但同期市场容量有 93.7 亿元，远远未能满足高端医疗健康服务的需求。高端健康管理是分流现有医疗服务压力，建立以疾病预防模式为样板的一种策略。健康服务业的发展是城市发展的重要支撑，如果大型城市要向国际化都市发展，那必然要求健康服务也向着国际化发展，且通过健康服务的发展，带动疾病卫生保健服务水平和质量的提高。发展高端健康服务业有助于实现城市经济发展的转型，高端健康服务作为基本医疗健康服务的补充，有利于促进健康服务消费，增进健康服务提供，扩大健康服务就业，推动经济增长。

3. 国内外发展状况

在美国健康管理的实践中，医疗保险机构通过对其医疗保险客户开展系统的健康管理，达到有效控制疾病的发生或发展，显著降低出险概率和实际医疗支出，从而减少医疗保险赔付损失的目的。在我国，由于城市公立医疗机构对人才、技术和设备的垄断性和社会性医疗保险一统天下的医疗市场格局，民营医疗机构和中外合资医疗机构实力弱小；此外，商业健康保险的支撑面临着发展瓶颈，高端医疗健康服务尚不能充分发展。我国相关政策和制度未能给予商业健康保险宽松的发展空间，主要表现为：在企业和个人税收政策上尚未参照国际惯例形成鼓励参加商业医疗保险的减免政策；社会医疗保险和商业健康保险具体的业务界限还不够清晰，存在社会保障机构开办补充保险产品，阻止商业健康保险进入补充医疗保险领域的情况；商业保险公司与医疗机构之间存在合作屏障，公立医院对医疗资源的绝对垄断，削弱了保险公司与公立医院的谈判能力，很难建立有效制约公立医院医疗行为和有效控制医药费用的深层次合作机制，很难做到"风险共担、利益共享"。此外，目前医院普遍采用的是按项目付费方式，致使付费方缺乏对医疗服务提供者、消费者行为的有力约束，无法控制医疗费用的过度使用。

4. 实践方法

目前，健康管理的实践大多基于健康体检结果，通过建立健康记录，给出健康状况评估，并有针对性地提出个性化健康管理方案，以及由专业人士提供咨询指导和跟踪辅导服务，使被服务者从社会、心理、环境、营养、运动等多个角度得到全面的健康维护和保障服务。高端健康管理需要建立健康管理中心，覆盖从体检到健康管理业务全流程服务，设计健康管理的解决方案，梳理健康管理服务流程，研发健康管理软件，建立健康管理云平台，通过移动终端将采集的数据传递到信息云平台，进行数据集中管理，研发医疗知识库，针对规模人群实现个性化的健康管理。同时，要有健康管理的专业队伍，提高服务的能力。

5. 案　例

如：东软熙康健康科技有限公司开发的一款健康管理应用 App "瘦瘦"，量身定制个性化的减肥计划，提供多款个性化饮食方案，从运动、生活习惯等各方面给出建议。此外，还推出了新型亲情腕表，腕表带有通话功能，并可以通过 3G 信号传递信息，可以实现儿女对老人的亲情关爱。公司联合中日友好医院向 1000 名糖尿病患者投放这款新产品，并制订了 17 种治疗计划，通过指导患者的运动、用药等，来辅助糖尿病患者进行管理，并研究有效诊疗方案。

6. 城市规划建议

不同的城市在建立健康管理实践中可以发挥不同地方的优势。如在海南、山东潍坊、深圳前海的滨海区域，可以发挥海滨疗养的旅游健康管理的优势；如在北京国宾酒店、环金融街国际区、通州、怀柔等区域建立以会议服务为主体的健康管理产业；在城市主城区，则建立网格化社区健康管理的服务模式。

7. 国家策略建议

建议通过制度变革来促进公立医院和民营医疗机构合作、建设健康管理中心和发展高端健康医疗保险，为发展高端健康服务提供技术、服务和资金支持。推进健康管理服务信息融合，制定并实施数据标准，加强医院、医疗保障、公共卫生、社区及其他医疗健康服务机构等信息系统的数据共享和系统的互联协同，充分利用现有信息和网络设施，实现医疗保障、医疗服务、健康管理等信息的融合。支持商业健康保险的发展，为发展高端健康服务提供资金支持（罗力，2009）。

三、医　院

医院是提供医疗服务的场所，而不只是治病的场所。患者首先是人，具有人的一切需要和特点，医院不仅要为"患者服务"，而且更是要为"人"服务。树立"以患者为中心"的服务理念，即是指医院和医护人员在医疗活动中要尊重患者的人性，避免出现传统上只将患者当作生物的人，只关注疾病本身，而忽视医疗的人性化特点，要满足人生理、心理、社会等多层次、多样化的需要。

建好智能医院的服务体系，要以人为本（"以患者为中心、以医护人员为主体"）的建设理念进行建设。首先，在医院以人为本就是以患者为中心，因此服务体系建设的主要目的是要提高对患者的医疗和服务质量；其次，在医院以人为本就是以医护人员为主体，医院的主体就是医护人员，主要的使用者也是医护人员，医院数字化建设只有充分满足他们的需求，提高他们的工作效率，降低他们的劳动强度，让他们觉得好用且爱用，系统才有生命力，才能取得成功。

以患者为核心的智能医院服务体系建设总体规划可以概括为以下几个要点：①以"卫生经济管理分系统"为突破重点，带动工程其他分系统的逐步实现。使数字化建设逐步向临床业务延伸，把临床医生工作站、检查系统、检验联机管理、手术管理、血库管理、膳食管理等分系统作为第二阶段建设目标，实现病历、检查报告、检验结果的电子传输和高度共享，提高医疗质量，缩短患者就诊时间并减轻医生护士的工作量，使医院信息系统（HIS）从过去的"以经济为中心"转变为"以患者为中心"。②建立医学影像存储与传输系统，实现全院医学影像网络化。③建立以重症监护和麻醉为核心的临床信息系统，实现医疗质量最佳化，为进一步建设具有完整患者健康档案的病历系统奠定基础。④实施无线查房和移动护士工作站系统，科室医生和护士在笔记本电脑或掌上电脑（Personal digital assistant, PDA）上就可调阅患者的病历、医嘱和各种检查、化验、护理等信息。同时，在床旁就可开医嘱、输入体温等护理信息，彻底解决了医生和护士的查房问题。⑤实施办公自动化系统，把办公自动化作为医院数字化建设的重要组成部分。⑥建立医疗决策支持系统，借助于数据库技术，建设医院决策支持系统，使医院的信息得到更加充分的利用。⑦建立电子病历系统，把包括 CT、MRI、X 线、超声、心电图和手术麻醉等影像图片、声像动态以及神经电生理信号等全新的信息记录在案，使病历更加直观和全面，确保医疗信息的完整性。

建立区域医疗信息网络。把区域医疗信息网络作为医院数字化建设发展的高级阶段进行研究和建设。以下提供一些案例作为参考。

（一）移动医疗

通过使用移动设备随时随地收集和显示个人相关的信息来支持患者的诊治。移动医疗应用的技术方法是将医院内部核心应用的接口开放在医院内部局域网（LAN）中，包括各业务系统及系统集成平台。移动医疗应用将移动医疗推车、移动 PDA、手机等移动无线终端通过无线局域网络（WLAN）接入医院内网；WLAN+CDMA 的融合，使医院内移动应用随时随地接入移动互联网，并将移动应用系统通过系统集成平台与院内核心业务系统对接，实现数据同步（见图 4.2）。

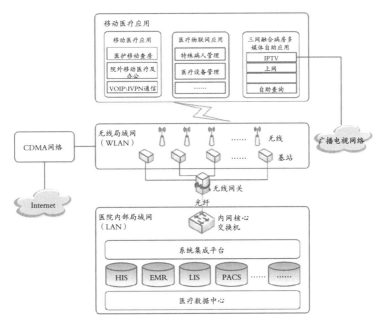

图 4.2　医院移动医疗应用技术框架

如：移动医护工作站是在集中管理的无线网络环境基础上，整合医疗信息系统资源，将 HIS、LIS、PACS 等数据库作为直接数据源，从而为医护人员提供诊疗数据。医生通过移动医疗推车及平板电脑，进行患者床边医疗服务，包括查看病历、书写、查看检验检查报告、录入医嘱等。电子病历作为移动医疗的数据源之一，将患者的入院情况、病程、手术情况等通过软件集成方式融合在移动医疗系统中，集成平台从根本上改变了以往查房需携带大量手写病例资料的传统模式。护士进行床边医嘱执行时，首先用移动终端扫描患者 RFID（射频识别）腕带确认患者身份，然后再扫描患者药物条码，核对医嘱执行，如果有一项不符，设备报警、震动，有系统给予提示。给药流程结束，所有流程信息均被记录在 HIS 中，便于医院管理查询以及事后追踪。护士也可以通过移动终端直接在患者床边采集和录入患者体征数据等关键信息。这种方式真正实现了无纸化和无胶片化，提高了医护人员的工作效率，优化了工作流程。

医院的设备移动化，也同样适用于远程办公、危急值协同管理、计划任务管理、会诊管理、危重患者管理、药品使用管理、医疗业务查询等工作。

医生可使用平板电脑、PDA 及手机等移动终端通过互联网以 VPN 或专线接入医院内部网络，使用医院信息系统。危急值协同管理，即检验、检查科室发出危急值报告时，通过办公自动化（office automation, OA）系统短信通知开单医生，由该医师根据患者的具体情况及时做出处置或启动危重患者的抢救流程；计划任务管理，即通过与医院 OA、HIS 系统互联，实现将医疗业务过程中的日程性计划安排（如会议安排通知、医师排班通知、手术室安排通知）发送到相关医师的手机日程管理；会诊管理，即通过与医院的 HIS 系统互联，采用任务推送的方式，将会诊请求及时推送给会诊医师的手机终端；危重患者管理，即在重症患者监护仪发出生命体征示警时，由值班医师或护士干预管理，实现将预警信息提示给管床医师终端或手机功能；药品使用管理，即协助实现抗生素等药品的使用监控以及分级管理，可通过移动终端实现审批功能；医疗业务查询，即通过与医院 HIS 互联，实现按权限查询医院医疗业务动态信息功能，满足医院管理者、医生等不同人员的查询需求。

再如，移动设备应用在输液方面带来了流程的改善。各大医院尤其是各三甲医院门诊输液室都存在输液人数多、用药种类繁杂、病种复杂、护理人员缺乏等现状。传统的输液流程有以下问题和隐患：以患者的姓名和年龄为标志，人工核对患者身份，当碰到神志不清的患者、碰到名字发音或者姓名相同的患者时，会有一定的差错隐患和效率低下的问题。以手工书写方式生成输液单和输液袋标签，需要用人工核对的方式才能找到对此有需要的患者，无法进行自动统计等。患者输液位置有随意性，秩序混乱，不方便护士确认患者的位置，给管理工作带来困难，而位置占用计划和统计无法做到。患者有不适反应、接瓶、输液完毕时需要呼喊护士进行操作，造成了输液室环境的嘈杂，容易引发护士听不清呼喊及患者位置确认错误等问题。护士的工作量没有统计报表，需要整理纸质文档，护士出现差错和工作疏忽等信息无法记录，导致领导考核护士的工作量和差错率变得困难。医院管理层无法切实了解输液室的实际工作现状，以及完成对输液室护士工作的正确考核。而采用移动输液的管理，则大大改进了输液过程，方法如下：

首先，进行输液患者登记：对患者分配座位；打印条形码，进行药品信息登记；对历史患者或外院带药患者进行药品输入；对已分配的座位进行换座或撤销。然后进行双联标签打印，在输液前以及输液时进行药物、患者核对。最后等待患者在输液出现状况时的呼叫。整个系统的工作示意拓扑图如图 4.3 所示。

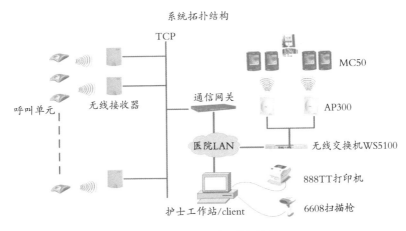

图 4.3　门诊移动输液系统拓扑图

带来的优化有以下几点：

①简化工作流程：传统的门诊输液中护士往往需要去核对患者的身份及其用药品种、用量。常以患者姓名、性别、年龄及住址作为核对信息。当出现一些患者信息相同，抑或手写输液单字迹潦草等情况时，往往会来回确认，为此会耽误一定的时间，造成效率的低下。而移动门诊输液系统通过取输液单、注射单信息—打印二维码的输液卡—自动设置患者排列顺序—标签补打印、选择性打印的功能，不但能防止信息紊乱、来回确认等事件的发生，而且可以根据输液单条码实现快速准确的确认。②增加输液安全：传统的门诊输液中护士长期面对门诊输液工作，难免会出现对一些新药不了解、患者药物不对号等用药不当因素，单单依靠人工核对，效果甚微，而移动门诊输液系统通过医嘱变更处理、输液跟踪、输液详细信息、配药处理和输液穿刺、换袋处理等功能模块的应用，能巧妙地绕过人工核对的环节，从而从根本上防止了用药不当和药品混淆。③有效应急处理：毫无疑问，门诊输液护理管理是一项繁杂的工作，难免会出现一系列紧急情况，如遇患者出

现输液的过敏反应、用药剂量的不准确、穿刺异常等情况。如行传统的门诊输液，需要马上喊护士进行操作，而门诊输液室常常环境嘈杂，以致不能马上处理；而应用移动门诊输液系统，护士通过移动终端可接收患者的呼叫信息，及时作出处理。④提供护士考核依据：移动门诊输液系统应用期间，通过统计查询功能可以很轻易地进行输液过程明细浏览、护士工作量统计、患者登记信息、异常患者信息查询及大输液袋统计查询，由于数据客观真实，医院管理部门可以对护士的日常工作有个明细的了解，对短时间内的门诊输液的信息有充分的核实，从而有效地作出评价，使管理部门的管理流程更加清晰流畅。

（二）医疗垃圾管理

医疗垃圾指医疗机构在医疗、预防、保健以及其他相关活动中产生的具有直接或间接感染性、毒性以及其他危害性的废物，具体包括感染性、病理性、损伤性、药物性、化学性废物。经历 2003 年的 SARS 疫情，医疗废物处理的问题备受社会的关注。为了很好地管理医疗废物，原卫生部于 2003 年 6 月 16 日，颁布了《医疗废物管理条例》，将医疗废物管理纳入了法制轨道。随后，专家们从 ISO 14000 环境管理体系、伦理学、社会学等多角度探讨了医疗废物管理的问题。医疗废物管理不仅是医院管理的难题，而且是一个重要的公共卫生问题。

目前，大部分医疗卫生机构尚未对医疗垃圾实行分类收集管理，或者分类收集不合理，还有医疗垃圾混入生活垃圾，使得医疗垃圾污染问题日趋严重；部分医疗卫生机构由于对于垃圾处理各环节缺乏有效的监管，有少部分医疗垃圾被非法进行二次加工或作为其他日用品的原料，导致医疗事故的发生；医疗垃圾分类混乱，应单独处理的未予以单独处理、需要焚烧的未焚烧，导致了医疗事故的发生；采用手工填表的方式进行医疗垃圾处理，在这过程中本身就会生成新的医疗垃圾。

信息技术的发展使医疗废物实时监管统一平台的建立成为可能，而服务和监管方式的新革命来自射频识别（RFID）技术、卫星定位技术的发展。随

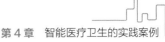

着信息系统的普及化与信息化水平的提高，医院和专业废物处理公司的信息处理能力已大幅提高，推广医疗废物的电子标签化管理、电子联单、电子监控和在线监测等信息管理技术，实现传统人工处理向现代智能管理的新跨越已具备良好的技术基础。以 GPS 技术结合 GPRS 技术实现以可视化医疗废物运输管理和实时定位为基础的高速、高效的信息网络平台和 EDI 等为骨干技术的医疗废物 RFID 监控系统，将为环保部门实现医疗废物处理过程的全程监管提供基础的信息支持和保障。

医疗废弃物管理系统能够跟踪医疗废弃物生命周期的整个过程，通过 RFID 标签可以实现对医疗垃圾箱的实时定位和监控。同时，借助条码和 RFID 标签的绑定可以实现对每个医疗垃圾包的实时监控和定位，如医疗垃圾包的标识采用条码，通过把垃圾包条码和垃圾箱上的 RFID 标签进行关联绑定，在监控中心只要定位到垃圾箱，就可以实时定位到每个垃圾包及垃圾包中的医疗垃圾，实现对医疗垃圾的全过程管理，从而大大提高医疗管理的安全性。使用 RIFD 技术，建立完善的收集、运输、集中处理监控系统，对废物产生单位进行电子数据采集及统计，可以实时掌握废物处置情况。首先，为每个科室的垃圾处理桶贴上标签，并记录各科室的主要信息，医护人员对各类医疗垃圾实行分类及权限操作。垃圾收集处理人员使用 PDA 对标签扫描，获取垃圾的信息，如使用的科室、垃圾种类、是否需要特殊处理等。获取信息后再做分类处理、运输和处置。分类后在分类包装上贴上类别标签，说明垃圾类型，并在系统中记录处理人员、时间及处理结果，这样可以有效地确定责任，减少污染。

通过使用 RFID 医疗垃圾管理（见图 4.4），规范了医疗垃圾处理过程中的各个环节，避免由于医疗垃圾流出再利用而造成的医疗事故；规范医疗垃圾在回收运送中的分类管理、运送管理、交接管理；整个过程采用扫描设备采集信息，避免出现二次交叉感染；通过垃圾处理各个环节的人员刷卡登录，明确各自的责任，在出现医疗垃圾流失、发生事故等情况下能找到责任人。

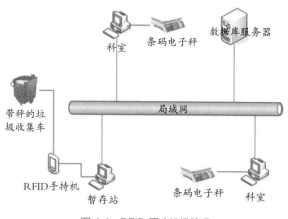

图 4.4　RFID 医疗垃圾管理

（三）　医院重点对象监控

医院固定资产是国有资产的重要组成部分，是医院赖以存在、实施医疗活动及履行其社会职责的物质基础和保障，是医院对患者进行诊治、检查的重要辅助工具，是医院提高医疗质量、保障人民健康的必要资产。医院固定资产组成医院发展的"高速公路"，随着市场经济的发展和医疗机构服务范围的不断加大，固定资产数量也呈逐年递增趋势，这对固定资产管理工作不断地提出新要求。多年来，固定资产管理工作一直是医院管理的薄弱环节。随着医院信息化的大力推广及应用，计算机网络设备作为医院实现自身信息化的物质载体，是构成数字医院不可或缺的"神经系统"，其管理水平是衡量医院发展水平和市场竞争能力的重要标志之一。

目前，医院拥有的医疗设备数量大、种类多、使用频繁，且设备分散在不同使用科室，设备管理过程中经常需要及时了解设备的位置信息。而医院是一个动态的工作环境，医疗资源每时每刻都在发生变化，这给医疗设备管理造成一定的难度，容易造成资产流失和造成人力资源的浪费。例如，突发灾害事件或公共卫生事件时，尤其是手术室、麻醉科等临床重点平台科室，需要紧急调用抢救类设备（如除颤仪、麻醉机等）；有些设备因患者治疗的需要，会在科室之间频繁调动。查找设备时，管理人员或护理人员往往需要花费大量精力。目前，医疗设备管理大多采用手工方式将设备信息分类编码管理，维护及使用情况仍然采用传统方式记录及查询，效率低下，差错率高。另外，在管理上，目前强调医疗设备的全生命周期管理，即采购、入账、使用、报废，每个环节都要完备；而定期在医院内部开展资产清查工作，是完成医疗设备全生命周期管理的必要条件。由原卫生部和财务部颁布的《医院财务制度》自 2012 年 1 月 1 日开始执行，要求医院每年都要进行固定资产清查工作。资产清查的内容包括清查设备的实有数与账面结存数是否相等；设备的保管、使用、维修等情况是否正常；是否有设备闲置、资产毁坏现象；是否有外借设备等。我国医院普遍面临的情况是固定资产设备金额大、科室多、清查涉及的范围广、数量大，从事清查工作的人员相对较少，因此资产清查的难度较大。传统固定资产管理缺乏信息技术的支撑，医院内部固定资产信息无法在各部门之间共享，使得医院必须调集众多的人员来对大量的医疗设备进行一一查找，并确认。每次医院资产清查，需要医院资产管理部门付出大量的时间，管理人员更是需要拿着账本不厌其烦地逐个科室反复清查、核对，其中一些长期未使用的设备由于搁置造成遗失，一些有物无账，一些有账无物，给整个清点工作造成极大的困难。由于会出现设备不知情移动的情况，所以很多设备难以快速找到，并且医院用于放置设备的房间很多，部分房间常常处于关闭状态，这也给设备资产核对造成麻烦。另外，手工记账和人工盘点的资产清查方式易产生较高的差错率，给资产管理人员带来繁重的工作量。

通过 RFID 定位技术在医疗设备动态跟踪定位管理方面的应用，不但可以预防由于不确定因素造成的设备损坏或遗失造成的设备损失，而且可以避免对设备巡检和维护工作的疏漏。技术的实现方式是：首先在楼里每个房间门口和每个楼层的出口，以及楼门口安放若干物联网 AP，并与计算机联网，同时给每个设备安装电子标签。当设备电子标签通过或接近安置在院内的任何一个物联网 AP 时，物联网 AP 即会感应到信号，立即将信号上传到对应监护室的计算机上，计算机马上就可判断出具体信息，同时把它显示在监护室的电脑显示屏上，并做好备份。管理者也可以根据大屏幕上或电脑上的分布示意图点击院内某一位置，计算机即会把这一区域的设备情况统计并显示出来。标签上有个小按钮，如果在维修状况下可以按按钮，通知管理人员维修，附近的物联网 AP 就能识别到，发信号给维修中心，通知设备的具体位置。美国于 2005 年就开始使用 RFID 资产追踪系统管理输液泵等医疗设备，其中不乏成功案例。波士顿医院在 17 个楼层里安装了实时定位系统，至今已有 8000 多套医疗设备被贴上 RFID 标签，包括输液泵、连续性静脉血液透析机和脉搏血氧饱和度仪，员工可以在电脑上精确查找出设备的位置。新墨西哥州最大的急性病医院 Presbyterian 医疗中心正在安装 Agility 医疗系统公司提供的主动 RFID 系统，追踪 6000 多件可移动设备，例如轮椅和输液泵等，以便于管理各种设备，并提高设备的使用率。Walter Reed 军队医疗中心作为美国国防部最大的医疗机构之一，也采用 RFID 实时定位系统定位设备，用来帮助医护人员快速定位到设备，以及自动生成设备定期维修提示信息。美国亚特兰大地区的 Grady 医院在 2009 年采用 RFID 技术安装了实时定位系统，可将每个患者在手术过程中的情况告知系统，通过这些信息改善手术室自身的手术流程，因而将医院的 16 个手术室的使用率提高了 23%。

近年来，国内一些医院的婴儿被盗案件也能很容易地从公开媒体上查询到，例如 2007 年，杭州市第四人民医院产妇汤某的婴儿被盗；2008 年 8 月，南宁市梁某的新生婴儿在卫生院被冒牌医生盗走，至今没有破案。新生儿对于其家庭来说相当重要，一旦在医院被盗或被更换，将给包括医院、受害人及其家庭在内的当事各方带来灾难性的后果，继而出现"医闹"事件，在社会上造成不良影响，影响医院正常工作的运行，同时使本来就比较紧张的医患关系面临更加严峻的形势（万清，2008）。此外，精神病患者也是医院里重点监护的对象。医院对精神病患者的传统管理方式为封闭式管理，这在占用了大量医护力量的同时可能还无法确保对患者实行周到与有效的管理。其中潜在的问题有：室内监视器的监控范围有一定的死角，无法全方位关注患者；对于可进行一定自由活动的患者，无法防止某些类似打架、袭击等潜在的危险性事件；难以防范患者在进行身体检查时出现的类似逃跑等突发事件，增加了医护人员对患者管理的难度。如何有效地监管医院重点对象，对于医院管理者来说有着重要的意义。基于 RFID 技术的婴儿防盗及精神病监管系统能够通过全方位、多层次的监控，实现对整个病区的无缝覆盖。为重点对象佩戴对人体无害的电子标签，同时在医院内需要进行控制的区域安装信号接收装置。信号接收装置能随时接收到重点对象电子标签所发出的信号，并据此信号判断标签所处的状态，从而对重点对象所在位置进行实时监控和追踪，可以对其异常的行为及时报警提示，并结合门控机制更有效地防止事件的发生。

（四）　供应室质量追溯

现代医院的消毒供应室是医院医疗器材进行消毒灭菌和物品处理的供应中心。它既是全院污染物品和灭菌器材及物品的集散地，也是污染物的集中地和无菌物品的发放地，集中体现了消毒供应室在消毒灭菌及隔离工作中的重要地位。消毒供应室的主要职责是根据护理、诊断、治疗的需要，对医疗器械物品清洗、消毒并配备成各类治疗包、手术器械包和布类包，经灭菌后，供全院各病房及医疗科室领用，使患者获得安全适宜的护理与治疗。由此可见，消毒供应室的工作质量直接影响医疗护理的质量和患者的安危。医院消毒供应室是医院感染管理中的一个重点部门，搞好供应室的消毒管理工作是预防和控制医院感染的关键环节之一。在医院感染病例中，大部分是由于消毒不严格引起的。因此，如何减少医疗事故是当今医疗行业所面临的最大挑战。作为控制医院感染的关键部门之一，中心供应室的工作质量在控制医院感染中具有极其重要的作用。同时，消毒供应室管理全院医疗器械的配备工作，如何科学地管理器械使用情况，缩短备包放置周期，提高器械的使用率，降低器械的损耗，这些都将大大节约医院器械成本。

医疗物联网可以通过采用条码和 RFID 技术，给每个手术包分配一个条码或 RFID 标签，负责采集和存储手术包流程的属性信息，内容包括手术器械种类和编号、数量、包装人员编号、包装日期、消毒日期、手术包类型等。系统通过这些信息对器械包的回收、清洗、分类包装、消毒、发放等环节进行记录，并对器械包的存放、使用实行监控，最大限度地控制和消除了器械包的安全隐患，也明确了各个环节工作人员的责任；此外，还对相关信息进行记录，便于相关感染事故出现后进行追溯。手术包消毒流程中应用条码或RFID标签将从根本上扭转手术包流程管理的被动局面，改善医院在手术器械消毒管理环节的处理能力，满足医院医疗器械消毒流程信息化、人性化的业务创新要求。对于提高医院的数字化管理功能，保证患者的生命安全，提高医生的工作效率，改善医院的管理和各项医务流程，起到积极的作用。

（五） 诊间结算

诊间结算是指患者持具有金融结算功能的就诊卡就诊，医生开单后，经过和患者沟通确认，直接完成医疗费用结算，患者不需要再到窗口排队交费，就能直接取药、化验和治疗。如果遇到账户余额不足，无法完成诊间结算，患者也可以在医生开单后，在医院自助设备上选择充值或是到人工窗口选择银行卡绑定后，在自助设备上完成自助结算。

这种方式避免了就医过程中的各种排队现象，如挂号排队，看病排队，付费排队，检查、检验排队等。通过一次性的结算，并与信用体系挂钩，减少大医院就诊过程中的各种等待，能切实帮助患者解决看病难、看病慢的问题，方便患者就诊并缩短患者在医院逗留的时间。

浙江省杭州市的市民通过市民卡、省医保卡或是医院就诊卡，不需要办新卡，持原卡就能开通"医银通"服务，形成医院就诊专户。开通"医银通"后，患者可以通过医院的自助终端设备办理当天的挂号或预约挂号。开通"医银通"后，患者还能通过"诊间结算"的方式付费，即患者事先在市民卡、省医保卡或就诊卡中充足钱，或者将其和银行卡绑定，医生开单后，经过和患者沟通确认，直接通过已开通过就诊专户的卡完成医疗费用结算，或者在自动设备上完成自助结算。与医院合作，开通绑定功能的银行多达十几家，分别是中国人民建设银行、中国银行、中国农业银行、招商银行、交通银行、中国邮政储蓄银行、中信银行、兴业银行、光大银行、华夏银行、南昌银行、南京银行、泉州银行、东莞银行、乐山商行、绵阳商行等，通过这种方式实现了诊间付费。

（六）　医院呼叫及随访中心

随着"以患者为中心"的理念建设，出院患者的随访工作受到越来越多的重视。开展对出院患者的随访工作可以加强与出院患者的联系和沟通，推行人性化服务，建立医院相对稳定的病源群体，建立和谐的医患关系，提升医院品牌形象，体现医院的公益性。以往的随访方式因为费时费力，已经不能满足医护人员的实际需求。现在医护人员使用主动随访模式，利用电话、短信平台，自动进行满意度问卷调查，发布宣教、讲座、健康指导短信，为患者提供高效、快捷的病情跟踪等服务；患者使用被动随访模式，利用电话录音预约床位、网上诉诊等功能，反馈健康状况并进行统一存储，这种方式建立了新的患者服务模式。

如华中科技大学同济医学院附属同济医院建立了肿瘤科双模式随访系统，将多媒体、通信、网络技术应用到肿瘤科出院患者的随访工作中，将主动随访模式和被动随访模式有机地整合到一起，使医生护士可以更加高效、快捷地为患者提供病情跟踪服务、疾病愈后服务；同时也使出院患者的健康状况、诊疗信息等数据得以反馈；还可以快速统计出一段时期内患者的生存率。肿瘤科随访系统将利用医院的网络与短信平台，并将传统的电话随访纳入其中，实现网上诉诊、健康信息发布、满意度调查、床位预约等功能，进而实现肿瘤科出院患者的数字化管理，为在医患之间建立广阔通畅的信息交流渠道提供一套可行的技术方案。

其运作模式如下：肿瘤科双模式随访系统主要由健康档案管理、信息发布、诉诊管理、来电录音、满意度调查 5 大模块组成。分为管理员工作平台，普通用户工作平台和患者登录平台三部分。其中，管理员工作平台为建立、修改、删除、管理数据，进行满意度调查及网上答疑的操作平台；普通用户工作平台为建立、查询数据；患者登录平台是与医生护士互动交流，预约床位、投诉及建议的平台。系统工作流程如图 4.5 所示。

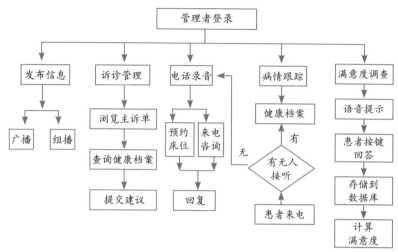

图 4.5　随访模式流程

1. 主动随访模式

主动随访模式是针对医护人员而言的。医生、护士使用主动随访模式，利用电话、短信平台，主动联系患者并了解患者出院后的病情变化，自动进行满意度问卷调查，发布关于科室消息、相关讲座、健康指导等方面的短信，为患者提供高效、快捷的病情跟踪和疾病愈后服务。

（1）健康档案管理

健康档案管理由住院资料、随访资料两部分组成。患者第一次从肿瘤科出院时，护士发给患者一张知情同意书，里面介绍了随访的方式、随访的周期及患者应填写的手机号等项目，患者同意随访则签字确认。护士通过普通用户工作平台建立该患者的基本档案。系统按照一定规则产生患者编号，与患者的手机号相对应。护士根据患者的病情与患者的意愿安排随访周期。当管理员登录时，系统根据出院日期与随访周期每天自动弹出窗口提示管理员今天需要随访的患者名单。管理员拨打患者的手机，对患者进行电话随访。管理员接通患者留下的手机号的同时，系统弹出该患者的档案资料，供管理员随访时参阅，方便继续完善随访资料。

（2）通过短信平台，实现信息发布

信息发布主要是利用医院短信平台，将有关的讲座信息、科室消息及个性化健康宣教发布给患者，可以选用广播或组播方式进行发布。

1）短信管理由短信设置、组别设置、短信发送、发送记录和最近短信发送时间 5 部分组成。

2）短信设置：按类别、编号、标题、内容及说明等内容预先设置短信内容，同时设置修改短信签名。

3）组别设置：系统可以随时根据病种、性别、年龄等项目自动分组，各组互相可以兼容；同一手机号码可分配在多个组中，便于分类群发短信。

4）短信发送：短信可以选用广播或组播方式进行发布（广播，对一定时期内出院的所有患者进行群发；组播，根据短信内容对特定的某组患者进行发送）。

5）短信记录：短信发送后在后台和患者电子档案里均有记录，方便短信查找。

6）接收记录：患者收到短信后可直接回复，系统自动接收。

（3）开展电话满意度调查，构建和谐医患关系

本系统利用电话语音采集卡与自动语音提示功能，使用设计好的满意度调查问卷，在征得患者同意后，自动通过电话语音服务功能向患者提问，并自动记录答案，从而可以客观公正地了解医护人员在实际诊疗工作中存在的不足之处，便于在以后的工作中得到及时的改正。该系统可以自动计算出一段时期内（1 个月、1 个季度、1 年等）出院患者的满意度，不仅节约了人力，还能对患者及其家属提出的意见和建议迅速作出反应，构建和谐的医患关系。

（4）对患者的健康档案信息进行统计和分析，提供临床、科研及教学需要的数据

该系统可以直接导入 SPSS、STATA 等统计软件进行统计学分析。其资料可以和 Excel、Word 等格式的文本相互转换，满足不同需求。对于数据库中记录的患者信息，可以按条件查询，汇总后可以生成柱状或折线图形，便于分析和管理。为医院领导层更好地指导临床工作，提供及时、准确、系统的数据支持。

2. 被动随访模式

被动随访模式是针对患者而言的。患者使用被动随访模式，利用电话录音及登录网站实现预约床位、网上诉诊、投诉及建议等功能，并能反馈健康状况的相关数据到系统。

（1）来电咨询

患者对自己的病情有疑问时可以使用系统登记时填写的手机号码打电话到随访专用号码。在接通患者电话的瞬间，系统自动弹出该患者的所有资料，供接电话的管理员参考。管理员在回答完患者的问题后，可以将获得的病情资料再填写在患者档案里。

（2）网上诉诊，加强医患沟通

患者或其家属可以通过 Web 网站与医生进行交流互动。患者通过填写和提交电子主诉单完成信息。医生接收到后，可以通过网络对患者提出合理的建议。这样可以加强医患之间的联系，充分体现人性化的沟通与服务，也为下一步远程医疗打下基础。实现床位预约的科学化管理，缓解床位紧张之局面。大部分肿瘤科患者需要周期性化疗，根据以往经验，这样就有可能会出现一段时间床位紧张而另一段时间床位很空的情况。系统根据录入的患者首次化疗开始时间和化疗周期预计未来一段时间的床位利用情况，并画出走势图。这样可以提示医生调整某些患者化疗开始时间，充分合理地使用床位。患者还可以利用电话录音功能及网上留言，实现具体的床位预约；预约结果以短信方式或回电话方式通知患者。

上海市肿瘤患者随访管理建立起了完善的覆盖全市每个社区的肿瘤防治网络，肿瘤患者的随访成为社区卫生服务中心的日常工作之一，每天有几百名社区医生走街串巷为肿瘤患者提供随访服务，积累了大量肿瘤患者有价值的生存资料。

（七） 临床数据中心

医学被称作一门经验科学，因此经验缺乏也制约着医疗水平的提升。在这种情况下，从相关数据中获取经验或许正成为提升年轻医生的最佳选择。

临床数据中心给医生快速便捷地学习临床经验提供了有利条件，病例的讨论也不仅仅局限于在场几位专家的个人经验。

提高诊疗水平，改进医疗质量是医院的根本，为实现这样的目标，仅仅依靠医生个人的临床经验显然不够，临床数据的作用逐渐凸显。如何让医生在海量数据中汲取营养，从而做出更佳的临床诊断与决策成为摆在医院信息部门面前的一个挑战。据 HIMSS Analytics 最新统计，美国 80% 以上的医疗机构实施了临床数据中心，加拿大为 60% 以上。

临床数据中心是通过对临床数据进行标准化、结构化的表达、组织和存储，以及在此基础上开放各种标准、符合法律规范和安全要求的数据访问服务，为医院的各类信息化应用提供统一、完整的数据视图，最终实现辅助改善医疗服务质量，减少医疗差错，提高临床科研实力和降低医疗成本的主要目标。

医院通过信息化建设为患者提供更加有效、更加便捷、更加优质的医疗服务，逐步发展出实验室（检验科）信息系统（laboratory information system, LIS）、RIS/PACS、手术麻醉、病理、心电、重症监护 (ICU/CCU)、ERP 等系统。应用系统的不断增加和旧系统的更新换代随之而来，各系统间的信息交换能力是当今大中型医院正在面临的主要挑战之一。现有的医院应用系统由于采用了不同标准、数据模型或者实现平台，在需要数据共享时，常常根据某些特定需求实现了特定方式的连接，由于系统的异构性以及集成需求的变化和增加，这种点对点的信息交换模式越来越复杂而且难以维护，逐渐不能满足日益复杂的数据共享和交换。现有的系统整合和集成需要一种统一的应用架构来解决上述挑战，从而形成一个互联互通的医院业务协作网络，实现标准信息在各应用系统间共享和交换。

目前，医院信息系统中普遍存在的问题有：

同一个患者的多次就诊信息和历史记录无法有效关联。医院患者信息的录入情况不理想，由于操作人员误操作、信息录入不完整等原因，只能依靠病历本的病历号才能将同一个患者的历史信息进行关联。但若是遇到患者重办病历本或者操作人员信息录入有误等情况，医院信息系统则会认为两次操作的记录归属于不同的患者，导致医院信息系统的后期建设无法将同一个患者的历史信息进行有效关联。

编码规范混乱，基础信息不统一。医院各信息系统各自维护自己的常用编码信息，无统一的编码规范，在信息系统的数据交换过程中常常需要进行额外的沟通或重新定义。而且对于常用的基础信息，由于得不到及时的同步，导致同一份基础数据在不同的系统中各自维护后出现了差异，最终使得不同系统中的数据无法做到完全的对应。

仍然处于点对点的数据库连接方式，接口混乱，安全性不理想。各系统间的互操作还是采用数据库层次的点对点连接方式。尤其是部分数据库分别采用了不同的数据库产品，加大了集成的难度，甚至连操作人员的信息同步都需要人工干预。直连方式也导致数据库存在安全隐患和数据库操作的死锁情况存在可能性。

接口的操作模式是单向的，信息得不到及时反馈。随着医院业务发展的需要，系统之间的信息集成是必然趋势。而且医院医务人员和工作人员对信息系统也会有新的需求，不论是医疗还是行政相关问题，都需要改进和完善的技术处理，例如安全、友好的用户浏览体验，无线移动医疗等。特别是医改的深入，对以患者为中心的电子病历也提出了新的要求。按照现有的架构，要实现信息的整合，一般采用系统之间数据库接口的方式操作，而且这种接口的数据操作通常都是单向的，信息有去无回。

信息的交互未形成信息流闭环。根据 HIMSS 的定义，医院的信息系统是一个多方的异构系统集群，各个异构系统之间存在着大量的交互，这些交互应该是双向且实时的。例如，一个放射医嘱通过门诊诊间系统下达，流向门诊结算系统，完成结算后医嘱最终流向 RIS。而当患者在放射科完成 X 线检查时，RIS 中将会产生一条新的患者记录并将该患者的记录重新告知 HIS，形成一个信息流闭环。HIS、EMR 的三层架构为实现这种交互提供良好的底层基础，数据交互的工作完全可以在中间层完成，但现有的业务系统无法实现。

智能医院建设需将信息集成，应满足如下的需求：

1）财务、药品、临床和管理等部门已经分别建立了各自的信息系统，

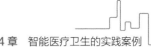

均可独立处理各部门事务。但是，由于早期的医院信息化建设受当时所处的历史因素影响，没有统一规划，这些系统大多数为分散建设，导致整体集成方面出现困难。随着医院信息化建设的不断发展，医院内运行的软件系统越来越多，一个软件开发商不可能包揽一个医院的所有信息系统。这就需要提供一个平台，以解决医院信息系统内临床信息系统、医院管理信息系统、电子病历浏览器等的集成问题。

2）能将已有的信息系统继承应用，医院内某些系统在建立时并未充分考虑与医院信息系统的集成，或者当时医院信息系统并不具备集成应用的条件，因此成为孤立的系统。随着医院信息化的发展，这些孤立系统不能与医院信息整体集成，或者厂商更迭，导致这些孤立的系统不得不被推倒重来。这不仅导致了资金的浪费，而且导致原来系统中保存的数据很难在新系统中被继承下来。

3）能将各信息系统互联互通。医院信息化不是简单的医院管理流程计算机化，智能医院应以患者信息的共享为核心，包括医院各个科室之间、医院之间的互联互通，最大限度地方便患者就医，方便医院一线医护人员工作，方便各类管理人员分析决策。

4）智能医院应重点解决医院信息系统的系统异构集成、数据共享和数据交换传输标准等关键性技术问题，在医院内部可涵盖门诊及住院、检验中心、影像中心、医技科室、行政管理等多个部门，全方位覆盖医院所有业务，使医院内部信息得以互联互通。

5）能将医院业务协同。医院信息化面临着医疗体制改革和城乡医疗体系建设新形势的挑战，面临着与公共卫生信息体系、社会保障管理体系、社区基层医疗体系等方面信息共享的要求。

6）智能医院应使医院信息系统能够与区域卫生信息平台及其他外部系统进行信息共享，如与医疗保险、公共卫生、区域健康、社区卫生等平滑连接，共享和交换有关数据。

7）满足科研数据分析的要求。医学科学研究活动离不开大量病历的总结、分析、提炼和管理。在日常的医疗服务过程中，智能医院信息系统应能够通过医院信息平台，制度化、流程化地将电子病历数据以及医院管理数据及时汇集到医院临床数据中心，为临床医疗活动、医院管理、科学研究提供数据和信息的支撑。

8）应能够满足信息综合应用的需求。临床和管理活动积累了大量的基础数据，充分整理、挖掘和利用医院信息资源，对于提高临床服务能力，提升医院管理水平都具有重要的意义。智能医院应能对这些信息资源，提供不同层次、不同类型的服务。

（八） 临床决策支持系统

临床决策支持系统(clinical support decision system，CDSS) 是指将临床数据作为输入信息，将推论结果作为输出信息，有助于临床医生决策的具有一定"智能"的软件。大量研究表明，CDSS 的应用可以有效解决临床医生知识的局限性问题、减少人为疏忽（特别是药物定量方面）、相对降低医疗费用等，从而为医疗质量提供保证。

根据 Musen 等（2006），临床决策支持系统可以按五个维度（dimension）进行分类。

笔者将临床决策支持系统按六个维度来分类，见表 4.1。

表 4.1　临床决策支持系统的分类维度

分类维度	内容
内部决策机制	Bayesian theorem、Belief networks、决策树分析、基于规则的方法、基于规程的方法、Bayesian network、Support Vector Machine、神经网络、基于相似性的算法……
系统功能	什么是对的(诊断)、做什么(做什么检查、用什么药)
建议方式	主动、被动
人-机交互	独立，与信息系统和医生的工作流程相融合
交流方式	顾问式、批评式
决策支持程度	直接、间接（但提供相关的必要的知识）

1. 内部决策机制

内部决策机制的不同主要取决于临床决策支持系统的内部知识表示方式，针对不同的决策需求存在着不同的知识表示方式，从而形成了不同的决策机制。例如，根据患者的症状、体征等辅助诊断，系统常以概率来表达症状与疾病相关性，此类的决策方式主要有基于 Bayesian theorem 的方法和 Belief Networks。另外，近期的已经在国外的临床中具体应用的事件监视器 (event monitor) 也都是基于规则的决策支持系统。这些系统通过事先定义好的规则来实时地监视患者的相关信息，一旦规则中的前提条件得到满足，相关规则将被触发，相应地采取规则中规定的行动，或是对诊断，或是对治疗提供决策支持。

2. 系统功能

临床决策系统也可以按其设计的所能完成的系统功能来划分。主要有两大类功能：一是帮助决策什么是对的判断，例如临床诊断，早期的 Leeds Abdominal Pain、DXplain 和 QMR 等医学诊断系统即属此类；二是帮助医生决策下一步应该做什么事，例如做什么检查，用什么药，要不要手术等，最典型的一个例子就是决策分析树，即根据概率分析医生下一步应该怎样做。

3. 建议方式

临床决策系统的建议方式分为主动和被动两种。主动的方式是系统主动地给医生提出决策建议的方式，不管医生此时有没有决策帮助的需要，例如，各种事件监视器系统，这类建议方式的好处在于可以强制性地阻止一些严重的后果发生，例如，用药配伍禁忌和药物-疾病禁忌等。被动的方式是指只有医生主动询问系统时系统才给出决策建议的方式，例如早期的各种诊断辅助系统，包括 Leeds Abdominal Pain、DXplain 和 QMR 等。

4. 人-机交互

人-机交互方式也是划分临床决策支持系统的一个比较重要的维度，主要区分一个系统是否与医生的工作流程相融合。早期的临床决策支持系统由于多是独立于医生工作流程之外的，医生要获得帮助不得不在决策系统中再次输入患者的信息，造成时间的浪费，例如早期的 MYCIN 系统，用户不得不从当前的工作中停下来转到 MYCIN 系统所在的计算机上，并且要重新输入患者的信息后才能获得决策支持的结果。现代的临床决策支持系统大多与医生的工作流程相融合，医生可在工作流程中迅速地获得决策支持，例如各种事件监视器系统可以在用户完全不干预的情况下发出各种警告，还有最近的无缝整合于电子病历的一键通技术（InfoButton）在完全不干扰医生工作流程的情况下给医生提供必要的决策相关信息。

5. 决策中的交流方式

临床决策支持系统在交流方式上分顾问式（consulting model）和批评式（critiquing model）。顾问式在流程中不断地与医生进行交互以获得必要信息，最终生成最后的建议，例如，在 MYCIN 系统中，需要用户不断地与计算机进行信息交互，计算机才能给出最后的决策意见；而批评式的系统事先根据相关信息生成一个决策建议，如果医生的决策与之不符，则给出系统的决策建议，适用于医生愿意自己决策而只是需要系统对自己的决策进行再次确认的情况，前面提到的事件监视器系统即属于批评式。

6. 决策支持程度

与直接能给出决策建议的系统不同，也有一些系统不直接给出建议，而是只提供给决策者必要的相关信息，最终由决策的医生做出最后的决策。因此，从决策支持程度上可以将其分为直接和间接两类。前面提到的决策支持系统大部分是属于直接给出决策建议的系统。间接的决策支持系统主要包括与临床信息系统相融合的多种在线式知识库，例如 Up To Date, First Consult 等。一键通技术可以方便地将各种知识库通过在线的方式提供给医生，间接地为临床决策服务。间接式的系统还包括多种系统产生的数据分析图表等。

7. 数据整合

临床决策支持系统的三个主要成分是医学知识、患者数据和针对具体病例的建议。患者数据通过临床决策支持系统的医学知识进行解释，从而为临床医生提供准确的决策支持。在医院中，临床决策支持所需的患者数据是通过电子病历系统完成数据采集的，再通过一个数据泵进行抽取和整理。为了使决策支持的结论更加准确，系统尽可能提供患者数据的完全整合，包括患者的基本信息、病历信息、病程信息、医嘱信息、检验信息、影像信息、护理信息，以及其他所需要的各类信息。

8. 医学知识库

临床决策支持系统内核的推理程序可以根据知识库的知识和经验生成建议以支持决策。由此可见，医学知识库是临床决策支持系统中的另一个重要元素。临床决策支持系统应建有完善、全面、快速的医学知识库。该知识库应包含词库、术语字典、知识模型和知识仓库四个部分。知识模型是将这些术语相关的内容组成一种网状的结构，方便存储和调用。知识库就是所有这些知识信息的容器，以功能强大的数据库为架构平台，以辅助智能的文字处理与检索系统。医学知识一般有两个来源，医学文献（指记录已归档的知识）和某一领域的专家（指专家的临床经验）。对于任何一种医学知识，系统先通过知识采集引擎把知识采集进来，然后通过解释引擎利用知识模型在知识库中查找相应的解决方案，逐步缩小目标范围，最后由知识库系统判定归于何种类别的医学知识，并存储于知识库中相应的位置。整个过程，如图 4.6 所示：

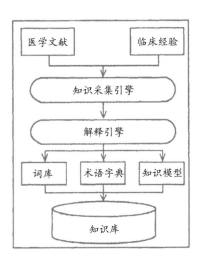

图 4.6 医学知识获取流程图

9. 决策支持

决策支持就是临床决策支持系统的最后一个步骤，也是最重要的一个步骤。其功能是将医学知识应用于患者数据的结果，进行分析、归纳，最终针对具体患者提出相应的决策和建议。临床决策支持系统的决策支持引擎应具备速度快、操作方便、数据准确的特点。临床医生可以通过简单的工具自己定义决策推理的逻辑关系。把决策推理用到的参数和数据项目转换成逻辑表达式，然后由引擎解释定义过的逻辑关系，把其中数据间的关联解释成计算机能够理解的语言，再由计算机处理其中的逻辑关系，最后根据逻辑关系，把数据结果通过表达式计算出来。临床决策系统的几个重要特点和必备条件如下：

1）有强大的医学知识数据库支持，遵循"医生为主导、患者为目标、临床为轴心、诊断为重点"的原则，用一目了然的清晰界面，辅助医生准确、完整、迅速地把握并记录临床过程各部分的互动关系。

2）用开放性神经网络知识结构跟踪临床全过程，使系统有能力随机建构过程性诊疗通道，辅助医生对患者做出准确、稳妥、及时的诊疗处理。系统的并行推导具有多视角会诊的性质，辅助医生准确使用、并减少对诊断设备的依赖。

3）仿真临床思维，提供临床全过程辅助决策。实际过程是用神经网络结构运作大量知识，通过"诊断依据""诊断疾病""检验方案""用药方案""处置方案""护理方案""保健方案"等多个窗口，展开医疗知识。

4）随患者病情，生成多条临床决策通道，提供医生决策参考，使临床诊疗具有多视角会诊的性质；同时帮助医生准确使用辅助诊断手段，减少对仪器设备的依赖；将临床全过程，包括诊断、治疗、用药等，都纳入智能辅助范围之内，进行快速、准确、规范的临床诊疗。

现实的实践案例：香港医管局在临床决策系统方面做了大量的工作，专门成立了知识管理部门，负责信息系统中决策支持的研发工作。其主要工作分成三个方面：第一个方面是医学知识检索门户。该门户将众多的数字医学资料和文献集成在一个统一的门户系统中，使其应用更加方便。第二个方面是研发临床实践指南 (clinical practice guidelines) 和临床路径 (clinical pathway)。

临床实践指南是将大量的医学经验抽象成方便和容易使用的一种形式，为临床工作提供任意和可靠的决策信息，使临床决策更加高效准确，并符合伦理和法律的要求。第三个方面是数据仓库技术的应用。"数据仓库是一个面向主题的、集成的、稳定的、包含历史数据的数据集合，它用于支持经营管理中的决策制定过程。"

四、公共卫生

（一）生物芯片出生筛查

生物芯片是20世纪90年代初发展起来的一种全新的微量分析技术，其最大特点是高通量并行分析。生物芯片综合了分子生物技术、微加工技术、免疫学、化学、物理、计算机等多项学科技术，使生命科学研究中不连续的、离散的分析过程集成在芯片上完成。在一块大小不等的玻璃片、硅片、塑料片、尼龙膜和凝胶等载体材料上，生物芯片以大规模阵列的形式排布不同的生物分子（寡核苷酸、cDNA、基因组DNA、多肽、抗原、抗体等），形成可与目的靶分子互相作用、并行反应的固相表面。将芯片与荧光等标记的靶分子进行化学反应（如杂交、免疫反应等），经过激发光扫描后，不同反应强度的标记荧光将呈现不同的荧光发射光谱征，用激光共聚焦显微扫描仪或电荷耦合器件（charge couple device, CCD）相机收集信号后，经计算机分析数据结果，从而获得相关的生物信息。目前，生物芯片在医疗领域发挥着重大的作用，主要应用于疾病诊断、遗传性疾病的检测以及个性化的药物研发等。

疾病诊断方面，生物芯片已用于肿瘤、遗传疾病、传染性疾病的诊断与治疗，由博奥生物有限公司研发的多重等位基因特异性PCR通用芯片（allele-specific PCR-based universal array, ASPUA），可在5 h之内完成导致遗传性耳聋的4种常见基因（*GJB2*，*GJB3*，*SLC26A4* 和线粒体基因）的检测。运用蛋白芯片联合检测104例经冠状动脉造影证实为ACS（急性冠状动脉综合征）患者的研究结果发现，AMI（急性心肌梗死）和不稳定性心绞痛患者血液中MMP29、 sCD40L、心肌型脂肪酸结合蛋白等 10 种蛋白标志物，在 ACS 不同分型中呈规律性变化，提示蛋白标志物谱在 ACS 的诊断及预后方面具有潜在的应用价值"（梅林，2008）。美国学者 Erali 等（2003）将 Nanogen 公司的电子生物芯片（池晓菲，舒庆尧，2001）与罗氏公司的另一种芯片 LightcyclerSNP 分析仪进行比较，对 VTE［静脉血栓症，一种常见疾病，与多种遗传因素（基因突变和多态性）有关］常见的 3 种突变（*FVL*、*FG Ⅱ 20210A* 和 *MTHFR*）进行检验后证实，电子生物芯片具有精确、可重复性强等特点（夏俊芳，刘箐，2010）。Ciphergen Biosystem 公司的研究小组应用蛋白质芯片研究了健康个体和不同发病阶段癌症患者的血清样品，仅仅历经 3 d，就发现了前列腺癌 6 种潜在的标志物，而常规的方法则需要几个月到几年的时间。

在传染性疾病的研究方面，HIV 是严重危害人类健康的一种病毒。早在 1996 年，Kozal 等（1996）就利用基因芯片对 HIV-1B 亚型中的蛋白酶基因多态性进行分析（李玮等，2003）；1998 年，Hanser 等（1998）应用固相核酸杂交技术，在艾滋患者出现抗体反应之前，即能检测艾滋病毒，对于艾滋病毒的早期诊断十分重要（夏俊芳，刘箐，2010）。肝炎病毒感染是全球的重大公共卫生问题，在诊断乙型肝炎时，常规免疫检测方法通常需要 2~7 d 的时间，而采用蛋白芯片来检测，即可在 30 min 内同时完成 5 项检测。肝炎基因诊断芯片相对于病毒抗原抗体方法检测血清乙型肝炎病毒更为准确。赵伟等（2001）采用点样法制作的低密度基因芯片，对 40 例乙肝患者血清和 40 例健康人血清在双盲混合编组后进行检测，结果表明，40 例乙肝病毒标志物阳性，40 例健康人血清检测为阴性，无一例假阳性出现。李玮等（2003）研发的目视化乙肝病毒基因诊断芯片，采用纳米金标记探针的目视化检测方法，可用于检测从阳性血清中提取的乙肝病毒（HBV）基因。他们将其与基于荧光素异硫氰酸酯 (FITC) 标记探针的荧光检测方法进行比较，结果表明，目视化乙肝病毒基因芯片诊断方法操作更简单，成本更低廉。

目前，国内外已建立多种生物芯片方法用于病毒的快速检测研究，我国军事医学科学院已先后研制出快速检测甲型 H1N1 流感病毒的基因芯片以及专门针对甲型 H1N1 流感病毒抗药性的基因确诊和耐药性分析的基因芯片。

2003 年，SARS 病毒带来很大的危害，生物芯片在 SARS 病毒检测中发挥出了重要作用，我国成功地研制出"SARS 病毒多抗体检测蛋白芯片""抗 SARS 病毒抗体的蛋白质芯片"及"SARS 冠状病毒全基因组芯片"。这些生物芯片不仅使检测结果更加准确，而且具有取样微量、稳定性好、灵敏度高、平行检测、结果可量化显示等优点。Los 等（2005）使用电子生物芯片技术以免疫反应为基础快速检测病毒，以噬菌体作为模板，用抗体蛋白代替核酸探针，整个过程只需 50 min，并且可以定量。Yeung 等（2000）研发了一种可用于现场检测多种病原物的 DNA 电子生物芯片，该芯片是一个小型的 DNA 分析系统，将样品制备、DNA 扩增及电化学扩增检测集成在单一的硅玻璃为基础的反应腔中反应，这个便携式芯片有助于现场病原体的检测。生物芯片技术正朝着微型化和集成化的方向发展，其更高阶段是将样品预处理，多个相对独立的化学反应，反应控制系统，检测系统集成在一张芯片上，即形成芯片实验室，这是芯片技术的最终目标。有学者使用流动微设备和抗体涂层微球芯片技术来探测海洋鱼类虹影病毒，这种检测方法与传统的 ELISA 反应相比，灵敏度由 360 ng/mL 提升到 22 ng/mL，检测时间由原来的 3.25 h 缩短至 30 min。Reichmuth 等将电泳和激光诱导荧光检测标记抗体技术相结合的芯片技术用于检测猪流感病毒，整个检测时间包括设备更新只需 6min，所用材料不到 50 mL（Schulze 等，2009）。

在疾病预防方面，在婴儿出生前，可用生物芯片进行有效的产前筛查和诊断，以防止患有先天性疾病的婴儿出生。已有相近发明专利一项"用于产前诊断的蛋白质芯片及制造方法"(C01N33/68，上海晶泰生物技术有限公司)将 ToRCH 产前筛查的五项指标抗原[1]点于一张芯片上，仅通过一次反应即可得到多种指标的反应结果，大大提高了检测速度、效率和灵敏度。有人还预言在婴儿出生后，即可采用生物芯片技术来分析其基因图谱，不仅可预测出婴儿日后可以长多高，还可预测其患心脏病或糖尿病等疾病的潜在可能性有多大，以便采取预防措施。

---

① ToRCH 代表风疹病毒 (RV)、弓形虫（TOX）、巨细胞病毒（CMV）和单纯疱疹病毒（HSV）四种病原体。

在新药研发方面，生物芯片的应用方兴未艾，从经济效益来说，最大的应用领域可能就是制药厂的新药开发。目前，市场上用来筛选药物的芯片类产品主要是博奥生物芯片有限公司研发的"超高通量药物筛选芯片"，该芯片每小时能做380个细胞分析，而一个科研人员一天最多只能分析五六个细胞，这意味着药物研发效率的飞跃，同时新药物研发费用也大大降低。药物的研究和开发正从一种药物适用于所有人群的时代，转变成根据基因组的差异开发出以适用于某一个体或人群的个体化药物。据美国国家卫生院统计，美国每年约有2400个儿童和成人死于急性淋巴性白血病，Adverse Topurine 是一种特效药。但是，10%~15%的儿童对该种药物的代谢太快或太慢。代谢太快，则正常的剂量不可能获得好的疗效；而代谢太慢，则药物可能积蓄到致死量，产生过大的毒性（胡庭俊等，2001）。如果利用生物芯片技术对患者先进行诊断，再开处方，就可对症下药。有人预言，在不久的将来，生物芯片将纳入手提式诊断仪器中，可在患者的床边或医生的办公室使用，自动化扫描患者的基因，可在几分钟内确定患者症状，给患者特定的药物的建议，生物芯片技术将帮助实现医疗保健和个性化给药。

（二）基于公众信息的数据挖掘决策

如通过对医疗保险支付数据的分析，能够预见到未来怎么管理和使用社保基金，能够分析出哪些人群在消费社保基金，怎样让社保基金花得更合理；还能够看到患者吃了什么药，是不是有更好的治疗方案，如何让医疗的成本更加合理。相关成功应用保险数据进行挖掘决策的案例有：GIGNA Healthcare 通过数据挖掘技术来简化医疗管理报告的生成，提高报告的准确度和生成速度，从而帮助公司将投资回报率提高到100%~200%。土耳其的 AXA OYAK 利用数据挖掘技术提高市场份额，提高销售利润，并且对理赔客户进行欺诈识别，降低赔付风险。西班牙的 AXA Segurosse Inversiones 保险公司利用数据挖掘技术分析政策变动对消费者行为的影响，以减小政策风险，并且据此分析市场机会，为消费者提供适合他们的保险产品，从而提高投资回报率。澳大利亚的 Allianz Elementer 保险公司和美国的 Blue Cross and Blue

Shield of Florida 保险公司利用数据挖掘工具对客户忠诚度、客户细分和客户保持进行分析，以减少客户流失。美国的 All State Financial 保险公司利用数据挖掘技术对不同客户的消费特征进行分析，制定 BTB 销售策略和交叉销售策略，保证公司是在最能给公司创造收益的客户集中地地区运营。Coface保险公司利用数据挖掘技术对客户进行风险评估，为制订费率及理培策略提供依据。斯堪的纳维亚最成功的保险公司 Codan 通过建立数据仓库来选择客户，并且对风险作出正确的评估和定价，以此提高服务，减少开销。法国的Groupama 保险公司利用数据挖掘技术对客户行为和客户价值进行分析，为公司提供销售决策支持。美国的一家健康医疗保险（HCSC）通过数据挖掘技术来提高欺诈性健康医疗索赔识别的准确性和效率，从而每年能够减少几百万美元的赔付，进而降低投保人的保险费用。美国的菲尔曼基金保险公司运用数据挖掘系统对欺诈行为和代为追偿进行分析，应用这个系统的结果是：该解决方案通过提高菲尔曼基金保险公司的财务和经营报告能力，所节约的成本和增加的收入每年累计为 2 千万~3 千万美元。菲尔曼基金保险公司反欺诈及代为追偿的作用是预计每年为公司减少欺诈行为造成的损失 70 万美元，同时每年实现 200 万美元的代为追偿收入。美国 Empire Blue Cross 公司是美国最大的医疗保险公司，利用数据挖掘技术，1997 年共计节省了 3850万美元的浮滥理赔支出，同时也根据数据挖掘的模型成功告发了不实开立医疗凭据的医生。美国卫生保健财政局（Health Care Financing Administration,HCFA）用了 VIS 解决方案，开发了 SGI MineSet 系统，用于实现对医保数据的数据挖掘和数据可视化，主要是为了发现在医疗保险领域中的欺诈和滥用浪费现象。

（三）新发突发传染病的监测与快速筛查

新发突发传染病指由新种或新型病原微生物引起的传染病，其病原体包括新病原、毒力变异病原、耐药性变异病原、机会感染性病原等。过去 30年中，全球发现了大约 40 种新的传染病，平均每年至少出现 1 种，而这些传染病一半是病毒，其中 75% 为动物源性。新发突发传染病是当今人类安全的重大威胁：①对人类生命的威胁远超过战争。1918 年流感大流行，导致 5 千万以上人死亡；2009 年的 H1N1 流行，导致全球超过 9500 人死亡；2012 年中东地区的新型冠状病毒开始流行，截至 2013 年 6 月 1 日，已经导致 30 人死亡；2013 年 3 月开始的 H7N9 流感病毒，截至 2013 年 6 月 1 日，已经导致 38 人死亡。②严重影响社会稳定。1996 年，日本发生 O157 食物中毒；2001 年，美国发生炭疽生物袭击事件；2003 年，全球 SARS 肆虐。这些已引发了军事、人口、财政和复杂性社会问题。③严重危害人和国家赖以存在的经济基础。2003 年， SARS 对我国经济的影响总额估计为 2100 亿人民币；自从 2013 年 3 月人感染 H7N9 禽流感病例发生以来，家禽养殖场户损失巨大，据中国畜牧业协会测算，截至 2013 年 5 月 10 日，中国家禽养殖业损失超过 400 亿元人民币。新发突发传染病的高传染性、高病死率及其暴发的不可预知性，造成社会恐慌和不安，是严重的公共卫生问题，极大影响了社会经济的发展。从传染病特征分析来看，新发突发传染病具有以下特点：①不确定性。不知道会在何时何地发生何种新发传染病，由于缺乏基线资料，很难预测新发传染病的进一步流行态势，难以采取针对性措施。②突发性。多数新发传染病是在疫情暴发引起严重后果，人民的生命财产受到严重威胁的时候，才为大众所知。③盲目性。对新发传染病的认识有个过程。在疫情发生初期，患者数量少、散在分布，人们获得的经验有限，且缺少交流，造成诊断的困难。临床医生不知道应采取何种治疗方案；预防医生不知道应采取何种防控措施；政府官员得不到专业人员的明确意见，无法及时做出决策；大众得不到有效的宣传和教育，恐慌心理严重，容易造成社会的不稳定。④传播范围广，不易控制。各种储存宿主的存在，导致疾病可以随宿主的迁移而传播，难以预测和防范。如西尼罗出血热原发于非洲，通过其储存宿主鸟类的大规模迁徙，将其病毒带至世界各地，导致 1999 年美国发生西尼罗出血热的小范围暴发。新发突发传染病突显了我国在城市医疗救治方面面临的严峻挑战：由于新发突发传染病发病机制不清，人群普遍缺乏免疫力，无特效药物和疫苗，针对新发突发传染病的治疗无经验可循，治疗不够规范，因此需要提高医疗机构对新发突发传染病的早发现、早诊断和临床重症综合救治的能力，创建城市新发突发传染病临床救治体系，提高治愈率，降低病死率。建立新发突发传染病的网络救治体系，包括动态建立并不断完善新发突发传染病诊治救治信息平台以及患者标本库；建立临床救治数据库并开展临床特征、临床进程、影像学特征、重症救治结果的持续监测与研究；利用标本库开展基础研究、诊断指标等内容的研究。实现传染病电子健康档案实时在线创建、登记、管理、查询、预警和展示分析的全过程标准化管理。实现社区、医院、疾控、血液、卫生监管等医疗服务机构的重大传染病信息交换和共享融合。扩大数据挖掘和建模分析的深度和广度。提高政府制定更有力的公共卫生政策的能力，提高社区医生进行更有效的疾病干预和治疗的能力。

（四）应急突发事件的地理信息综合响应

1. 突发公共卫生事件

突发公共卫生事件即突然发生的、群体性的，造成或者可能造成社会公众健康严重损害的卫生事件，主要包括：①重大传染病疫情，指某种传染病在短时间内发生、波及范围广泛，出现大量的患者或死亡病例，其发病率远远超过常年的发病率水平。②群体性不明原因疾病，指在短时间内，某个相对集中的区域内同时或者相继出现具有共同临床表现患者，且病例不断增加，范围不断扩大，又暂时不能明确诊断的疾病。③重大食物和职业中毒，指由于食品污染和职业危害而造成的人数众多或者伤亡较重的中毒事件。④其他严重影响公众健康事件，指具有突发事件特征，即突发性，针对的是不特定的社会群体，造成或者可能造成社会公众健康严重损害，影响社会稳定的重大事件。

2. 突发公共卫生事件的应急处理

根据不同类别的突发事件，需要由突发事件应急处理指挥部组织开展对突发事件的监测与报告、分析和预警，启动全市突发事件应急预案，组织和协调专业技术机构及其人员进行现场调查与处理，实施患者救治、接触者追踪、消毒、隔离等，这样的职责一般由城市的疾病控制中心担任。这就需要利用网络技术、计算机技术和多媒体技术，以资源数据库、方法库和知识库为基础，以地理信息系统，数据分析系统，信息表示系统为手段，实现对突发公共卫生事件的分析、计划、组织、协调和管理控制等，实现系统的指挥调度决策功能。指挥与决策建设的目标是，面对突发公共卫生事件，能够为指挥领导和参与指挥的业务人员和专家，提供各种通信和信息服务，提供决策依据和分析手段，以及指挥命令实施部署和监督方法，能及时、有效地调集各种资源，实施疫情控制和医疗救治工作，减轻突发公共卫生事件对居民健康和生命安全的威胁，用最有效的控制手段和最小的资源投入，将损失控制在最小范围内。

为实现这样的目标，需要建立结合空间地理位置决策的应对智慧系统。利用地理空间信息系统技术实现应急事件、应急预案、应急资源等相关信息资源之间的相互关联分析，从而实现"应急事件查询和定位、应急事件周边分析、危险源查询、应急态势标绘和推演、应急场所和资源查询、应急监测和预警、宏观决策分析"等主要功能。将 GIS（地理信息系统）技术应用于应急突发事件处置系统，可以使应急管理与处置水平上升到一个更高的层次，并可以使应急业务资源以及模型分析结果以地图可视化、专题图、统计图、仪表盘等形象直观的方式呈现给决策管理人员，加快调度的准确度和响应速度，为应急指挥工作赢得时间，提高应急管理工作效率。GIS 因其特有的空间、属性数据的管理能力及强大的检索查询、空间分析功能，能为应急资源管理过程中实时获取信息和决策分析提供强有力的工作平台和技术支撑，已成为应对各类突发公共事件、推动应急管理工作的热点和发展趋势。

GIS 在"应急决策系统"中的作用包括以下几个方面：①提供空间数据和相关应急业务属性数据的快速存取和管理能力。突发公共事件处置系统需要快速处理大量空间、非空间数据，GIS 提供的空间、非空间数据一体化处理和管理能力，能满足应急数据查询、更新、统计、模拟分析和预测评价的需要。②提供分层的可视化的显示功能。可直观地将危险源、预案图层、应急场所等应急资源在空间上的分布情况以图形方式显示在屏幕上。③提供空间和属性数据间的互动查询、检索、定位功能。为配合 GIS 的应用，需建立卫生资源数据库（包括业务能力、专家库、设备资源）、全区地理资源信息系统（主管部门、医疗单位、医药公司、药品库存、急救运输工具资源，以及道路、河流等地理信息）、人口数据库、社会经济数据库、数据分析软件系统，提供区域分布、动态演变、历史对比、模型预测等功能。

五、城市区域医疗

（一）医联体模式

1. 背 景

优质医疗资源主要集中在各大医院，由此导致患者动辄就往大医院跑，使得基层医院的医疗服务能力一直上不去。"医联体"的组建有利于促进城市内各级医疗机构加强合作，拓宽合作渠道，扩大合作范围，从而促进城市医疗资源的合理配置。

2. 概 念

医联体的本质内涵是健康服务体系，其重点不是医疗。在这个体系里，综合医院联合专科医院与社区，以及疾病控制机构形成联合的健康服务体系。大医院对基层医疗机构不仅从健康服务上提供帮助，更在健康管理上提供帮助。医联体重点是在强基层，且离不开信息化的平台支撑，需要在各成员单位之间互联互通，实现上下转诊、影片传输、检验报告等的信息传送。医联体的组建方式可以分为三种：第一种是紧密型的，以资产配置为纽带的区域联合体；第二种是半紧密型的，资产不整合，但资源整合，充分利用人力资源、设备资源等；第三种是松散型的，以技术合作为纽带。

3. 案 例

北京市于 2012 年组建了以朝阳医院、友谊医院、世纪坛医院为核心的 3 个"医联体"，于 2013 年组建了以积水潭医院、安贞医院、天坛医院为核心的"医联体"。2012 年组建的"北京朝阳医院医疗联盟"是北京市的首个"医联体"，由 2 家三级医院、2 家二级医院、7 家社区卫生服务中心组成。这个"医联体"所属各家医疗机构的总床位数为 3100 张。其中，朝阳医院拥有床位 1400 张，联盟内其他医疗机构拥有床位 1700 张。"医联体"的组建为朝阳医院顺畅地下转患者提供了保障，解决了康复期患者的"出口"问题。"医联体"组建后的前 3 个月，已经成功地转诊 173 名患者。其中，下转诊 142 例，上转诊 31 例，成效显著。朝阳医院"医联体"打造各个成员单位的医疗特色，定期下派专家，几个科室重点帮扶一个成员单位。如：将八里庄第二社区卫生服务中心打造成手术康复中心，主要服务那些需要术后康复的患者；将六里屯社区卫生服务中心打造成内科系统疾病的康复中心。而朝阳区第二医院是一个二级医院，朝阳医院初步设想是把心力衰竭病房转移给他们，以便将做完冠状动脉造影术后比较平稳的心肌梗死患者转到那里治疗，等到病情进一步稳定了，再转到六里屯社区卫生服务中心。建立"医联体"后，朝阳医院已经将那些病情稳定的、在朝阳医院治疗一个阶段后需要康复的患者转到社区医院，并由朝阳医院的医生定期到社区医院查房、会诊、制订治疗方案，一旦患者病情出现反复需要回转，再把他们转回朝阳医院。这种双向转诊的好处，就是既可以避免非重病患者长期占用大医院病房，又可以使基层医院病房得到有效利用。

4. 意　义

"医联体"有利于医院合理定位：大医院的主要职能应该是救治严重疾病和疑难病症患者、开展医疗科研和教学以及对基层医院进行技术帮扶。但长期以来，由于人们认识上存在误区，以及优质医疗资源主要集中在大医院，因而许多患者无论大病小病都向大医院涌，以致造成大医院和中小医院都难以实现自身职能定位，"看病难"问题难以缓解。而组建区域性"医联体"，就能使"双向转诊"更加顺畅，使进入康复期的患者和普通病症患者主要在二级以下医疗机构诊治，使大医院集中精力救治急症、重症患者，真正实现"小病到社区，大病到医院"。与此同时，大医院和"医联体"内的基层医疗机构还可以通过专业对接的方式，结合基层医疗机构的业务特点，帮助他们打造各不相同的医疗特色。组建"医联体"有利于医疗技术的推广。为了帮助"医联体"内其他成员单位提高医疗水平，医院定期选派专家到"医联体"内各成员单位查房、出诊和会诊，开办相关专题讲座，帮助"医联体"内各成员单位医务人员提高诊疗水平。

5．问　题

组建"医联体"可能会产生新的问题。组建"医联体"使大医院的医疗资源优势发挥到极致，但会产生新的问题：第一，有可能导致新的看专家难。因为作为城市"医联体"的龙头单位即大医院需要定期派出医疗专家去基层医院坐诊、巡诊、查房，那么就有可能导致大医院本身的专家力量受到削弱，从而使一些到大医院看病的患者在大医院也看不上专家。第二，有可能使"医联体"外的患者去大医院难。因为以大医院为龙头组建城市"医联体"，每个大医院自然都希望把"医联体"的圈子划得越大越好。而"医联体"之外的患者再去某个大医院看病，就有可能更加困难，外地患者到大医院看病也会更难。第三，有可能形成患者资源垄断。因为组建城市"医联体"，很容易使其成为医疗集团。"医联体"各成员单位内部，也存在一个分享患者资源的问题。一个城市的患者资源，哪个成员单位都想多占一些，当然大家谁都争不过大医院。久而久之，"医联体"就有可能转变成一个"大三甲医院"，每个基层医疗机构都会成为其中的一个大病房，形成大医院对患者资源的垄断。此外，在医联体运作的过程中，也存在体制上的问题：大医院有丰富的药品销售，"医联体"内的社区医院只有有限的药品销售，这就给"医联体"内的成员单位实行"双向转诊"带来不便。由于一些可以在社区医疗机构进行康复治疗的患者在基层拿不到所需的药品，他们自然不愿意向基层转诊。此外，由于现行医保政策对社区医院实行总额控制，对公立医院改革试点单位实行总额预付制，这就容易造成"医联体"的成员单位之间互相推诿患者，因为哪个医院对医疗费用的承受能力都是有限的。

6．建　议

政策上确立医联体模式的有效性，建立医保的跨区统一结算，取消基层医疗的报销限制，改为应用综合应用信息技术的用药监控机制，引导软件开发商研发适合医联体管理模式的应用系统，使用远程医疗模式分享和有效利用优质医疗资源，形成专家办公地点不变，但可以有效与实地就医切换的虚拟挂号诊疗机制，加强双向转诊，建立医生基于医学案例的评价考核机制，并开放医生评价体系，有利于医生专家资源的透明性。此外在全科医生的培育和医生的自由执业、执业医疗保险等方面需要有相配合的政策体系。

（二）区域医疗影像中心

优势医疗资源集中于大医院，中小医院就诊量不足，基层医院信息化相对落后等问题，导致了普通患者"看病难、看病贵"。随着"区域医疗信息化"的发展，医学影像学已经从传统的胶片存储，向利用计算机和网络通信技术的数字化现代医学逐渐发展。医学影像存储与传输系统 (picture archiving and communications system, PACS) 作为数字化医院重要组成部分，近年来在国内发展迅速。基于良好的 PACS 系统基础，区域医疗影像中心的建立变为可能。

1. 概　念

区域医疗影像中心，将各医院、社区的医疗影像及视频信息，如 CT、磁共振、X 线片数字医疗影像等，应用 PACS，通过区域化多级分布式存储管理架构方式，实现数字化传输、集中存储和管理调用，使得数字医疗影像信息服务于各家医院、社区卫生机构、市民，满足社会各方面对医疗影像数据的互联互通的需求。

2. 案　例

区域医学影像共享系统是厦门市民健康信息系统中的重要支撑系统，影像上传到数据中心后，则可以在接入厦门市民健康信息系统的主要综合医院、中医院、区级医院、妇幼保健院、社区医疗（卫生）服务中心、疾控中心等 40 家医疗卫生机构中进行授权调阅，市民也可以在互联网上用自己的社保／健康卡账号密码调阅到自己含有影像的健康档案。据卫生局统计，截至 2008 年 12 月 31 日，市民健康信息系统建立患者正式健康就诊档案约 93 万份，各医院医生每周调阅患者电子病历约 2000 人次。2008 年，仅诊疗结果共享一项节约重复检查、拍片、冲洗、打印等费用约 2100 万元。系统的运作降低了患者就诊成本，提高了就诊效率，医疗机构则减少了大型检查设备重复投资造成的浪费，提高了卫生资源的使用效率。另一个现实的例子是，"5·12"地震后，厦门市接纳了一批来自四川灾区的伤员，其中伤情最重的一位患者就在厦门大学附属中山医院治疗。2008 年 6 月 14 日，厦门大学附属中山医院通过市民健康信息系统区域医学影像子系统远程会诊平台，请中国人民解放军总医院专家为这位来自灾区的重症患者进行远程会诊，翔实的临床资料和精细的诊断级影像，让双方专家的沟通非常顺畅，最终使得患者脱离了生命危险（于亮，2009）。

3. 意　义

区域医疗影像中心可实现医院与医院、医院与社区、社区与社区间影像及报告的互相调阅。通过与卫生信息平台的连接，实现一方录入，多方使用，实现区域内医疗卫生信息共享和有效利用，医疗卫生业务协同和科学整合，为人民群众提供丰富的医疗卫生信息。有效加强医院管理，提升医疗质量和效率，有利于合理控制医疗费用，减少浪费；实现资源优化配置，尽可能降低患者的重复检查，减少患者医疗检查费用的额外支出；根据会诊平台原理，实现与外省市医院间的患者转诊和会诊工作，并构建跨省市的远程医疗服务平台；还可以增加医院信息的透明度，帮助医疗行政机构合理调配医疗资源。总之，区域医疗影像中心既可以提高医疗服务质量和医疗诊断水平，又能进一步丰富和完善居民电子健康档案，切实解决群众看病就医问题，改善民生。

4. 存在问题

建立区域医疗影像中心首先要满足三个前提条件：患者病历号码是否唯一，数字化仪器设备是否准备好，网络基础建设是否完成。建设区域医疗影像中心面临的问题有很多，如：现在很多医院的 PACS 品牌选择比较多样化，各 PACS 标准不规范，导致医院之间数据传输不畅通；同时，每天各个医院会产生海量的数据，数据处理与传输需依托于良好的网络基础。

5. 建　议

区域医疗影像中心建设的关键是发挥卫生行政部门在区域医疗影像建设中的领导地位，要将区域医疗影像中心建设纳入卫生事业的发展规划，制定功能规范和信息标准，加强市场引导，加大产品质量监督等。

（三）区域第三方检测

1. 背　景

医学检验在不同的医院存在不同的情况，对医院而言，中小医院、民营医院、私人诊所等因为资金、人力匮乏，实力不足等而不能投入医检，大型三甲医院却往往面临投入高、标本量少、资源闲置等导致的投入高、产出少的矛盾。并且，检测结果常常存在误差。第三方医学检验机构就能够解决各种因设备、场地、人力等产生的问题，提供专业性服务。第三方医学检验机构源于美国，是为医院提供医学检验技术服务的专业机构，其实是一个专注于检验和病理服务的医疗机构。

2. 概　念

第三方医学检验机构又名医学独立检验室，是指在卫生行政部门的许可下，具有独立法人资格的医疗机构。独立医学检验室与医院建立联系后，收集医院患者的检验标本，检验后将检验结果送至医院，应用于临床。简单说，第三方医学检验机构就是专门进行检验的实验室。比如性激素、胆固醇的检测，一般只有大的医院才有能力和条件做，一些社区医院通常是做不了的，第三方医疗检验机构就可以填补这个空缺。

3. 案　例

第三方医学检验室的出现可以追溯到20世纪60年代，当时在美国出现了一些小型的第三方医学检验室，为医院提供医学检验技术服务，但并未形成规模。直到20世纪90年代中期，随着计算机以及生物技术的发展，现代临床实验室设备越来越自动化，不但可以同时检测多份样品，而且所需样品量和耗材越来越少，一份血样可以做的检测项目越来越多，这为第三方医学检验室的发展奠定了良好的技术基础。此后，美国的医学检验服务行业逐步发展成熟。其中，比较有代表性的是 Quest、Labcort，这两家经营规模最大，均可开展 3000 余项的诊断项目。其中，Quest 在美国拥有 31 个区域性大型诊断中心，155 家快速反应实验室，超过 2100 个患者服务中心，每年诊断超过 1 亿个标本。目前，美国前三名公司的市场占有率超过 60%，市场集中度很高。在欧美和日本等发达国家，独立检验室已经占据 1/3 的临床检验市场。

2011 年 10 月底，国内最大的第三方医学检验机构广州金域医学检验有限公司与美国匹兹堡大学医疗中心合作建立远程病理会诊中心，这个中心的主要功能就是承担国内高端专业类医学检验。目前，国内顶级的三级甲等医院能提供的检验服务仅有 1000 项，而金域医学检验有限公司能提供的检验项目有 1300 项。广州一家三甲医院医院将检验科的部分诊断项目外包后，其医院检验科的运营成本整体降低 20%。

4. 意　义

第三方医检的应用价值极大，可以归纳为以下几点：①第三方医学检验室优质高效的服务避免了中小医疗单位不必要的检验仪器的投入和人员的配置，有利于将业务集中于特色科室，这样医疗诊治水平和科研能力将会迈上一个新的台阶。医院亦能留住因检测能力受限而需转院的患者。②第三方医学实验室众多的检测项目弥补了中小医院检测项目的不足，也是对大型医院实验室项目的有益补充，医生在诊治患者时有了更多的选择余地，也有可能使各级医院临床医生在诊断项目上的安排是一致的。③患者能就近享受高质量的检验诊断服务，避免了长途奔波和转院之苦，这极大地方便了患者。④第三方医学实验室进行商业化运作，潜在的市场竞争和医疗风险迫使其进行优质、高效和规范化的管理，这有利于降低整体医疗成本，提升服务质量。资源共享的服务模式能最大限度地避免仪器的重复购置，也使一些不常进行的检测项目的开展成为可能，如血药浓度监测等。第三方医检的经营模式，可减少医院在检验上的投入，同时也省去了患者重复接受检验的辛苦；医学独立检验室是对医疗资源不足及分配不合理现状的补充。

5. 存在问题

目前，全国已经有超过 110 家第三方医学检验机构，但规模普遍较小，营业额多在 5000 万元以下，主要服务对象是县级医院。这种独立的医学检验机构的出现是一个完全的市场行为，如何提升公众对其信任度就是一个难题，在政府对其认识程度越高的地区发展越快，而在一些对这类机构缺乏认识的地区则普遍发展缓慢。医疗卫生机构对于医学诊断服务外包的认知度偏低，尤其是大型医院对独立医学检验室的诊断项目质量与服务能力缺乏足够的认同感。此外，第三方检测还存在一些问题，比如，检测人员结构和素质参差不齐，使得检测结果存在误差；部分检验需要使用专门的采样设备，中间距离影响送样成本。目前，国内还没有出台相应的措施或法规来对检测数据进行保护，基因检测服务等行业的隐私保护、政策监管等也是需要进一步完善的内容。

6. 建　议

政府部门扩大对区域第三方检测的认可度，鼓励第三方检测机构的发展，公立医院加快改革，放开社会资本办医。

（四）远程医疗与远程教育培训

1. 概　念

远程医疗是指将计算机技术、通信技术及多媒体技术同医疗技术相结合，旨在提高诊断与医疗水平、降低医疗开支、满足广大人民群众保健需求的一项全新的医疗服务。目前，远程医疗技术已经从最初的电视监护、电话远程诊断发展到利用高速网络进行数字、图像、语音的综合传输，并且实现了实时的语音和高清晰图像的交流，为现代医学的应用提供了更广阔的发展空间。国外在这一领域的发展已有 40 多年的历史，而我国只在最近几年才开始重视和发展。远程医疗包括远程医疗会诊、远程医学教育、建立多媒体医疗保健咨询系统等。

从 2010 年开始，远程医疗逐步呈现走进社区，走向家庭，更多地面向个人，提供定向，个性服务的发展特点。根据奇笛网的智能家居行业报告，远程医疗与智能手机的发展紧密同步，随着物联网技术的发展与智能手机的普及，远程医疗也开始与云计算、云服务结合起来，众多的智能健康医疗产品逐渐面世，远程血压仪、远程心电仪，甚至远程胎心仪的出现，给广大的普通用户提供了更方便、更贴心的日常医疗预防、医疗监控服务。远程医疗也从疾病救治发展到疾病预防的阶段。

2. 案　例

美国 Denver 的落基山儿童医院的新生儿重症监护室开展对乡村医院的远程医疗服务。该服务的开展主要通过有远程医疗服务的乡村医疗中心，实现落基山儿童医院的儿科医生针对患者进行的远程医疗指导，辅导乡村医生进行紧急救助。加州大学戴维斯儿童医院的一份最新研究报告表示配备远程医疗技术的儿童医院能极大地增加医疗收入。①年度远程医疗时期的转移患者数量是未配备远程医疗技术时期的两倍；②远程医疗时期，年度转移患者的增加促进了年度医疗收入的增加；③年度转移患者的增加提高了年度专业计费的收入。年均医疗收入从原来的 240 万美元增加到 400 万美元。

在我国一些有条件的医院和医科院校也已经开展了这方面的工作。上海医科大学金山医院在网上公布了远程医疗会诊专家名单；西安医科大学在美国"亚洲之桥"资助下成立了"远程医疗中心"，并成功地为美国国务卿马德琳·科贝尔·奥尔布赖特（Madeleine Korbel Albright）进行了中美远程医疗会诊演示；贵州省贵阳市成立了西南第一家远程医疗中心——"中国金卫贵阳远程医疗会诊中心"。

中国基层医务人员的水平参差不齐，使得大量患者涌向城市大医院，造成非常严重的老百姓"看病难"问题。华医网继续医学教育培训与北京大学医学网络教育学院合作、华医网开发并运营的远程继续医学教育平台，基于200 余万医生数据库，依托乡医教育平台、CME 教育平台、科教管理平台等，为全国各个省、自治区、直辖市需要参加继续医学教育的卫生技术人员提供国家级远程教育培训项目；汇集了全国上千名顶级专家，研发新型 IPTV 互动教学模式，开发出 5000 多学时的各学科多媒体课件，已经培训 200 余万名医务人员，使这些医务人员所服务的超过 6 亿居民受益，为缓解老百姓"看病难"问题作出贡献。

3. 意　义

远程医疗具有以下优点：①便捷就医。不仅为偏远地区患者提供医疗服务，而且方便了医生对各地患者的治疗（患者可以突破就医地理障碍，获得更专业的诊治。这就缓解了偏远地区患者转诊比例高、费用昂贵的问题。医生突破地理范围的限制，共享患者的病历和诊断照片，从而有利于临床研究的发展，在一定程度上缓解了我国人口分布及专家资源极不平衡的现状。）。②成本低，效率高。降低医疗成本，提高医疗效益（采用远程医疗技术的一个最重要原因是为了节约医疗花费。通过对慢性疾病的有效管理，证实远程医疗可以降低医疗成本，提高医疗效益，还可以共享医疗人员，节约患者送院时间、住院时间。）。③提高质量。提高医疗服务质量，尤其是对于心理治疗和 ICU 监护。④患者需求。为消费者节约时间，减少就医压力（消费者需要远程医疗，远程医疗主要影响患者、家庭及社区，远程医疗技术可以减少送院时间，消减患者压力。美国过去 15 年的研究表明患者不仅满意远程医疗服务，而且很支持该类服务）。⑤减少医疗差异。减少因地理位置、经济原因等接受水平较差的治疗，特别是提高农村地区的医疗水平（对很多人而言，面对面的服务总会因为各种原因很难实现，如距离比较远，时间比较紧，交通不便利等，远程医疗使得患者在社区就能接受各种医疗服务。）⑥可以为偏远地区的医务人员提供更好的医学教育。

4. 存在问题

远程医疗技术的发展与通信、信息技术的进步密不可分。我国幅员广阔，特别是广大农村和边远地区医疗水平较低，远程医疗更有发展的必要，但目前仍然受到技术、法律和认识的制约，在技术、政策、法规、实际应用方面还需不断完善。同时，广大人民群众对远程医疗的认识还有待进一步提高。此外，与远程医疗相关的医疗保险制度也是制约远程医疗发展的问题之一。

5. 建　议

不断完善远程医疗政策、法规等内容，加大政府对远程医疗的协调作用，大医院带小医院、偏远地区的医院，实现医疗信息的共享化；激励远程医疗相关技术的发展，特别是多媒体技术与通信技术的发展，鼓励发展移动医疗；提高远程医疗服务保险的覆盖面和平等性。

（五）网络化急救

院前急救医疗服务作为整个急诊医学的一个重要组成部分，在世界各国，其组织形式和管理方式都与本国的医疗制度相适应。据世界卫生组织近年介绍，发达国家都已建立起了符合本国国情的急救医疗服务体系 (EMSS)。如美国，在其急救体系中，按照划区负责和区间合作协调的原则，将全国划分成 303 个急救医疗服务区，每个地区都有一个主管部门负责协调，接受急救服务公司的拨款。发达国家急救体系的运行以政府为主体，消防、交通等各支救援力量相互补充、合理配置，并有效利用红十字会、志愿者和私人诊所的救援力量，建立资金运行的管理和监督组织，最大程度地节约国家资金。国内各城市在经过 2003 年的 SARS 后，地方政府和卫生行政部门均不同程度地加大了对公共卫生，尤其是院前急救事业的重视，也加快了院前急救事业建设的步伐，使得院前急救工作得到了很大力度的支持。同时，大部分城市的紧急医疗救援中心为政府全额拨款单位。

1. 概　念

社会型急救网络与急救信息网络是两个不同内涵的网络概念。急救信息网络只是通过信息流缩短急救时间，而社会型急救网络则以城市中心医院为基础，把急救站建立在社区，通过建立社区紧急救援志愿救护队，和对社区医院人群进行相关培训，做到"急救社会型、结构网络化、抢救现场化、知识普及化"。提高急救患者的生存率，减少急救患者的致残率。

2. 案　例

2005—2009 年，深圳市急救网络所属的 77 家医院接到调度后出车时间（院内反应时间）年度平均值由平均 138 s 降低至 60 s，1 min 内出车率由 35.3% 上升至 62.3%。急救技术考核评分 2005—2009 年逐年提高，心肺复苏从 79.1 min ± 11.7 min 提高到 92.1 min ± 17.1 min，F=2.48，P=0.002；气管插管从 64.2 min ± 23.9 min 提高到 91.5 min ± 32.3 min，F=3.66，P=0.000；心电图识别及电除颤从 74.2 min ± 21.9 min 提高到 88.7 min ± 26.8 min，F=2.51，P=0.001；颈椎伤搬运从 80.1 min ± 19.2 min 提高到 87.6 min ± 23.5 min，F=1.91，P=0.007；止血包扎从 88.9 min ± 14.1 min 提高到 87.9 min ± 16.3 min，F=1.75，P=0.010。急救病历优良率从 2005 年的 76.62% 上升至 2009 年的 93.51%（ χ^2=12.99，P=0.013 ），不及格率由 3.90% 降至 0（ χ^2=17.89，P=0.002 ）；模拟案例考核优良率从 2005 年的 72.72% 上升至 2009 年的 97.41%（ χ^2=13.06，P=0.011 ），不及格率由 2.60% 降至 0（ χ^2=14.44，P=0.006 ）（简洁，孟新科，2010 ）。

3．意　义

建立"城市中心医院—急救 (120)—社区医院"的社会型急救网络，能够对高危人群早期干预，将抢救时间、空间前移，完善急救医学服务体系的建设和发展。

4．存在问题

建立一个高效、高质量的社会型急救网络是现代急救医疗发展的方向，也是紧急医疗救治中的一项重要基础性建设。但目前国内尚缺乏社会型急救网络的统一工作模式，难以保证社会型急救网络的规范化和标准化的全面实施。

5．建　议

建立社会型急救网络，首先要建立一个完整有效的急救信息网络，包括信息通信网络和病历数据信息两部分。实现急救信息通讯网络与 120 调动指挥系统并网，社区医生、120 急救人员可利用车载无线电话、GPS 信息系统或互联网与城市中心医院急诊科联系，由城市中心医院急诊科协调有关科室做好接诊抢救准备。利用信息通信网络，建立一个便捷可供查询的电子计算机管理的高危患者病历数据库，包括就诊患者以往的全部医疗信息。同时，还要不断加强急救和紧急救援建设。为提高应对突发公共卫生事件或重大自然灾害的急救应急能力，可在每个社区建立一支紧急救援志愿救护队。每年免费为其组织急救知识与技能培训，并对其进行诸如地震、火灾急救等相关知识的培训，使其掌握基本的救援技能，在突发公共卫生事件或重大自然灾害中发挥救援作用。加强社区全方位医疗急救知识培训。加强对社区医护人员的培训，主要包括两个内容：其一，如何应用急救信息网络，缩短急救时间；其二，掌握基本急救技术、急救新理念，提高社区医院急救水平，与社区共同发展。加强对社区相关人员的培训，包括警察、公务员的培训，重点培训心肺复苏急救，突发公共卫生事件人员处理，灾害医学应对等知识；最后，提高人群急救意识。

（六）血库信息联网共享

1. 背　景

基层医院输血科为保障区域内临床用血，常根据住院患者信息制订每周用血计划，储备一定量的各型血液，血液制品从采集到有效期仅 1 个月。常出现单血型发病情况，且以创伤所致的急诊患者居多，如创伤性失血休克、肝、脾破裂等手术患者，加之其他医院用血无计划，难以准确估计，常造成某一血型血液紧缺而另一血型出现库存积压。储存量少，不能适应临床；储存量大，常导致大量血液报废。建立血库信息联网共享能有效解决以上问题，保证不同血型的各种调配。

2. 概　念

血站通过联网系统，进行献血者信息采集、血液采集、检测、制备、储存、发放管理，从而实现从献血者献血到受血者输注的全过程监管，并达到血液信息资源共享。血液管理中常常涉及大量的数据信息，包括献血者的资料、血液类型、采血时间、地点、经手人等，加上血液是一种非常容易变质的物质，因而给予血液唯一的识别标识，对其整个流程进行管理，就显得尤为重要。在现有常用的"条形码＋分散数据库"基础上引入电子标签 RFID 技术，开发采血点、血站和供血医院分布式的数据库，将 RFID 应用与现有系统集成，实现对血液信息及使用流程的跟踪记录，建立起 RFID 血液管理应用，开发出能够在城市各相关单位联合使用的血液跟踪管理系统，逐步将分散的血液管理系统纳入统一的框架中。如此一来，医院和血库就可联网形成统一信息平台，及时交换信息。血浆入库程序简单化，效率提高。及时了解血液库存情况，增加采血时的针对性。医务人员通过 RFID 技术核对患者和血液情况，避免输错血引起的医疗纠纷。医疗机构通过血液信息联网，进行输血申请、血液库存、设备、物料和人员管理。血液信息联网管理将有利于提高医疗机构临床输血的过程控制能力，增强血液采、供、输的全面质量管理能力，进一步保障血液安全。

3. 意　义

实现采供血信息共享，有很多好处：①输血科可根据上一年全院用血情况制订当年的用血计划，并将此计划与中心血站实现信息连接，中心血站可根据输血科制订的年度用血计划，有步骤、有目的地采集、储存血液，更好地为患者服务。②中心血站的贮血类型与医院近期手术用血预报信息共享，使双方都能及时掌握彼此情况。③输血科的特殊血型，疑难血型用血等信息与中心血站实现共享，中心血站能有针对性地采集储备相关血型血液，便于患者及时、安全用血。④输血科通过网络向中心血站申请血液品种及数量，可以有效地避免口头传话导致的误区，使中心血站对各医院输血科的申请用血情况一目了然，便于准确发放血液（杨伟伟，2010）。

4. 问题与建议

中心血库对各关联医院输血科应建立供求信息联网制度，随时掌握各医院输血科各型血液储备情况，动态管理，组织调配，使血液报废减低到最低限度。通过调节机制，既缓解血源供应紧张的状态，又减少宝贵资源的浪费。一是要进一步建立健全的各项规章制度，明确输血科工作范围、职责，使工作人员有章可循；二是要建立健全的中心血站调配制度，减少紧缺宝贵血源的报废。

（七）器官移植信息共享

1. 背景

人体器官来源是一直以来影响中国器官移植发展的主要问题，器官捐献登记和分配的共享信息网络的建立迫在眉睫。2011 年 8 月 11 日，国家卫生和计划生育委员会公布《人体捐献器官获取与分配管理规定（试行）》（下称《规定》）：自 9 月 1 日起，全国 165 家具有器官移植资质的公立医院，将开展公民自愿的身后器官捐献与移植工作。对于获取的每一例捐献器官，医院必须让其进入中国人体器官分配与共享系统，依据等待患者的病情严重程度、等待时间、地理位置等客观条件排序，由计算机将其分配给最合理、最适宜的移植者。

2. 概念

人体器官分配的共享信息网络平台，将登记捐赠者的信息、准备接受器官移植患者排序（按登记时间），并与全国各省区市的医疗机构联网，实现器官捐献信息的全国共享。

3. 案例

在美国，负责全美器官捐赠与移植信息采集、管理及器官配型的是器官获取与移植网络（Organ Procurement and Transplantation Network, OPTN）。每例器官捐献者的数据资料都要上传至器官共享联合网络（United Network of Organ Sharing, UNOS），通过与全国患者进行匹配后再决定器官分配的优先权。该网络具有独立、统一、公开的特点。根据法律规定，OPTN 组织在财务、人员等方面具有非营利性和独立性；美国各地的器官信息都可以在 OPTN 中查询，患者不会因为地域关系而影响器官信息的获取；患者的排序情况也是公开的，随时接受公众和卫生行政部门的监督。在器官分配过程中，该网络严格根据公认的医学标准，考虑患者等待时间、病情轻重缓急、年龄、血型等因素，并考虑已捐赠器官者及其近亲属的优先地位，配型过程透明化。此外，根据与美国卫生与公众服务部签订的合同，1986年9月30日成立的器官共享联合网络负责器官获取和移植网络的运营，并具体负责美国等待移植器官患者的登记和捐赠器官的分配，因此它的功能与OPTN的有所区别，又互为补充。两者使器官捐赠能够在更专业的范围内进行，避免了许多矛盾和意外。

4．意　义

建立人体器官分配的共享信息网络，把中国所有的器官捐献与需求信息统合在一起，通过消除信息不对称保障捐献器官使用率的最大化，确保器官分配的公平、公正、公开和提高利用效率。

5．存在问题

从理论上讲，有了信息平台，就可以把各个医院器官移植的供求信息统合起来，提高器官分配的效率；而且，由平台统一给患者排序，也可以避免医院"暗箱操作"、不当移植，提高器官分配的公平性。然而实际上，实施起来有很多问题。首先，器官的来源是最大的问题，国内器官移植以前一直依赖于死囚的器官移植，现在虽然公民的捐献比率已大幅提高，但是国内尚未实现脑死亡的立法或规范，就不能保障脑死亡者捐献器官的实施，增加器官的供应量。其次，由于平台会公开一定的信息，供社会监督，而器官移植又关乎患者和捐献者的隐私，并涉及医学专业知识，公众监督有其局限性，因此，来自专门机构的监督就显得必不可少。但是行政部门该如何参与平台的运作，至今未有定论。

6．建　议

多宣传和普及一些医学知识，让更多人接受"脑死亡就是死亡"的概念。规定"只要捐赠者本人同意即可生效"，破除中国的传统观念带来的很多问题。参照英国对驾驶员拿驾照时的做法，（从2011年7月31日开始，英国的驾照请求者必须回答这个问题：你愿意死后捐献器官吗？如果不回答，他们就拿不到驾照。如果同意捐赠，还需要回答愿意捐赠哪个器官。）可增加车祸导致的脑死亡的"半强制性"器官来源。

（八）城市医疗旅游

医疗旅游是以医疗护理、疾病与健康、康复与修养、养老为主题的旅游医疗服务。这是不同城市之间的医疗费用的差异以及不同消费者对于医疗的不同需求形成的。各地区之间医疗以及旅游环境存在差异，比如技术、价格、特色、服务、旅游环境以及医疗环境方面的差异。医疗旅游的消费者目前主要分为两种：一种是寻求价格低廉并且医疗技术可靠的医疗服务，例如美国、英国、法国等地的患者由于当地高额的医疗费用而选择前往墨西哥、巴西、匈牙利、新加坡、马来西亚、泰国及中国台湾等地区。另一种寻求更先进的医疗以及康复服务，如发展中国家的富裕人群来到欧美、日本、韩国等地寻求医疗服务。寻求更先进的医疗以及旅游环境和医疗环境都更好的康复服务。医疗旅游目前已经成为全球增长最快的新兴产业，并且已经受到广泛的重视。目前，世界上医疗旅游业最发达的国家是泰国，除此以外，包括印度、印度尼西亚、哥斯达黎加、古巴、匈牙利、以色列、新加坡和南非等国家都非常看好医疗旅游产业。随着经济的迅速发展，国内日渐增多的富裕人群对于医疗以及健康消费的需求增加，医疗旅游消费人群的数量日益增长。据上海市旅游医疗平台数据统计，每年已有将近 6 万人次前往海外寻求旅游医疗消费，目的地涉及欧美、韩国、日本等，项目涉及美容抗衰老、癌症筛查、慢性病管理以及海外生子。国内不同城市之间旅游医疗的群体也在不断增长，项目涉及异地就诊询医、异地体检和异地康复疗养服务（吴芸，2013）。

城市医疗旅游的设计应以服务大众、面向高端、走向国际为核心竞争力，打造全球化的健康城，培育城市独特的专科医疗服务能力，如法国的心脏移植和妇产育婴、韩国的整形美容、日本的外科手术等。这对于我国大城市尤其是一线城市的智能医疗发展具有重要意义。

北京燕郊燕达国际健康城，打造了一座超大规模、国际化、信息化的绿色生态医疗健康和老年养护基地，占地 500 000m^2，总建筑面积 1 060 000m^2，总投资约 70 亿元。共分 5 大版块：三级甲等标准并通过 JCI 国际医院评审认证的燕达国际医院、燕达金色年华健康养护中心、燕达医学研究院、燕达医护培训学院和燕达会议中心。健康城内在医院与养护中心之间修建了一条平均宽约 60m、长约 700m，总面积 40 000m^2 的水系带状公园，形成了小桥流水、亭台轩榭、花鸟树木相互映衬，游船、雕塑动静相宜的特色美景。其建筑设施、生态环境和现代化的医疗设备堪比国内任何一家三级甲等医疗机构。这是大规模城市医疗卫生设计的典型之作，面向很多在满足于基本医疗的基础上，需要更加优质的医疗、养老服务的人群。

第5章
iCity

国家策略与建议

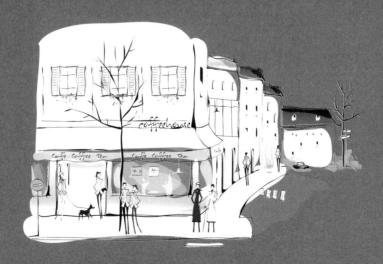

一、政策调整

（一）卫生信息协调专项办公室

建立卫生、工信、金融、社保等部门间统一协调的卫生信息协调专项办公室，在组织上保证足够的重视度。专项办公室的成员一定是对信息技术与医疗卫生两个领域具有充分理解的，并能协调各部门的专职人才。有政府的高度重视和强有力支持，城市智能医疗卫生的建设才能得以顺利开展。

（二）加强信息基础设施建设

支持企业研发医疗传感和无创检验技术，进一步发展无线通信，提高无线通信的覆盖率，提升无线互联网的速度，实现无线网的普及。稳定的网络能保障医务人员通过手持移动设备随时随地给患者进行医疗服务。削减各地数据中心类硬件的投入，提升云服务租用经费的比例。为城市云平台和大数据中心（包括智能医疗卫生服务）的建设扫清资金的障碍。

（三）成立开源医疗卫生软件基金

支助开源医疗软件的研发与应用，建立开源医疗卫生软件代码库。由于医疗卫生的地方性特征，各地软件开发商都凭借一定的地缘关系进入医疗卫生的软件系统开发市场；且由于医疗软件多数面向业务，涉及的关键技术比较少。因此，全国范围内不同的软件供应商重复开发现象明显。而医疗软件行业的激烈竞争使得各家都利润趋薄，因此系统的维护难以为继。为优化产业结构，重组软件行业的优势资源，形成良好的产业链，发挥软件行业的复用特点，并提升标准化的能力，需要支助开源医疗卫生软件系统的研发，为后来者提供较低的进入成本，同时提高软件系统的可持续改进能力，减少重复投资。

（四）加快标准和法规的制定

完善医疗卫生信息的法制建设，妥善处理医疗卫生信息化进程中涉及法律法规的相关问题，处理好信息安全和隐私保护问题，建立和完善卫生领域的电子证据与取证的法律法规，创造医疗卫生信息化发展的良好法制环境。完善机制建设，鼓励医疗卫生信息标准的制定，保障医疗卫生信息标准规划、开发、推进和运行管理的持续性发展，支持统一规范的卫生信息化标准体系的颁布、实施和推广工作，积极资助参与国际相关卫生信息标准的制定工作。建立起满足实际需求的医疗卫生系列信息标准，消除医疗卫生行业各系统、各区域之间的"信息孤岛"，广泛指导和统一协调医疗卫生领域信息化及相关行业发展。

（五）远程／移动医疗法

按照《医疗机构管理条例》规定，医疗机构执业，必须进行登记，领取《医疗机构执业许可证》。任何单位或者个人，未取得《医疗机构执业许可证》，不得开展诊疗活动。移动医疗所属公司在没有取得《医疗机构执业许可证》的情况下组织行医行为，系行政违法，应受到卫生行政机关行政处罚。而受聘在移动医疗上提供医疗服务的医生，如果其所服务的服务商不具备《医疗机构执业许可证》，其行医行为也属于非法行医行为。因此，为了便于开展远程医疗及移动医疗的服务，需要对移动医疗行业进行前瞻性的引导与规范，形成远程医疗和移动医疗规范和标准，对远程／移动医疗符合互联网模式的方式进行认证授权和统一监管，形成在线医疗合法的相关配套政策，并辅以相应的在线监管手段，既方便监管也方便从业人员为新型的社会需求提供服务。

（六）隐私保护与安全法案

1. 电子病历的安全和隐私

电子病历的安全和隐私是电子病历保护的重要内容，也是智能医疗卫生标准关注的重要内容。安全和隐私，一个是作为单一个体的安全性，另外一个是作为记录集合的安全性。

作为记录集合的安全性，一是通过落实管理上的防护，建立和落实安全的管理策略；二是物理设施上的防护，通过保护计算机系统实体以及相关的环境和设备要求，免受自然灾害或人为破坏；三是技术上的防护，通过技术方面对数据访问的保护和监控。但作为整个国家的电子病历全集，本身是否会收到恶意的攻击，整体的窃取以及如何防范等方面需要进一步研究。

2. 电子医疗健康记录的法律效力

当医疗事故或医疗纠纷发生时，能否保障电子健康档案与纸质病历具有同等法律效力？病历是一种医疗文件，同时也是法律文件。传统的纸质病历具有修改痕迹清晰，有手写签名，可长久保存等特点，具有公认的法律效力；而电子病历由于其可无痕修改、数据易丢失、系统易出故障等特性，在作为直接证据时往往因为其不确定性而被轻易列举反证而不被采信。《中华人民共和国电子签名法》第十四条规定："可靠的电子签名与手写签名或者盖章具有同等的法律效力。"因此，电子病历实施可靠的电子签名技术是保障其合法性的主要途径。但目前并没有正式的指导性规范来指导医院如何获得可靠的具有法律效力的电子签名。医院将手工书写签名，扫描形成图片文档，充当电子签名使用，或者采用普通数字代号作为签名等，这些签名方式并不可信，且容易被篡改。此外，大多数医院未使用可信的时间戳，因此均不能确保电子签名的法律效力。有关部门应选择有资质的第三方认证机构统一设计电子签名，提供可靠的数字证书和可信的时间戳。这些方面都需要相关的标准及法律政策来推动。

（七）推动医疗电子信息向个人开放

虽然医疗机构完整地保存着患者的信息，但每家医院都不开放自己医疗机构的数据，这导致患者的信息分散在各次就诊中，很少有患者能够完整地获取电子版的健康信息，因此不能集成患者信息来形成连续的观测和变化趋势的描述，这对医疗质量的持续改进和民众自身参与医疗行为本身是非常不利的。而这也涉及电子医疗信息的所有权问题，目前无论是学术界还是实务界，对于电子健康信息所有权的归属，众说纷纭，莫衷一是。在中国香港，或是美国等很多国家，医生查看患者医疗信息，必须得到患者的授权。患者及其家属或者法定代理人应该享有医务人员对患者疾病的客观描述、主观评估及诊疗措施的记录等部分病历的阅读权；医院可以保存全部病历，但必须保护患者隐私不被侵犯；相关卫生主管部门应该保管医务人员对患者疾病的客观描述、主观评估及诊疗措施的记录等部分记录。需要明确各自的权限，减少医患双方对于病历真实性等问题的争论。因此，需要立法确定所有权归属以及第三方保管或应用的法律保障机制。美国在2010年开始推进"蓝钮"计划，这个计划的参与者，不管是政府、医院，还是第三方服务机构，在其服务页面上，加入一个"蓝钮"，用户就可以点击这个"蓝钮"下载属于他自己的电子健康信息，从而为医疗信息的开放整合奠定了基础。在其实施理念中，坚持"不管是什么格式的数据，也不管是否遵循标准，只要让用户能够下载自身的医疗记录"的简易方案，有力地推动了医疗数据的开放。这为产业的变革及新型服务方式的提供奠定了基础。

二、国家基础布局

（一）建立城市标准化的电子健康档案

电子健康档案是城市卫生信息化建设的关键和载体。因此，必须把标准规范的电子健康档案建设作为重要内容，放在突出位置加以推进。基本建立架构完整、标准规范的电子健康档案，各医院、社区、诊所、公共医疗机构能以患者为中心进行随时调阅，患者也可自己维护，实现城市范围内的以个人健康信息为核心的统一共享、标准存储。

（二）制定和采纳实用先进的医疗卫生信息标准

医疗卫生的实践由于具有局部特征，各地医疗卫生信息系统及器械开发商具有特定的地缘优势，在城市范围内不同的软件供应商对同一产品展开充分的竞争，但对于使用软件的医疗机构、患者和政府而言，带来了相互之间数据及应用的不兼容，无法集成各个阶段各种来源的医疗数据和系统的弊病。因此，为优化产业结构，充分整合行业的优势资源，形成良好的产业链，发挥行业的复用和容易互连的特点，需要制定面向医疗卫生信息系统开发的信息技术标准，并付诸实践的标准化评测，使得系统之间能够按需正确有效地互联，数据能够以特定的方式集成。

此外，我国医疗卫生本身置身于国际化的环境中，不仅在国内有面向国外患者的服务，而且我国的患者也会去国外就医，患者在不同国度的信息集成以及医疗记录的便携是世界发展的潮流，因此有必要考虑建立和采纳与国际接轨的卫生信息标准，这样不仅有利于快速分享发达国家在此领域几十年的研究和实践成果，还有利于医疗信息产业全球化发展的部署。

（三）构建有智能医疗卫生服务的智能城市云平台和大数据中心

医疗卫生本身涉及众多的领域，同时也是以智能城市为中心的运营服务的一部分，与人口、社保、金融、教育，甚至交通有着密不可分的联系。智能城市云平台和大数据中心是城市的信息枢纽和决策中心，而医疗卫生是重要的组成部分。医疗卫生的智能化建设在上述的第一、二点任务基础上，建立与金融支付、社保融合的体系，并借助社保和金融支付过程，完成医疗卫生信息的整合，也将这些信息托管于城市云平台，形成城市大数据中心。这既利于电子健康档案信息的第三方托管，满足医疗机构自身无法完成的对医疗记录的不可更改以及对更改的可追溯需求，也利于任何机构和个人在授信的条件下安全实时访问。

（四）发展移动医疗及医疗传感设备

移动医疗能够提供便捷化、智能化、个性化的医疗服务，这是城市智能个性医疗卫生服务的终端。移动医疗可以使居民随时随地得到健康医疗方面的服务；能提供自主服务并具备自动学习、辨识、诊断能力；针对不同的人有不同的量身定制服务，根据个人的身体情况和相应的状态提供相应的服务和建议。发展移动医疗，包括健康监测、健康咨询、健康教育、远程诊断、辅助诊疗、移动支付、慢性病管理等内容，提供城市居民全新的医疗健康服务。

研制可穿戴相关的医疗传感设备，包括体外数据采集和特征数据采集传感设备，完成可靠、宜用、廉价的医疗传感用品的研发和规模化生产，并建立可持续的商业模式。

三、重点建设内容

在医疗卫生方面，以政策推动基层医疗包括诊所、社区医院、健康服务站、私人诊所等的电子健康档案的应用，使信息系统和电子健康档案的广泛使用成为初级医疗卫生服务点的工作内容和载体；建立初级医疗与综合大型医院的远程医疗服务体系，构建城市包括医疗卫生服务且融合社保、人口、金融等系统的云服务平台；制定和实施卫生信息标准，促使医疗机构内部形成以患者为中心的连续信息存储，并推动社保、人口、金融支付、医疗服务机构、公共卫生服务机构与行政机构间的信息无缝对接和集成。在此，提出如下重点建设内容建议：

1）与国际健康信息标准接轨的医疗卫生信息标准的制定与实施测评，特别是身份主体唯一标识、医疗消息传输、电子病历存储与表示、医学术语、疾病分类、药物、医疗器械等分类与编码等与国际接轨的标准的研制实施和应用。这些标准是智能医疗赖以实现的基础，是不同数据集成、不同主体信息系统间通信的基础。

2）城市医疗卫生云服务平台的构建。构建满足诊所、社区医院、健康服务站等小规模医疗单元信息化需求的云服务平台，通过构建统一的服务平台，完成不同医疗主体机构间的信息共享访问，同时节约各小型医疗机构的信息化投入。

<h1>参考文献</h1>

REFERENCES

安乾海,2007.社区卫生服务的城乡比较与可持续发展策略研究[D].杭州:浙江大学.

陈昊,2012.基于移动物联网的区域协同心血管病急救模式研究[J].重庆:第三军医大学.

陈敏亚,夏勇,CHEN M Y,等,2011.物联网技术在医疗器械管理中的应用[J].中国数字医学,06(2):105–106.

陈青华,2008.电子处方与处方管理办法[J].医学导报,27(8):1013–1015.

程春华,杨久华,2012.未来中长期全球公共卫生安全:发展趋势及其国际政治影响[J].社会科学,11:20–30.

池晓菲,舒庆尧,2001.生物芯片技术的原理与应用[J].遗传,23(4):370–374.

冯鑫,张以善,李伟,等,2013.智慧城市框架下的区域医疗卫生解决方案[J].医疗卫生装备,34(4):38–39.

郭岸英,2011.慢性病保健模型在社区常见慢性病疾病管理中的应用研究[D].杭州:浙江大学.

郭平,2013.淄博市2010—2011年居民死亡原因分析及疾病负担研究[D].济南:山东大学.

何忠杰,马俊勋,2006.建立社区急救体系,提高猝死抢救成功率[J].中国全科医学,20.

侯成功,孙健永,张建国,2011.基于物联网的移动医疗监护系统[J].中国数字医学,06(6):43–45.

胡庭俊,陈炅然,梁纪兰,等,2001.基因芯片技术在药物研究和开发中的应用[J].中兽医医药杂志,(2):81–86.

黄建辉,2011.生物传感器[J].科技信息,(27):36.

姬晓波,曾凡,张敏,2012.物联网技术及其在医疗系统中的应用[J].医疗卫生装备, 31(12):102-103.

简洁, 孟新科, 2010. 深圳市院前急救网络 5 年急救综合能力考核结果分析 [J]. 中国急救医学, 11: 1038-1041.

姜月, 2011. 上海卫生资源配置现状与效率研究 [D]. 上海: 上海工程技术大学.

金亚清, 2009. 上海市嘉定区居民死因监测分析 [J]. 疾病监测, 24(3).

李玮, 庞代文, 王业富, 等, 2003. 目视化乙肝病毒基因芯片 [J]. 高等学校化学学报, 24(12):2186-2188.

李文涛, 2013. 城市社区灾难医疗救援应对机制的研究 [D]. 长春: 吉林大学.

刘向阳, 2008. 生物传感器在医疗领域的应用 [J]. 医疗保健器具, (2).

罗力, 2009. 特大型城市发展高端健康服务业的政策分析 [J]. 中国卫生政策研究, 2(11):47-50.

马晓静, 孙庆毅, 包玉倩, 等, 2010. 糖尿病医院一社区一体化管理模式的初步探索 [J]. 上海医学, 33(7):685-686.

梅林, 宋世远, 查忠勇, 等, 2008. 生物芯片发展现状和未来 [J]. 激光杂志, 29(2):70-71.

万清, 2008. 新生儿被盗谁之过 [J]. 检察风云, 16:52-53.

王保云, 2009. 物联网技术研究综述 [J]. 期刊论文电子测量与仪器学报, (12):20-22.

王金芳, 李燕琼, 熊茂林, 等, 2006. MD Consult 临床医学知识库介绍 [J]. 医学信息学杂志, 27(5):28-31.

吴勇, 李家靖, 吴庆成, 2013. 医疗质量控制与医院信息化研究 [J]. 知识经济, 14:85.

吴芸, 2013. E 公司医疗旅游项目的战略规划 [D]. 上海: 上海外国语大学.

夏俊芳, 刘菁, 2010. 生物芯片应用概述 [J]. 技术与方法, (7):73-77.

徐炳森, 邵健忠, 2000. 几种新型生物芯片的研究进展 [J]. 生物化学与生物物理进展, 27(3):251-254.

许惠溢, 2007. 电子处方的可行性初探 [J]. 中国药房, 18(19):1454-1456.

许丽丽, 2013. 我国医疗卫生资源优化配置的经济学分析 [D]. 长春: 吉林大学.

杨国斌, 马锡坤, 2010. 物联网时代的医疗信息化及展望 [J]. 中国数字医学, 5(8):37-39.

杨伟伟, 2010. 医院输血科与当地中心血站血液供求信息联网的好处 [J]. 中外

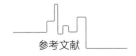

健康文摘, (7):27−30.

叶欣, 2009. 区域 PACS 厦门模式 [J]. 中国医院院长, 22:62−67.

于亮, 2009. 放眼未来, 看新一代测序 [J]. 生物通, 68:224.

虞颖映, 辛均益, 胡海翔, 等, 2013. 国内外医院预约诊疗服务系统现状及发
展策略分析 [J]. 医学信息学杂志, 34(3).

张玲娜, 魏娜, 马艳, 等, 2013. 生物传感器在现代医学模式中的的应用 [J]. 现
代电子技术, 23(3):40−43.

张书余, 2010. 医疗气象预报 [M]. 北京 : 气象出版社.

张先恩, 2006. 生物传感器 [M]. 北京 : 化学工业出版社.

赵伟, 刘伟, 刘新钰, 等, 2001. 基因芯片技术诊断乙型病毒性肝炎的初步研
究 [J]. 江苏医药, 27(6):425−426.

AMARDEO C, SARMA J G, 2009. Identities in the future internet of things[J].
Wireless Pers Commun, 49: 353−363.

ERALI M, SCHIMIDT B, LYON E, et al., 2003. Evaluation of elect ronicmicroarrays
for genotyping factorⅤ, factorⅡ, and MTHFR. Clin Chem, 2003, 49: 732−739.

KOZAL M J, SHAH N, SHEN N, et al., 1996. Extensive polymorphisms observed
in HIV−Ⅰ clade B protease gene using high−density oligonucleotide arrays.
Natr Med, 2: 753−759.

LOS M, LOS J M, BLOHM L, et al., 2005. Rapid detection of viruses using
electrical biochipsand anti-virion sera[J]. Letters in Applied Microbiology,
40(6): 479−485.

MAXAM A M, GILBER T W, 1980. Sequencing end−labeled DNA with base-
specific chemical cleavages[J]. Mehods Enzymol, 1980, 65 (1): 499−560.

MUSEN M A, SHAHAR Y, Shortliffe E H, 2006. Biomedial Informatics: computer
applications in health care and biomedicine, Springer. New York: chapter
Clinical decision making: 698−736.

SANGER F, NICKLEN S, COULSON A R, 1977. DNA sequencing with chain-
terminating inhibitors[J]. Proc Natl Acd Sci USA, 74 (12): 5463−5467.

SCHULZE H, GIRAUD G, CRAIN J, et al., 2009. Multiplexed optical pathogen
detection with lab-on-a-chip devices[J]. Journal of Biophotonics, 21(4): 199−211.

SCHUSTER S C, 2008. Next-generation sequencing transforms today's biology[J].

Nat Methods, 5(1): 16−18.

SHENDURE J, JI H, 2008. Next-generation DNA sequencing[J]. Nat Bio technol, 26 (10): 115−145.

VALDMANIS V G, 1992. Sensitivity analysis for DEA models: an empirical example using pulicversus NFP hospitals[J]. Journal of Public Economics, 48: 185−205.

YEUNG S W, LEE T M H, CAI H, et al., 2000. A DNA biochip for on-the-spot multiplexed pathogen identification[J]. Nucleic Acids Research, 34(18): e118.

索 引
INDEX

A

安全与隐私保护   45-46

B

标准化   52，58，124，126-127，137-138，141

C

TCEN/TC 251   126-127

城市医疗卫生系统   7，9，11

城市医疗卫生信息流   19

D

大数据   38-40，42-44，185，235，257

第三方服务   260

电子病历   13-14，33，41，44-45，124

电子处方   188-189

电子健康记录   59，121，150-151，159，165-166

DICOM   59，67，70，82，116-122，167，181

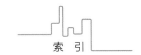